Anthea

Das Buch der HEXENKRÄUTER

MOEWIG

Die Vorschläge in diesem Buch wurden vom Autor und vom Verlag sorgfältig erwogen und geprüft. Dennoch kann eine Garantie nicht übernommen werden. Eine Haftung des Autors bzw. des Verlags und seiner Beauftragten für Personen-, Sach- oder Vermögensschäden ist ausgeschlossen. In allen medizinischen Fragen ist der Rat eines Artzes maßgebend.

www.MOEWIG.de
Text: Anthea, Heidelore Kluge, Dr. H. H. Hart

Umschlagfoto: Superbild
Printed in Germany
ISBN 3-8118-1687-X

Inhalt

Von Hexen und Kräutern 7
Wer ist eine Hexe – heute? 9
Hexenfeste 11
Zauberkräuter 17
Die Wünschelrute 27
Eine sagenumwobene Wurzel: die Alraune . . . 31
Büsche und Bäume 36
Das Heilpflanzen-Horoskop 39

Die Kräuter von A bis Z 43

Anhang 345
Register der deutschen Pflanzennamen 345
Register der lateinischen Pflanzennamen 349

Von Hexen und Kräutern

Wer ist eine Hexe – heute?

Gab Ihnen Ihre Mutter – oder vielleicht auch Ihre Großmutter – bei Bauchweh Kümmel- oder Kamillentee zu trinken? Umwickelte sie bei Fieber Ihre Waden mit kalten Tüchern? Strich Sie Ihnen bei Zahnweh mit einem »Heile, heile, Segen« über die schmerzende Wange? Dann war sie ganz gewiß eine Hexe! Tun Sie dasselbe heute noch bei Ihren Kindern? Dann ... ja dann handeln Sie nach den »modernsten medizinischen Erkenntnissen« – und sind selbst eine Hexe! Denn Sie nutzen ganz selbstverständlich die Heilkraft der Kräuter und wenden altbewährte, überlieferte »Hausmittel« an.

Es gibt wohl kaum einen Menschen, der nicht schon auf die eine oder andere Weise Erfahrungen mit »Pflanzenmagie« gemacht hätte. Denn wer hat nicht schon einmal eine glänzende Kastanie, die er bei einem Spaziergang am Weg fand, in seine Manteltasche gesteckt? Wer hat nicht schon einmal die Blütenblätter einer Margeritenblume ausgezupft und dazu »Er (sie) liebt mich ... liebt mich nicht ... liebt mich ...« gemurmelt? Wem ist es keine Selbstverständlichkeit, daß man Friedhöfe und Gräber mit Lebensbäumen und Wacholder bepflanzt? Und gibt es nicht auch den einen oder anderen, der mit seinen Pflanzen spricht, um sie zum Blühen und Gedeihen zu bewegen? Und wenn es vielleicht auch nicht hilft, so denkt mancher, schaden wird es jedenfalls nicht!

Gehören auch Sie zu den Menschen, die ganz unbewußt solchen »Hexenpraktiken« frönen? Vielleicht ist Ihnen nicht bekannt, daß alle diese Verhaltensweisen einen magischen Hintergrund haben. So wählte man die

Friedhofspflanzen früher nicht ihres ernsten, feierlichen Aussehens wegen, sondern in erster Linie, um damit böse Geister zu vertreiben. Die Margerite, an der wir so leichtfertig und schelmisch zupfen, ist eine uralte Orakelpflanze und selbst bei der »harmlosen« Kamille handelt es sich um eine überaus wirksame Heil- und Zauberpflanze. Alle diese Kenntnisse gehen zurück auf uraltes esoterisches Wissen – auf die Erfahrungen und Erkenntnisse von Priestern und Weisen, von Kräuterfrauen, Hexen und Zauberkundigen. Über Jahrhunderte, ja über Jahrtausende hinweg wurden die Rezepte und Anweisungen über die Nutzung der Pflanzen in Medizin und Magie von Generation zu Generation weitergegeben, ohne daß ihre Wirksamkeit angezweifelt worden wäre.

Die christliche Kirche übernahm einen großen Teil dieses Wissens, ergänzte ihn durch eigene Forschungen – man denke an die Kräutergärten und -apotheken der Klöster! – und wandelte, was ihr allzu heidnisch erschien, entsprechend ihrer Lehre um. So wurde beispielsweise die Sommersonnenwende zum Johannisfest. Hildegard von Bingen, Paracelsus und der katholische Pfarrer Sebastian Kneipp sind herausragende Persönlichkeiten, die sich besonders um die Nutzung der in den Pflanzen verborgenen Kräfte verdient gemacht haben.

Mit dem Auftreten der modernen Naturwissenschaft – also schon im späten Mittelalter, dann verstärkt in der Renaissance – ging der Allgemeinheit zunächst das Wissen um die magischen Eigenschaften der Pflanzen; mit der stürmischen Entwicklung der modernen Pharmazie seit Beginn des 20. Jahrhunderts auch die Kenntnis um ihre medizinische Wirksamkeit verloren. Nur einige wenige Menschen waren es, die dieses Wissen – oft unter Lebensgefahr (man denke an die Hexenprozesse!) – weiter reichten und der Nachwelt bewahrten.

Heute ist beides wieder gefragt: das Wissen um das Magische, Übersinnliche, das sich dem Zugriff des bloß materialistisch ausgerichteten Intellekts entzieht, einerseits und die Kenntnis der Pflanzen und ihrer medizinisch-physiologischen Wirksamkeit andererseits. Was noch vor etwa 20 oder 30 Jahren als weltfremd und versponnen abgetan wurde – z. B. Naturheilkunde, Ernährung mit Vollwertkost, ökologisches Denken, »übersinnliche« Phänomene usw. – ist heute Allgemeingut geworden. In immer weiteren Kreisen wächst das Interesse an allem, was uns unseren Wurzeln wieder näher bringt und die Entfremdung zwischen Mensch und Natur aufhebt.

Aus diesem Grund nennen sich auch immer mehr Frauen Hexen. Sie verwünschen die Menschen nicht, sondern helfen und heilen mit Ritualen der weißen Magie, mit Edelsteinen und Metallen und vor allem mit Pflanzen. Das Sammeln, Trocknen und Zubereiten sind für sie magische Handlungen, durch die sie sich mit der Natur in Einklang fühlen können.

Hexenfeste

Natürlich feiern Hexen auch! Die meisten ihrer Feste waren für lange Zeit in Vergessenheit geraten oder wurden von christlichem Brauchtum überlagert. Viele dieser Feste haben mit den Pflanzen und Kräutern zu tun, deren heilsame Wirkung die Hexen zu nutzen wissen. In allen ihren Gebräuchen drückt sich die Dankbarkeit gegenüber der Natur aus, die ihre Heilmittel so großzügig wachsen läßt. Die traditionellen Hexenfeste kommen aus dem keltischen Bereich, wo ja noch heute viele Menschen an Elfen, Feen und Naturgeister glauben.

Am 2. Februar wird **Imbolc** gefeiert. Es ist ein Fest der Reinigung und des Lichts und war der keltischen Göttin Brigid geweiht. Auch im Alten Rom wurde dieser Tag, der hier zu Ehren der Göttin Februa begangen wurde, mit Kerzen und Fackeln als Zeichen der Reinigung und

Sühne begangen. Im christlichen Festkalender ist der 2. Februar Mariä Lichtmeß, der Tag von Marias Reinigung, an welchem in der katholischen Kirche die Kerzen geweiht werden. Am 2. Februar wird die Wiederkehr des Lichtes, der längeren Tage und das Wiedererwachen der Natur gefeiert – es zeigen sich ja bereits die ersten Krokusse und Schneeglöckchen.

Die **Frühlings-Tag- und Nachtgleiche** am 21. März ist das große Frühlingsfest, an dem die Nächte endlich wieder kürzer als die Tage sind. Es ist eine Zeit des Neuanfangs – selbst in unserer Zeit kennen wir in diesem Zusammenhang noch den Frühjahrsputz und die Frühlingsdiät zur Reinigung und Entschlackung des Körpers. Nicht nur viele Christen beginnen den Frühling mit einer Fastenzeit, die vor allem auch zur inneren Erneuerung führt. Im germanischen Bereich war dieser Tag der Göttin der Morgenröte und des Frühlings, Ostara, geweiht. Das Christentum konnte die Festlichkeiten zu ihrem Ehrentag weder ignorieren noch unterdrücken. So blieb die »heidnische« Göttin uns im Namen des Osterfestes erhalten. Viele christliche Bräuche haben ihren Ursprung in uralten Traditionen, beispielsweise das Verschenken von Eiern und Osterhasen als Sinnbilder der Fruchtbarkeit. Dazu gehört auch die Gründonnerstagssuppe, die traditionsgemäß aus mindestens neun Kräutern bestehen muß. Das erste frische Grün, das für die Küche zur Verfügung stand, wurde nach dem langen Winter, in dem man sich von getrockneten oder eingesäuerten Gemüsen ernähren mußte, natürlich mit Freude begrüßt. Hinzu kommt, daß die verwendeten Kräuter eine reinigende Wirkung auf den Organismus haben. Zum Sammeln der Kräuter brauchen Sie sich nur in Ihrem Kräutergarten umzuschauen und einen Spaziergang über eine (chemisch nicht gespritzte) Wiese zu machen. Sammeln Sie einige Handvoll Schafgarbe, Brunnenkresse, Spitzwegerich, Gänseblümchen, Brennessel, Sauerampfer, Löwenzahn, Bärlauch. Zusätzlich können Sie alle Küchenkräuter verwenden, wie beispielsweise Petersilie, Schnittlauch, Basilikum, Thymian, Majoran, Bohnenkraut, Liebstöckel und Rosmarin. Über den gesundheitlichen Nutzen aller dieser Pflanzen finden Sie in diesem Buch ausführliche Angaben. Hacken Sie nun die gesäuberten Kräuter sehr fein. Dünsten Sie in etwas Öl eine feingehackte Zwiebel leicht an, geben Sie die Kräuter dazu und füllen Sie das Ganze nach Belieben mit einer Gemüse- oder Fleischbrühe auf. Kurz köcheln lassen. Sie können die Suppe mit Sahne verfeinern, zwei hartgekochte Eihälften oder Croutons (geröstete Brotwürfel) dazugeben. Fertig ist eine köstliche Hexensuppe, die Ihnen sonst nur in den feinsten Restaurants serviert wird!

Eines der wichtigsten Feste ist **Beltane** am 30. April. Es symbolisiert Fruchtbarkeit und Wachstum. Deshalb wurden früher nicht nur Menschenopfer dargebracht, sondern wichtiger Höhepunkt war die rituelle Vereinigung der Frühlingsgöttin mit dem Gehörnten in der Nacht zum 1. Mai. Die in dieser Nacht gezeugten Kinder galten als seherisch begabt und mit allerlei Zauberkräften ausgestattet. Zuvor jedoch wurden die Beltanefeuer angezündet, über die die Paare sprangen, um im neuen Jahr vom Glück begünstigt zu sein. In der Walpurgisnacht, die bei uns gefeiert wird, treiben der Überlieferung nach dunkle Mächte ihr Wesen. So sollen sich in dieser Nacht die Hexen auf dem Blocksberg versammeln und ihren Hexensabbat abhalten. Mit beiden Maifesten wurde das frische Grünen und Blühen der Natur nach dem langen Winter gefeiert. Neben den traditionellen Feuern spielten auch Wasserrituale (Bäder, das Wälzen im Maitau usw.) eine große Rolle, denn auch sie waren nicht nur symbolische Handlungen, sondern auch sinnliche Erfahrungen der Erneuerung – Erfahrungen, die uns gerade heute viel bedeuten können.

In Irland gilt der 6. Mai als Beginn des Sommers. Deshalb wird dort noch heute das Fest der **Inghean Bhuidhe** gefeiert, der irischen Göttin des Sommeranfangs. Zu ihren Ehren werden an einem heiligen Brunnen Rituale abgehalten. Verwandte Bräuche kennen wir aus dem christlichen Kulturkreis – beispielsweise das Osterwasser, das schweigend von einem Bach geholt werden muß und das Jugend und Schönheit bewahren soll.

Am 21. Juni ist der Tag der **Sommersonnenwende (Litha)**. Die Sonne steht an ihrem höchsten Punkt und die Nacht ist die kürzeste des Jahres. Auch an diesem Fest spielen Feuer, um die herum getanzt und über die gesprungen wird, eine große Rolle. Der Sprung über das Feuer soll das ganze Jahr vor Krankheit schützen. Dem Christentum gelang es nicht, die uralten Bräuche des Sonnwendfestes zu unterdrücken. So gingen diese zum großen Teil auf das Johannisfest über, das am 24. Juni gefeiert wird. Vor allem in den skandinavischen Ländern, die ja besonders dunkle Winter haben, ist dieser Tag immer noch ein allgemeiner Höhepunkt des Jahres, an dem ausschweifend gefeiert und dem »Sommerrausch« gefrönt wird. Kräuter, die um die Zeit der Sommersonnenwende gesammelt werden – vorzugsweise um Mittag oder um Mitternacht, wo sie ihre stärksten Kräfte entfalten sollen –, haben eine besonders hohe Heilkraft. Zu den wichtigsten Sonnwendkräutern gehören Kamille, Thymian, Beifuß, Arnika, Ringelblume und natürlich das Johanniskraut.

Der 3. Juli ist der keltischen Fruchtbarkeitsgöttin **Cerridwen** geweiht. Ihr mythischer Begleiter ist das Schwein als Fruchtbarkeitssymbol. Uns ist das Schwein heute noch als Glücksbringer bekannt. Da Cerridwen dem großen walisischen Dichter Taliesin durch einen Zaubertrank zu seinen Schöpfungen verhalf, wird sie auch als Göttin der Inspiration verehrt.

Das Fest der Fülle und des Überflusses, **Lammas**, wird am 2. August (nach anderen Quellen bereits am 30. Juli) gefeiert, wenn die ganze Natur in Blüte steht und das Korn reift. Dafür dankt man den Göttern mit Opfergaben und fleht um eine reiche Ernte. Viele Erntebräuche, die noch bis in unsere Zeit erhalten sind, feiern die Fülle und den Überfluß nicht nur der Gaben des Feldes, sondern auch im sexuellen Bereich. Im August werden zahlreiche Heilkräuter gesammelt. Mariä Himmelfahrt am 15. August ist ein wichtiger Termin für das Einbringen besonders heilkräftiger Pflanzen. Allerdings gab es diesen Brauch schon lange vor Entstehung des Christentums, denn die Kräuterhexen und weisen Frauen wußten um die besondere Macht der Gestirne, die diese um die Spätsommerzeit an die Pflanzen weitergeben.

Unserem Erntedankfest entspricht das Fest der herbstlichen **Tag- und Nachtgleiche (Mabon)**, das am 23. September begangen wird. Mittelpunkt des Festes ist eine üppige Mahlzeit, mit der man für eine reiche Ernte dankt. Alte Erntebräuche zeigen noch die Verbundenheit der Menschen mit der Natur, von der sie abhängig sind: So wirft man als Zeichen der Dankbarkeit die ersten drei Früchte (Ähren, Beeren usw.) zu Ehren der Kornmutter oder eines Waldgeistes über die Schulter, bei der Getreideernte bleibt die letzte Garbe zusammengebunden stehen oder wird überhaupt nicht geschnitten. Das Fest ist ein feierlicher Abschied vom Sommer und die innere Vorbereitung auf die lange Winterzeit.

Am 31. Oktober beginnt das Hexenjahr mit dem Fest **Samhain,** dem ursprünglichen keltischen Neujahrsfest. An diesem Tag werden Ritualgegenstände geweiht und neue Hexen initiiert. Die Kelten glaubten, daß in dieser Nacht Saman, der Herr des Todes, die bösen Seelen zu sich rief. Deshalb wurden Schutzfeuer entzündet, um die Geister, die durch die Macht des Bösen für diese

Nacht befreit waren, zu bannen. In dieser Nacht soll es auch möglich sein, mit den Seelen der Verstorbenen in Kontakt zu treten. Irische Einwanderer brachten diese Traditionen mit nach Amerika, wo am 31. Oktober Halloween gefeiert wird. Ebenso werden die Toten- und Trauertage begangen, in katholischen Gegenden werden die »Ewigkeitskerzen« auf die Gräber gestellt als Zeichen der Verbundenheit mit den Verstorbenen.

Die längste Nacht des Jahres und die darauf folgende Rückkehr des Lichts wird zur **Wintersonnenwende**, am 21. Dezember, gefeiert. Auch das große Lichtfest der Mithras-Religion, die im Mittelmeerraum um die Zeitenwende weit verbreitet war, wurde an diesem Tag begangen. Die damit und die mit dem nordischen Sonnwendfest verbundenen Bräuche konnte die christliche Kirche nicht unterdrücken. Deshalb wird seit Anfang des 4. Jahrhunderts um diese Zeit herum, nämlich am 24. Dezember, das Geburtsfest Christi gefeiert.

Zauberkräuter

In diesem Buch finden Sie eine Fülle von Kräutern und Pflanzen mit ausführlichen Hinweisen auf ihre Anwendung. Die meisten von ihnen galten als zum Teil mächtige Zauberpflanzen. Dieses uralte Wissen wollen ihnen die folgenden Seiten vermitteln. So bekommen Sie einen ganz neuen Zugang zu scheinbar harmlosen »Allerweltspflanzen« wie beispielsweise Kamille oder Petersilie und werden ihnen mit der Ehrfurcht und dem Respekt begegnen, die ihnen gebühren.

In früheren Zeiten waren die Menschen den Elementen sehr viel tiefer verbunden als heute. Vom Wetter hing es ab, ob es eine reiche Ernte gab oder ob eine Hungersnot drohte. Deshalb gab es viele Rituale und Beschwörungen zu Saat- und Erntezeiten, um sich die

Götter, die für rechtzeitigen Regen und für die richtigen Temperaturen sorgen konnten, gewogen zu machen. Und natürlich mußte man auch den Zauber böser Hexen abwenden, von denen man glaubte, daß sie mit ihren magischen Praktiken das Wetter absichtlich ungünstig beeinflussen konnten.

Unsere Vorfahren verwendeten deshalb zahlreiche Schutzpflanzen, um böses Wetter abzuwenden. Manche von ihnen finden sich heute noch in ländlichen Bereichen. Zu den wirksamsten Wetterpflanzen, die der Volksglaube kennt, gehört die Hauswurz, die auch ein viel verwendetes Hausmittel ist. Sie wächst in vielen Bauerngärten, aber auch auf den Dächern von Schuppen und Stallungen. Beim Herannahen eines Gewitters legte man sie auf die Kohlen des Herdes, um so Blitzschaden vom Haus abzuwenden. Besonders wirksam war diese Maßnahme, wenn die Hauswurz am Johannistag, also am 24. Juni, gepflückt wurde. Weitere Schutzpflanzen gegen Gewitter waren die Wegwarte, der Gundermann, die Brennessel und das Johanniskraut.

Eine uralte Zauberpflanze ist auch die Hasel. Von der christlichen Kirche mit vielen Legenden umkleidet konnte sie sich bis in unsere Zeit als magisches Gewächs behaupten. Einer solchen Legende nach fand die Jungfrau Maria einst mit dem Jesuskind unter einem Haselstrauch Schutz vor einem Gewitter. Deshalb segnete Maria den Strauch, und seitdem kann kein Blitz mehr in die Haselstaude einschlagen. Der Zauberglaube überträgt diese blitzschützende Kraft auch auf Häuser und Orte, welche Haselzweige bergen. Diese Kraft soll besonders in den kätzchentragenden Zweigen enthalten sein, welche Palmbuschen genannt und am Palmsonntag vom Priester in der Kirche geweiht werden. Wirft man bei einem Gewitter drei oder sieben dieser Kätzchen ins Feuer, so ist das Haus gegen Wetterschäden geschützt.

Zu allen Zeiten war und ist die Liebe eines der beherrschenden Themen der Menschheit. Deshalb spielte auch der Liebeszauber eine besonders große Rolle. Immer waren dabei Pflanzen wichtige Mittel zur Erreichung des gewünschtes Zieles. Manche Pflanzen brauchte man nur bei sich zu tragen, um Glück in der Liebe zu haben. Das galt beispielsweise für den Löwenzahn, weil dieser den Liebenden (die Liebende) in den Augen seiner (ihres) Geliebten schön machte. Ähnliches traf auch für die Brennessel zu. Schon bei den Germanen galt das Eisenkraut als wirksame Zauberpflanze, mit deren Saft man sich bestrich. Der Liebstöckel wurde als Zusatz für Bäder verwendet, worin Mütter ihre Töchter badeten, damit diese nicht unverheiratet blieben. Auch dem Baldrian – sonst eher beruhigend in seiner Wirkung – sagte man in Liebesdingen Wunderkräfte nach. So ist aus dem 15. Jahrhundert folgender Ratschlag überliefert:

»Nimm Baldrian in den Mund und küsse die,
die du haben willst, sie gewinnt dich gleich lieb.«

Eine große Rolle spielten Liebestränke und potenzsteigernde Mittel. Manches Gewürz oder Küchenkraut, das wir nichtsahnend zur Zubereitung wohlschmeckender Speisen verwenden, wurde in früheren Zeiten als Liebeszauber verwendet – mitunter allerdings mit fatalen Folgen. Das gilt beispielsweise für die Petersilie, die schon die Ärzte des griechischen Altertums als wirksames Medikament einsetzen. Der griechische Arzt Hippokrates (460–375 v. Chr.) erwähnt sie als vorzügliches harntreibendes Mittel. Sein Kollege Dioscorides berichtet, daß Petersilie stark menstruationsfördernd ist. Damit hängt denn auch eine der vorrangigen Aufgaben zusammen, die dieses Kraut bei den Griechinnen und Römerinnen zu erfüllen hatte: nämlich sie von den Folgen ihrer Liebesabenteuer zu befreien. Denn aus zerstoßenen Petersiliensamen wird ein Gift frei, das stark uterusanregend und dadurch abtreibend wirkt. Aus den Niederlanden ist der Spruch bekannt:

»Petersilie hilft den Männern aufs Pferd,
Den Frauen unter die Erd.«

Damit ist die Doppelfunktion der Petersilie umrissen: Während sie bei den Männern als Potenzmittel wirken sollte, wurde sie von den Frauen als Abtreibungsmittel verwendet. Und da eine durch unerwünschte Schwangerschaft bedrängte Frau sich leicht in der Dosierung des Mittels vertun konnte, kam es häufig vor, daß sie dann »die Petersilie von unten« betrachtete.

Auch sonst war der Umgang mit der Petersilie ein heikles Unternehmen. Hatte eine römische Jungfer Heiratsabsichten, durfte sie Petersilie nicht verpflanzen. Und im England der sittenstrengen Queen Victoria durften die wohlerzogenen Mädchen Petersilie weder abschneiden noch kaufen. Wollten sie den Liebsten an sich binden oder seine Aufmerksamkeit auf sich lenken, blieb ihnen nichts anderes übrig, als das Kraut zu stehlen.

Zeigte sich der Angebetete unnachgiebig, griffen Rachsüchtige wiederum zur Petersilie: sie zogen ihre Wurzel aus der Erde und gruben sie an einer anderen Stelle wieder ein, wobei sie Verwünschungen gegen jene Person ausstießen. Unweigerlich sollte der Arme kurz darauf von einer rätselhaften Krankheit befallen werden, die stets zum Tode führte. Dieses Verfahren war übrigens nicht nur in England, sondern auch in Teilen Deutschlands bekannt. »Auf diese Weise« – so berichtet der Forscher und Gelehrte Ritter von Perger – »hat schon mancher Mann seine Frau und manche Frau ihren Mann heimlich unter die Erde gebracht.«

Wie alle stark duftenden Pflanzen stand auch der Anis schon früh in dem Ruf, ein besonders wirksames Liebesmittel zu sein. Wer sich mit einer Abkochung von Anissamen wäscht, so hieß es, bleibt jung und potent. Diese Eigenschaft traut man dem Anis vielerorts noch heute zu und überträgt sie sogar auf den Anisschnaps. Auch der Fenchel – den wir heute eigentlich nur noch als

Bauchwehmittel kennen – wurde als Aphrodisiakum hoch gelobt. So heißt es in einem alten Kräuterbuch:

> *»Er mehret den natürlichen Samen, richtet die hängenden Mannsruten wieder auff und hilfft den schwachen Männern, die zu ehelichen Wercken ungeschickt sind, wieder in den Sattel.«*

Gewürze wie Lavendel, Majoran und Thymian galten wegen ihres Wohlgeruchs als liebesfördernde Pflanzen, die der Liebesgöttin Aphrodite (lateinisch Venus) geweiht waren. Daneben aber standen alle drei Kräuter auch in dem Ruf, empfängnisverhütend und abtreibend zu wirken. Der griechisch-römische Arzt Galen (129–199) erwähnt den Thymian als Abortivum, und auch Disocorides meint, mit einem Absud von Thymian könne man Menstruation, Geburt und Nachgeburt fördern.

Auch die Königskerze (die im germanischen Altertum als gewitterschützende Pflanze galt und als solche noch in vielen ländlichen Gegenden verwendet wird) war nicht nur eine wirksame Heilpflanze gegen Lungenleiden und Geschwüre, sondern wurde von den Frauen als empfängnisverhütendes Mittel geschätzt. So schreibt Johann Schröder in seinem 1685 erschienenen Buch »Höchstkostbarer Arzeneyschatz«:

> *»Denen Weibsbildern aber tauget sie nicht/denn sie verhindert die Empfängnüs/als lang man sie träget/ wenn man sie aber hinweg thut/so kann man schon empfangen.«*

Eine der geheimnisvollsten Zauberpflanzen überhaupt ist wohl die Weide. Sowohl bei den Griechen als auch den Germanen galt sie als Sinnbild des Schattenreiches und des Todes. Nach der Christianisierung wurde sie im Volksglauben zum Geister- und Hexenbaum – so soll die Königin der Hexen eine Weidenrute als Zepter in der

Hand tragen. In vielen Ländern ist heute noch der Glaube verbreitet, daß die Weide Unfruchtbarkeit und Impotenz bewirken könne. Vor allem galt sie über lange Zeit als Mittel der Empfängnisverhütung. Schon im Altertum stellte man aus Weidenblättern Zäpfchen her, die den Samen schädigen und die Empfängnis verhindern sollten. So empfiehlt auch der griechische Arzt Dioscorides Weidenblätter zu diesem Zweck: »Allein oder mit Wasser eingenommen, verhindern sie, daß Frauen empfangen.«

In Island hat sich bis heute der Glaube erhalten, daß Frauen, die mit Hausgeräten aus Weidenholz arbeiten, keine Kinder gebären können. In England dagegen wurde Quellwasser mit eingeweichten Weidensamen sogar als Aphrodisiakum empfohlen – allerdings mit der Warnung, daß der, der davon trinke, keine Söhne, sondern nur »nutzlose, unfruchtbare Töchter« bekomme.

Aber nicht nur unsere »harmlosen« Küchenkräuter, auch verschiedene oft verwendete Gemüse standen (und stehen!) in dem Ruf, liebesfördernd zu wirken. So wurde die Selleriewurzel im Altertum und während des Mittelalters als Arznei verwendet. Seit Jahrtausenden hält sich auch der Glaube, daß Sellerie eine die Liebeskräfte stärkende Speise sei. Viele ältere Autoren geben an, daß Sellerie – als Gemüse genossen oder auch als Tinktur verabreicht – zumindest erotische Träume verursache.

Eine ganz besondere Stellung nahm die Zwiebel ein. Schon im alten Ägypten wurde der heiligste Eid, den man schwören konnte, nicht auf einen Gott, sondern – auf die Zwiebel abgelegt, die der Mondgöttin Isis geweiht war. Den Isis-Priestern war es allerdings strengstens verboten, von dieser Knolle auch nur zu kosten. Das Wort Zwiebel stand nämlich in Ägypten gleichzeitig für Hoden – woraus ersichtlich wird, daß die Zwiebel als ein besonders stark wirkendes Liebesmittel galt. Im Deutschen leitet sich das Wort Zwiebel übrigens vom gleichen Ursprung her: »zwi bolle« = zwei Bollen. Nach Deutschland kam die Zwiebel durch römische Kaufleute. Sie erfreute sich sowohl als Nahrungsmittel als auch als Aphrodisiakum großer Beliebtheit, denn *»Zwiebeln gegessen entzünden die unkeuschen Gelüst«* heißt es in einem alten Kräuterbuch.

Selbst ein verachtetes Unkraut galt als hochgeschätztes Liebesmittel: die Brennessel. Schon Griechen und Römer entdeckten ihre erotisierende Wirkung. So empfehlen viele antike Autoren müden Liebhabern, sich mit Nesseln zu schlagen, um so die Liebesglut wieder anzufachen. (Viele Jahrhunderte später entdeckte Sebastian Kneipp dieses Rezept wieder – zur Linderung von Rheumatismus.)

Nicht nur in der Liebe, sondern ganz allgemein im Leben wünschten (und wünschen!) die Menschen sich Glück. So ist das vierblättrige Kleeblatt wohl jedem als Glücksbringer bekannt. Und die Margerite, deren Blütenblätter man auszupft, ist ein weitverbreitetes, wenn auch nicht immer ernst genommenes Blumenorakel. Neben diesen beiden Pflanzen gab es in früheren Zeiten aber noch zahlreiche andere Glücksbringer, die man zur Schatzsuche, zum »Festmachen« (wodurch man unverwundbar wurde), zum Vorhersagen der Zukunft und zu ähnlichen Zwecken verwendete. Wer ganz allgemein vorsorgen wollte gegen schädliche Einflüsse, gegen Verzauberung und Behexung, der umpflanzte sein Haus mit Bäumen und Sträuchern, die das Böse abwehrten und das Gute anzogen. So vertrieb der Wacholderbaum nicht nur Ungeziefer und Schlangen, sondern auch die bösen Geister. Der Rhizinusbaum, den man auch »Christuspalme« nannte, galt als geisterbannend.

Eine besonders wichtige Pflanze war und ist noch heute auf dem Lande der Holunder. In allen seinen Teilen enthält er heilsame Stoffe, die als alte Hausmittel bekannt sind. Dem Volksglauben zufolge wohnte nicht zuletzt aus diesem Grund in diesem Busch, der auf keinem Bauernhof fehlte, der gute Geist, die »Hollermutter«. Sie schützte die Familie vor Feuer und Seuchen und allen anderen Gefahren. Aber nicht nur Büsche und Bäume gehörten zu den Hütern von Haus und Hof, sondern auch Pflanzen, die heute oft als bloßes Unkraut betrachtet werden. Überliefert ist ein Bauernspruch über zwei dieser Kräuter, deren heilsame Kräfte altbekannt sind:

»Gedeihen Schafgarbe und Löwenzahn,
ist's um den Menschen wohlgetan.«

Glücksbringer wuchsen auch im Gemüsegarten. Man mußte sie nur zur rechten Zeit essen – beispielsweise Möhren am Neujahrstag und Linsen am Karfreitag. Vom Eisenkraut war ja bereits die Rede im Zusammenhang mit dem Liebeszauber. Sie wurde als besonders wirksame Glückspflanze angesehen. Wer das Eisenkraut im Aufgang des »Hundssterns« – also des Sirius – sammelte, ohne daß es von Sonne oder Mond beschienen wurde und sich damit bestrich, konnte alles erlangen, was er sich wünschte. Da dem Kraut eine besondere Beziehung zum Planeten Venus nachgesagt wurde, verlieh es auch große Liebeskraft. Eisenkraut beeinflußte fast alles aufs angenehmste: Kinder bekamen davon Verstand und Neigung zum Lernen, es brachte Wohlhabenheit und erhielt den Reichtum. Die Pferde liefen schneller, wenn man es ihnen an den Schweif band. In den Acker gesteckt, verschaffte es eine reiche Ernte. Legte man es einer Wöchnerin ins Bett, so konnte weder ihr noch dem Neugeborenen ein Unheil geschehen. Wer sich die Hände damit einrieb, der konnte alle giftigen Schlangen ohne Schaden anfassen. In dunklen Gebirgsnächten zeigte es verborgene Schätze an. Es verjagte alle Gespenster und Dämonen, vertrieb Fallsucht, Kopfweh und Kröpfe, schützte vor Mißgeburten und Pestilenz. Mit einem Wort: es war das Kraut der Kräuter!

Wer viel wandert, sollte sich neben dem Spitzwegerich (der Fußblasen verhindert oder bei bereits vorhandenen den Schmerz lindert und vor einer Infektion schützt) den Beifuß merken. Kein Kräuterbuch – angefangen bei Plinius bis in unsere Zeit –, das dieses Kraut nicht als wirksames Mittel preist, das, ans Bein gebunden oder in die Schuhe gelegt, den müden Wanderer wieder frisch macht. In seinem Kräuterbuch aus dem Jahre 1588 schreibt Leonhard Fuchs: »So einer über Land reysset beyfuss bey ihm tregt, so vertreibt es die müde.«

Einen besonderen Rang nahmen diejenigen Pflanzen ein, die man zum Schatzheben verwenden konnte. Dazu eignete sich zum Beispiel die vielseitige Brennessel, die uns auch heute noch in fast allen Lebenslagen gesund und frisch erhalten kann, aber auch die brave Schlüsselblume. Gut war es auch, wenn die Schatzgräber Johanniskraut mit sich führten: damit konnten etwaige Dämonen, die den Schatz bewachten, in die Flucht geschlagen werden. Aber wer hätte dem unscheinbaren Vergißmeinnicht magische Kräfte zugetraut? Und doch wurde diese Blume oft zum Schatzheben verwendet – jedenfalls beim Versuch dazu. Der Schatzgräber, der sie unter den richtigen Beschwörungsformeln und zur geeigneten Zeit pflückte, sah dank ihrer magischen Kräfte den Berg an der Stelle, wo sich der Eingang zu einer Schatzhöhle befand, offen. Er hob den Schatz, durfte aber dann sein Blümlein nicht vergessen. Zur Warnung rief es ihm beim Verlassen der Schatzhöhle noch zu: »Vergiß das Beste nicht!« Überhörte er diese Warnung und ließ die Blume achtlos liegen, so verschwand der Schatz augenblicklich. Viele Märchen und Legenden berichten über diese Erfahrung mit der Mahnung, daß man nicht undankbar das Beste vergessen sollte – und dabei geht es durchaus nicht immer nur um materielle Schätze.

Die Wünschelrute

Die wichtigste Pflanze aber beim Suchen von Schätzen aller Art ist die Wünschelrute. So ranken sich um diese auch zahlreiche Sagen und Legenden. Eine Wünschelrute ist – laut Fischer-Lexikon von 1976 – ein »gegabelter Zweig aus Holz oder Metall zum angeblichen Auffinden unterirdischer Wasser- oder Metallvorkommen, auch zum Orten (Muten) von angeblich krankheitserregenden Erdstrahlen«. Man nimmt an, daß deren feinste Einflüsse bei dem besonders reaktionsfähigen Rutengänger unbewußte Muskelbewegungen auslösen (Radiästhesie), die ein »Ausschlagen« der Wünschelrute bewirken. Die Brauchbarkeit und Stichhaltigkeit der Wünschelrute sei umstritten.

Vorsichtig drücken die Verfasser des Lexikons sich aus: »die angebliche Brauchbarkeit der Wünschelrute sei umstritten ...« Dabei lassen immer mehr Menschen ihre Wohnungen von Rutengängern untersuchen, um zu verhindern, daß sie ihre Betten über gesundheitsschädlichen Wasseradern und Strahlungsfeldern aufstellen. Nicht selten wird der Rutengänger auch schon vor dem Bau eines Hauses zu Rate gezogen, um den vom gesundheitlichen Standpunkt optimalen Bauplatz ausfindig zu machen. In Regionen mit Wassermangel – beispielsweise in den versteppten Regionen Afrikas – gibt es viele Situationen, in denen nur diese Menschen Wasser aufspüren können. Während des zweiten Weltkrieges waren Rutengänger in Wüstengebieten überlebenswichtig, um die wichtigen Wasserquellen aufzufinden – niemand machte sich in solchen Situationen Gedanken darüber, daß solche Dinge »ja eigentlich gar nicht sein können«.

Während es heute meistens Metallruten sind, die verwendet werden, benutzte man in früheren Zeiten fast ausschließlich die gegabelten Äste von Bäumen und Sträuchern zu diesem Zweck. Bevorzugt wurden die Äste der Weide, der Erle (beides uralte Zauberbäume), der Linde, der Birke – vor allem aber der Hasel. Kaum ein anderer Strauch hat im Volksglauben eine solche Bedeutung erlangt wie die Haselstaude. Mit den von ihr stammenden Wünschelruten konnte man so gut wie alles vollbringen. Über die Art, wie eine solche Wünschelrute zu beschaffen sei, gibt es verschiedene Anleitungen. Meistens schnitt man sie vom einjährigen Holz ab – aber nicht etwa mit dem Messer, sondern mit einer scharfen Feuersteinklinge (ein Hinweis auf die uralte Tradition dieses Brauches). Dabei mußte man sehr schnell arbeiten, damit der Strauch nicht Zeit fand, die geheimnisvolle Kraft aus dem Zweig zurückzuziehen.

Auch der Tag, an dem die Rute geschnitten oder abgebrochen wurde, war genau bestimmt.

Im Volkswissen war noch bis in unsere Zeit die Kenntnis verbreitet, daß um die Zeit des Sonnenhöchststandes (also die Sommersonnenwende oder auch die Johannizeit) unser Tagesgestirn seine Wirkung auf das Leben auf der Erde im höchsten Maße steigert, daß aber auch umgekehrt die Sonne zur Zeit ihres Tiefstandes um die Wintersonnenwende, also ihrer geringsten Wirksamkeit – was der Weihnachtszeit entspricht – die Gewächse in besonderer Weise beeinflußt. Zum Schneiden einer Wünschelrute eigneten sich in erster Linie die Johannis- und die Christnacht (entsprechend der Sommer- und der Wintersonnenwende). Aber auch die Karfreitags- und die Dreikönigsnacht werden als günstig genannt. Auf jeden Fall muß das Schneiden der Wünschelrute bei Neumond und unmittelbar vor Sonnenaufgang stattfinden. Außerdem sollte der Ast so stehen, daß die »Hörner« desselben zur Sommerszeit nach Norden ausgerichtet sind. Beim Aufsuchen der Zweige durfte – bis auf den zauberkräftigen Beschwörungsspruch beim Schneiden – weder auf dem Hin- noch auf dem Rückwege ein

Wort gesprochen werden – und der Betreffende mußte ganz nackt sein …

Die Wünschelrute ist wohl so alt wie die Menschheit. So wird der chinesische Kaiser Yü (Regierungszeit 2205–2197 v. Chr.) mit einer Wünschelrute dargestellt. Die akkadische Göttin Nan hatte den Beinamen »Herrin des Zauberstabes«. Moses verwendete mehrfach einen solchen Stab, um Wasser zu finden. Homer erwähnt eine Wünschelrute an verschiedenen Stellen seiner Odyssee. Und auch der römische Rhetoriker Cicero beschreibt sie in einem Brief an den Dichter Vergil.

Ursprünglich sollte die Wünschelrute dazu dienen, in der Erde verbogene Schätze anzuzeigen. Später wurde sie von Bergwerksleuten zur Auffindung von Erz-, Kohlen- und Wasseradern verwendet. Immer aber gebrauchte man sie auch zur Aufspürung von Dieben und Mördern. Mit ihr erkundete man versteckte Grenzsteine (bis in unsere Zeit hinein ein schlimmes Verbrechen) und verirrtes Vieh, suchte den verlorenen Weg, wenn man sich verirrt hatte, kundschaftete als Soldat den Feind aus und urteilte auch über Wahrheit und Unwahrheit. Und die Wünschelrute konnte auch darüber unterrichten, ob ein Mensch in der Ferne krank oder gesund war, tot war oder noch lebte.

Die Anwendung des »magischen Werkzeuges« Wünschelrute war recht unterschiedlich. Die gebräuchlichste Art war wohl, daß der Rutengänger die Rute bei den beiden kurzen gabelförmigen Ästen erfaßte und sie so vor sich hielt, daß der Stab senkrecht zum Körper abstand. Oder aber die Rute wurde auf den Rücken der linken Hand gelegt. Manchmal wurde auch ein einfacher Haselstab ohne Gabel benutzt und leicht in den beiden geschlossenen Händen gehalten. Der Rutengänger ging nun jene Strecken ab, auf denen er den verborgenen Gegenstand zu suchen hatte. Schlug die Rute mit ihrem freien Ende irgendwo gegen den Boden hin aus, so galt dies als der Ort, an dem nachgegraben werden mußte. Dieses Verfahren wird heute noch praktiziert, und begabte Rutengänger haben damit erstaunlichen Erfolg bei der Suche nach Wasser (beispielsweise zum Anlegen eines Brunnens) und möglicherweise auch nach schädlichen Wasseradern.

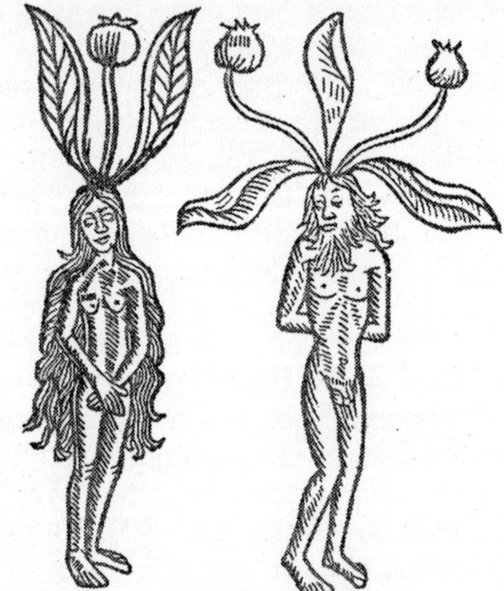

Alrauen (männlich und weiblich)

Eine sagenumwobene Wurzel: die Alraune

Die Alraune oder Mandragora – ihr botanischer Name lautet Mandragora officinalis – gehört zur Familie der Nachtschattengewächse und fand neben anderen Pflanzen dieser Familie Verwendung bei der Herstellung von Hexensalben. Die Geschichten und Legenden, die sich um die Alraune ranken, und die Anwendungen dieses im wahrsten Wortsinn »zauberhaften« Gebildes sind so vielfältig und umfangreich, daß man ein ganzes Buch darüber schreiben könnte.

Über Jahrhunderte stand die Mandragora in dem Ruf, eine der zauberkräftigsten Pflanzen zu sein, die es überhaupt gibt. Dabei ist sie mit ihrem etwas unordentlichen Büschel von großen, lappigen Blättern und mit den einzeln stehenden, leicht glockigen Blüten oder den etwas später sich bildenden walnußgroßen gelben Beeren durchaus keine besonders eindrucksvolle Pflanze. Im Gegensatz zu beinahe allen anderen Nachtschattengewächsen, die häufig sehr komplizierte Blatt- und Blütensysteme aufbauen, bietet die Mandragora in dieser Hinsicht nichts Besonderes. Erst wenn man sich die Mühe macht, im Boden nachzugraben, kann man ins Staunen geraten. Da fördert man dann eine mächtige dicke Rübe von nicht selten einem halben Meter Länge und mehreren Kilogramm Gewicht zutage. In dieser Wurzel von menschenähnlicher Gestalt liegt der Schlüssel zum Wesen der Mandragora.

Die Germanen nannten die Pflanze Alruna – ein Name, dessen Bedeutung weit in die Vorzeit zurück reicht: Von einer sagenumwobenen Prophetin Alruna berichtet schon der römische Schriftsteller Tacitus. Runa ist ein gotisches Wort, das soviel wie Geheimnis bedeutet. Das Verb runen läßt sich mit heimlich und leise reden, raunen übersetzen. Interessant sind auch die Namen, die man der Mandragora in anderen Ländern gab. Die Russen nennen sie »adamowa golowa« (Adamshaupt) oder »pevenka trava« (das Kraut, das schreit), die Tschechen bezeichnen sie als »Hausväterchen«, die Isländer als »Diebeswurzel«. Die Holländer schließlich sagen »pisdiefje« – und spielen auf die Legende an, daß die Alraunenwurzel unter einem Galgen aus dem Sperma des Gehängten wächst.

Beheimatet ist die Mandragora in Südwestasien. Über den Mittelmeerraum gelangte sie nach Italien und von dort auch in die süd- und südwestdeutschen Klostergärten. Schon vor der Antike gehörte sie zu den bekanntesten Zauberpflanzen. So sprechen zum Beispiel in den

Aufzeichnungen aus alten hebräischen Tempelarchiven die Priester von einer Pflanze »Jebruchin« oder »Duduim«, deren Wurzelsaft vor Kulthandlungen getrunken wurde und bei der es sich nach neuesten Forschungen um die Mandragora gehandelt haben muß.

Aber auch als Hypnotikum und Aphrodisiakum war die Alraune schon früh bekannt. Als Narkotikum erwähnt sie bereits der griechische Arzt Dioscorides (1. Jh. n. Chr.): Vor einer Operation gab man den Patienten eine Zubereitung aus Mandragorawurzel ein, »... wenn etwas an einem Menschen zu schneiden oder zu brennen ist, damit man solches nicht empfinde, denn sie fallen dadurch in einen Schlaf, welcher ihnen alle Empfindlichkeiten nimmt«.

Zu allen Zeiten aber galt die Alraune als ein Zaubermittel, das zu Liebe, Gunst und Glück verhalf. Sie heile Krankheiten, mache kinderlose Frauen fruchtbar, schütze gegen das Verhextwerden, sei ein unfehlbares Liebesmittel und übertrage, richte man sie nur mit ihren Füßen gegen den Nachbarn, jedes gewünschte Unheil auf diesen. Es hieß, daß die Alraunwurzel, wenn sie aus dem Boden gezogen wurde, stöhne oder einen markerschütternden Schrei ausstoße, so daß derjenige, der sich auf dieses Wagnis einlasse, entweder den Verstand verliere oder sein Leben aushauche. Am besten ging das Abenteuer noch aus, wenn der Alraun auf seinen beinartigen Wurzeln vor dem Sammler davon rannte.

Eine andere Überlieferung besagt, daß die Alraune vor der Person, die sich ihre Wurzel zu verschaffen versucht, in der Erde verschwindet. Das Verschwinden der Mandragora läßt sich nur dadurch verhindern, daß man sie, sowie man sie erblickt, mit Harn begießt. Sie kann überhaupt nicht ohne Lebensgefahr aus dem Boden gezogen werden. Will man dies unbeschadet der Gesundheit seines Leibes tun, so muß man die Wurzel, ohne sie zu berühren, mit einem Graben umziehen, bis nur mehr der unterste Teil in der Erde steckt. Hierauf muß man einen schwarzen Hund mit seinem Schwanz daran binden und ihn aus einiger Entfernung zu sich locken. Läuft der Hund los, so zieht er die Wurzel aus der Erde. Anstelle des Menschen wird aber der Hund eine Beute des Teufels und fällt tot um.

Hat man endlich eine Alraune erlangt, so muß man, damit ihre zauberischen Fähigkeiten nicht verloren gehen, sie allwöchentlich an einem bestimmten Tage in Wein baden und mit einem frischen weißen Hemd aus Seide und einem roten Seidenmantel bekleiden.

Für die Kräuterhändler war die Mandragora früher das teuerste Mittel, das sie anzubieten hatten. Zur Messezeit zahlten beispielsweise die Erfurter bis zu sechzig Taler für eine Wurzel, und es ist nicht einmal sicher, ob es sich dabei überhaupt um echte Wurzeln gehandelt hat. Nur bestimmte Händler standen in dem Ruf, echte Alraunenwurzeln beschaffen zu können. Sie verkauften sie meistens in holzgeschnitzten, mit Seide gefütterten Kästchen und erzählten dabei die schauerlichsten Geschichten, um den Preis hochzuschrauben.

In der neueren, »aufgeklärteren« Zeit geriet die Alraune mehr und mehr in Vergessenheit. Aufgrund ihrer einmaligen Konstitution aber hat sie alle Anlagen zu einer großen Heilpflanze, deren segensvolle Eigenschaften – Schmerzlinderung, Erzeugung eines narkoseähnlichen Schlafes, krampflösende und beruhigende Wirkung – es (wieder) zu entdecken gilt.

Büsche und Bäume

Auch zahlreichen Büschen und Bäumen werden Sie in diesem Buch begegnen, deren Eigenschaften dem Menschen bei vielen Krankheiten heilsam und von Nutzen sind. Bäume und Sträucher galten den Menschen früherer Zeiten als beseelte Wesen, die über ihre Heilwirkung hinaus Schutz und Kraft boten. Es gab heilige Haine und einzelnen Gottheiten geweihte Bäume. Auch eine moderne Hexe wird sich diesem Zauber nicht entziehen können, sondern sich ihm vielmehr bewußt und dankbar hingeben.

Bereits die alten Kelten schrieben dem Apfelbaum magische Qualitäten zu, weil seine Früchte ewige Jugend verliehen. Deshalb wurden die toten Helden, Könige und Weisen in einer Barke auf die Reise nach Avalon geschickt, ins sagenhafte Apfelland. Bei den Germanen war der Apfel der Iduna geweiht, die die Göttin der Jugend war. Zu allen Zeiten galt der Apfel als Symbol des Lebens, der Liebe und der Fruchtbarkeit. Seine Kugelform war ein Sinnbild für die Vollkommenheit der Erde und des Kosmos. Deshalb wurde er vor allem den weiblichen Gottheiten zugeordnet: Ischtar, Hathor, Demeter, Aphrodite, Venus und Iduna.

Aus der sanften Birke wurden dem Volksglauben nach die Besen gebunden, auf denen die Hexen zum Blocksberg ritten. Vielleicht deutet dies darauf hin, daß die Hexen in Wirklichkeit weise Frauen waren, denn in vorgeschichtlicher Zeit wurde die Birke als Baum der Weisheit verehrt. In nordischen Gebieten, wo sie früher fast als einziger Baum gedieh, war die Birke das Frühlingssymbol. Deshalb sind unsere Maibäume auch heute noch Birken, deren geglückter Raub als besonders segenbringend gilt.

Auch die Eberesche wurde als Symbol für das Wiedererwachen der Natur nach der langen Winterzeit angesehen. Die keltischen Druiden schrieben ihr die Kraft zu, vor Unheil und bösem Zauber zu schützen. Bei den Germanen galt sie als Glücksbringer. Sie war dem Gott Donar geweiht, dessen Ziege ihr Laub besonders schätzte. Sie wurde auch als »Drachenbaum« bezeichnet und vor die Stalltüren gepflanzt, um das Vieh vor Drachen und sonstigen Ungeheuern zu schützen – ein Brauch, der in Schweden bis heute weit verbreitet ist.

Allen Völkern, die diesen Baum kannten, war die Eiche heilig. Schon die Griechen vernahmen in ihrem

Rauschen die Worte des Gottes Zeus. Das uralte griechische Orakel von Dodona befand sich in einem Eichenwald. Bei den Germanen war die Eiche dem Gott Donar geweiht, der sie besonders liebte und ihr deshalb häufig seine Blitze zusandte. Daraus entstand die alte Volksweisheit bei Gewittern: »Eichen sollst du weichen«. In der keltischen Sprache hieß die Eiche »duir« oder »dair«. Davon ist das Wort Druide abgeleitet. Diesen keltischen Priestern war die Mistel, die auf einer Eiche wuchs, besonders heilig.

Im Holunder wohnen alle guten und schützenden Geister, die der Mensch braucht. Es ist merkwürdig, daß der Holunder nicht angepflanzt werden muß, sondern daß er sich von selbst in der Nähe des Menschen ansiedelt. Seine Blüten und Beeren sind eine wohlschmeckende, vitaminreiche und vielseitig zu verarbeitende Ergänzung auf unserem Speisezettel. Früher hielt man den Holunder für den Wohnsitz einer Leben spendenden Göttin, deshalb wurde auch kein Holunder gefällt oder gar verbrannt. Mitunter wird auch der Name »Frau Holle« oder »Hulda« mit diesem Strauch in Verbindung gebracht. Der wunderbar starke Duft der Holunderblüten allein schon scheint diese Beziehung zu rechtfertigen.

Wenn man einen Baum als liebenswert und warmherzig bezeichnen kann, so ist es die Linde. Wir finden sie fast nur in der Nähe menschlicher Ansiedlungen. Sie war der Mittelpunkt des Dorfes, eben die »Dorflinde«. Das Lied »Am Brunnen vor dem Tore« spiegelt besonders innig die Beziehung zu diesem Baum wider. Die Linde war der germanischen Göttin Freya, der Herrin der Liebe und des Glücks geweiht. Ihr weicher Bast diente unseren Vorfahren zur Herstellung von Matten und Kleidungsstücken. Den Holzschnitzern späterer Jahrhunderte galt die Linde als »lignum sanctum«, heiliges Holz.

Der Wacholder ist der »Machandelboom« aus dem

Volksmärchen. Mit dem Rauch des Wacholderkrautes und -holzes vertrieb man die bösen Geister. Wollte man die Milch vor dem Verhexen schützen, mußte man sie mit einem Wacholderstock rühren. Auch in die Weinfässer legte man einige Wacholderspäne, um so den Wein davor zu schützen, daß er durch Verzauberung verdarb. Ein aus Wacholderbeeren gebrauter Trank verlieh die Gabe, in die Zukunft zu sehen. Müde Wanderer, die unter einem Wacholderstrauch ausruhten, fühlten sich schon bald erholt und geradezu verjüngt.

Von vielen Mythen umwoben ist der Weißdorn. Schon bei den Hethitern galt er als heilig, und die Priesterinnen zelebrierten ihre Reinigungszeremonien unter ihm. Außerdem schritten unter ihrer Anleitung kranke und sündige Menschen durch ein Tor aus Weißdornzweigen. Aus der keltischen Mythologie wissen wir um den starken Zauber, der dem Weißdorn innewohnt. Der Zauberer Merlin verliebte sich in hohem Alter in die schöne Niniane und verriet ihr alle seine Künste. Mit diesem Wissen bannte ihn das Mädchen unter einen Weißdornbusch, und nur sie selbst konnte diesen Bann durchbrechen, wenn sie ihn besuchen wollte. Daraus entwickelte sich später der Brauch des Hexenbannens: über den Stalltüren wurde so viele Weißdornzweige angebracht wie Kühe im Stall standen, um sie so vor bösem Zauber zu schützen.

Das Heilpflanzen-Horoskop

Seit jeher sind Heilpflanzen und Astrologie eng verbunden. Denn nur bei bestimmten Gestirnsständen entfalten die Heilpflanzen ihre ganze Kraft. So entsprechen auch die Sternzeichen in ihren charakteristischen Eigenschaften verschiedenen Heilpflanzen. Entdecken Sie selbst, ob Sie eine Brennessel oder eine Kamille sind – und welches Rezept am besten zu Ihnen paßt!

Der Löwenzahn (21. 3.–20. 4.) Wer hat es nicht schon einmal gesehen, daß ein Löwenzahn auch den Asphaltbelag einer Straße zu sprengen vermag! Eine solche Dynamik und Tatkraft steckt auch in den Löwenzahnmenschen. Sie blühen auf, wenn sie planen, organisieren, Pionierarbeit leisten können. Und sie sind wahre Stehaufmännchen, die auch nach Schicksalsschlägen wieder einen neuen Anfang finden. Die strahlend gelbe Blüte steht für die unverwüstliche Lebensfreude und Willenskraft dieser Menschen, für ihren Mut und für ihre Warmherzigkeit. Aber so wie der Löwenzahn zur Pusteblume wird, so kann auch ein Löwenzahn-Mensch seine Energien leicht verstreuen. Er sollte deshalb darauf achten, gezielt zu arbeiten.

Löwenzahn-Salat – ein Vitamin- und Kraftspender
Auf eine Schüssel (sorgfältig gewaschene) möglichst junge, zarte Blätter kommt eine Mischung aus zwei Eßlöffeln knusprig gebratener Speckwürfel, einer gewürfelten und angeschwitzen Schalotte, zwei hartgekochten und gewürfelten Eiern und frisch gemahlenem Pfeffer.

Die Ringelblume (21. 4.–20. 5.) Wer einmal eine Ringelblume in seinem Garten hatte, weiß um die Beharrlichkeit dieser Pflanzen. So verfolgt auch der Ringelblumen-Mensch sein einmal gesetztes Ziel mit zähem Einsatz. Dabei verliert er seine heitere Lebenseinstellung nicht – bei den Blumen wird diese charakterisiert durch die wunderbaren Sonnenfarben, die von gelb bis orange reichen. Um sich entfalten zu können, braucht der Ringelblumen-Mensch ein gewisses Maß an Sicherheit – in materieller, aber auch in menschlicher Hinsicht. Wenn er einmal Vertrauen gefaßt hat, wird er sich öffnen und seine ganze Warmherzigkeit entfalten. Sonst bleibt er verschlossen, ja stur. Auch Ringelblumen öffnen ja ihre Blüten nicht, wenn Regen zu erwarten ist!

Ringelblumentee – eine entspannende Wohltat
Bei Magen- und Darmerkrankungen sowie bei Monatsschmerzen hilft es, täglich zwei bis drei Tassen Ringelblumentee zu trinken. Einen Teelöffel pro Tasse mit kochendem Wasser übergießen, einige Minuten ziehen lassen – fertig!

Der Huflattich (21. 5.–21. 6.) Die Huflattich-Pflanze blüht, bevor sie Blätter treibt. Einen ähnlichen Vorgang findet man bei den Huflattich-Menschen: Auch sie streben mit ihren Plänen und Träumen immer weit voraus und haben dabei oft noch gar nicht das Fundament vorbereitet, das ihnen die Kraft gibt, ihre Pläne zu verwirklichen. Deshalb verausgaben und überfordern sie sich auch leicht. Andererseits sind aber die Höhen und Tiefen des Lebens eine Notwendigkeit, um ihr Bedürfnis nach Abwechslung ausleben zu können. Schon zeitig im Frühjahr entfaltet der Huflattich seine leuchtend gelben Blüten – genauso können die Huflattich-Menschen geradezu als Trotzreaktion gegen eine eisige Umwelt ihren Charme entfalten.

Huflattich-Gemüse – zur Kräftigung angespannter Nerven
Junge Blätter ohne Stiele kleinschneiden und bei schwacher Hitze in etwas Öl dünsten. Mit Sojasoße und geröstetem Sesamsamen oder mit Edelhefeflocken und saurer Sahne anrichten. Köstlich zu Kartoffel- und Getreidegerichten!

Die Kamille (22. 6.–22. 7.) So wie ein Kamillentee den Leib durchwärmt und entspannt, verstehen es die Kamille-Menschen, um sich herum eine Atmosphäre der Wärme und Behaglichkeit zu schaffen. Diese innerlich zarten und empfindsamen Wesen neigen dazu, sich mit den Sorgen und Problemen der anderen zu belasten und werden dabei nicht selten ausgenutzt. Dabei würden sie selbst ebenfalls Verständnis und Unterstützung brauchen! Die Kamillenpflanze verträgt weder chemische Gifte noch künstliche Düngemittel – ebensowenig vertragen Kamille-Menschen Kritik und Mißgunst. Sie verkümmern dabei. Kommt man jedoch ihrem Bedürfnis nach Zärtlichkeit und Geborgenheit entgegen, ist das Zusammenleben mit ihnen wohltuend und harmonisch wie Kamillenduft.

Kamillenwein – die sanfte Erquickung
50 g Kamillenblüten zehn Tage lang in einem Liter kräftigem Weißwein ziehen lassen. Dann durch Filterpapier abseihen und in eine gut verschließbare Flasche abfüllen. Ein Gläschen als Aperitif vor dem Mahlzeiten trinken.

Das Johanniskraut (23. 7.–23. 8.) Im Johanniskraut, das ja im Höhepunkt des Jahres blüht, ist die ganze Kraft der Sonne eingefangen. Auch die Johanniskraut-Menschen sind geradezu von einem Leuchten umgeben, das sie aus der Menge hervorhebt. Sie sind warmherzig und großzügig, und genauso wie die Pflanze brauchen sie Sonne und Wärme, um sich zu entfalten – das schließt auch die Wärme durch Anerkennung und Bewunderung der Mitmenschen mit ein. Das Johanniskraut wird wegen seiner harten Stengel auch Hartheu genannt. Auch hier findet sich eine Parallele bei den Johanniskraut-Menschen: Sie sind in ihren Ansichten nicht sehr beweglich. Haben sie erst einmal eine Position bezogen, bleiben sie auch dabei.

Johanniskrauttee – für ein sonniges Gemüt
Einen Teelöffel getrocknetes Johanniskraut mit einer Tasse kochendem Wasser übergießen, einige Minuten ziehen lassen. Hiervon bis zu drei Tassen pro Tag trinken. Johanniskraut ist eines unserer wirksamsten natürlichen Antidepressiva. Bereits nach einer Kur von zwei bis drei Wochen wird die gemütsaufhellende Wirkung deutlich spürbar.

Die Wegwarte (24. 8.–23. 9.) Die Blüten der Wegwarte öffnen sich schon sehr früh (zwischen vier und fünf Uhr morgens). Bei den Wegwarte-Menschen spiegelt sich diese Tatsache in ihrem klaren, analytischen Verstand. Dieser läßt sie die Fehler und Schwächen ihrer Mitmenschen sofort entdecken, und sie scheuen sich auch nicht, diese mitzuteilen – was für ihre Mitmenschen natürlich nicht immer erfreulich ist. Der wahre Wunsch der Wegwarten ist es jedoch, den anderen zu helfen, indem sie auf ihre Fehler hinweisen. Die Pflanzen haben tief reichende, bitter schmeckende Wurzeln, die aber von besonderer Heilkraft sind. Die blauen Blüten können nach alter Überlieferung die Seele des Menschen heilen. Vor diesem Heilungsprozeß sind aber Einsicht und Selbsterkenntnis nötig – und die sind eben häufig bitter.

Wein mit Wegwartenblüten – vertreibt jede Melancholie
Je eine Handvoll Wegwartenblüten, Ysop und Zitronenmelisse (möglichst frisch) mischen. Eine Handvoll Rosinen zerkleinern und dazugeben. In ein gut verschließbares Gefäß geben und mit einem Liter süßem Rotwein übergießen. Drei Wochen ziehen lassen, dann abseihen. Täglich ein bis zwei Likörgläser davon trinken.

Die Schafgarbe (24. 9.–23. 10.) »Heil der Welt« nannte man die Schafgarbe früher wegen ihrer vielfältigen Heilwirkung. Auch Schafgarbe-Menschen können überaus heilsam sein – besonders in zwischenmenschlichen Beziehungen. Sie sind nämlich mit ihrem Taktgefühl und Harmoniestreben die geborenen Diplomaten, die immer auf Ausgleich und Harmonie bedacht sind. Ein anderer Beiname der Schafgarbe ist »Augenbraue der Venus«. Venus, die Göttin der Schönheit und der Liebe, hat ihren Schützlingen denn auch besondere Reize mitgegeben. Es gibt wohl kaum einen Schafgarbe-Menschen, der nicht hübsch anzusehen wäre, und unter den Frauen gibt es sogar eine ganze Anzahl wahrer Schönheiten.

Schafgarbe-Erbsen-Süppchen: Kraft und Finesse in einem
Zwei Knoblauchzehen und eine halbe Zwiebel fein hakken, in etwas Butter goldgelb dünsten. Eine Handvoll frische Schafgarbenblätter dazu geben und kurz mitdünsten. 100 g feine grüne Erbsen dazugeben und mit ⅛ l Gemüsebrühe aufgießen. Aufkochen lassen, dann mit dem Mixstab pürieren. Nun eine Handvoll Schafgarbenblätter mit der Gemüsebrühe aufkochen, 15 Minuten ziehen lassen, abseihen. Unter das Püree mischen. Ein Ei, ein Eigelb und etwas Sahne darunter rühren. Sofort servieren.

Der Kalmus (24. 10.–22. 11.) Der Kalmus ist ein starres und aufrechtes Gewächs. So stellen auch Kalmus-Menschen an sich und an andere die höchsten Anforderungen. Sie sind überaus willensstark, und so gelingt es ihnen, ihren eigenen Ansprüchen zu genügen. Kalmus-Menschen sind Kämpfer, sie lieben den Widerstand und suchen geradezu die Opposition. Das Mittelmaß verachten sie, denn für sie gibt es nur das Entweder-Oder. So sind sie einerseits besitzergreifend und eifersüchtig, andererseits aber auch selbstlos und aufopfernd. Der Kalmus ist eine Sumpfpflanze. Kalmus-Menschen sind ebenso tiefgründig und schwer zu durchschauen wie das Moor. In ihnen brodeln Gefühle und Leidenschaften, und sie sind zu tiefen Gefühlserlebnissen fähig.

Kalmustee – ein bitterer Trank, der Leib und Seele wärmt
Einen Teelöffel Kalmuswurzeln fein hacken, mit einer Tasse kaltem Wasser übergießen und zum Kochen bringen. Einige Minuten köcheln lassen, dann abseihen und – wenn erwünscht – mit etwas Honig süßen. Sehr wirksam bei Verdauungsbeschwerden, Blähungen und Appetitlosigkeit.

Die Brennessel (23. 11.–21. 12.) Ebenso wie die Brennnesselpflanzen für ihre brennenden »Stiche« sind die Brennessel-Menschen für ihre Offenheit bekannt. Eine

Offenheit, die für ihre Umgebung mitunter auch schmerzhaft sein kann, denn die Brennessel scheut sich nicht, anderen ihre Meinung schonungslos mitzuteilen. Aber wenn man bedenkt, wie blutreinigend und verdauungsfördernd die Brennesselpflanze auf den menschlichen Organismus wirkt, kann man vielleicht auch die heilsamen Stiche der Brennessel-Menschen akzeptieren. Auch die Schmetterlinge lieben die Brennnessel und können zum Teil ohne sie gar nicht existieren. So sind auch die unternehmungslustigen und vielseitigen Brennessel-Menschen geradezu ein Lebenselixier für alle, die gerne einmal aus dem Alltag ausbrechen und ihren eigenen Weg gehen möchten.

Brennessel-Suppe – köstlich und stärkend
Einen Liter Gemüsebrühe zum Kochen bringen, einige Handvoll junger Brennesseln (oder Brennessel-Spitzen) säubern, zerkleinern und dazu geben. Kurz ziehen lassen, etwas Sahne darunter rühren. Pro Person ein zerteiltes, hart gekochtes Ei in den Suppenteller geben.

Der Beinwell (22. 12.–20. 1.) Der Beinwell wurzelt tief und ist der Erde verwachsen. Auch der Beinwell-Mensch braucht diese Sicherheit – gerade bei anderen Menschen und ihrer Zuneigung. Aber nie würde er das offen zugeben, denn ein Beinwell geizt gewöhnlich mit seinen Gefühlsbezeugungen. So bringen den Beinwell-Menschen weder Niederlagen noch Mißerfolge von seinem Weg ab. Immer wird er pflichtbewußt und gewissenhaft, aber auch strebsam und ehrgeizig seinen Weg gehen.

Beinwellklößchen – gesund und exquisit
200 ml Gemüsebrühe mit etwas Butter, Salz und geriebenem Muskat zum Kochen bringen. Soviel Vollkornmehl einrühren, daß ein Teig entsteht. Die Masse mit einem Holzlöffel zu einem festen Kloß rühren. Etwas

abkühlen lassen, dann vier Eier, zwei Eßlöffel geriebenen Emmentaler Käse und ein Handvoll gehackten Beinwell darunter rühren. Nun einen Liter Gemüsebrühe zum Kochen bringen. Mit dem Teelöffel kleine Klößchen von der Mehlmasse abstechen und diese etwa fünf Minuten in der Brühe ziehen lassen. Die Klößchen in der Gemüsebrühe (eventuell frisches Gemüse dazugeben) oder in einer Spargelcremesuppe servieren.

Die Melisse (21. 1.–19. 2.) So wie die Melisse großzügig ihren Duft verströmt, verteilt auch der Melisse-Mensch seinen Charme, sein Interesse und sein Engagement an alle möglichen Bewegungen und Ideen, die ihm fortschrittlich erscheinen. Er ist ein ruheloser Geist, der eigene Wege geht und nichts von Vorschriften und Reglementierungen, von Tradition und Konvention hält. Dies hat ihm den Ruf des Rebellen eingetragen – was ihn allerdings nicht sonderlich bekümmert, denn er verwirklicht seinen Lebensstil, ohne nach dem Urteil seiner Umwelt zu fragen. Die Melissen-Pflanze ist eine wahre Bienenweide. So liebt auch der Melisse-Mensch Gesellschaften und schart gerne recht viele »Typen« um sich.

Melissentee – beruhigt und stärkt stärkt die Nerven
Einen Teelöffel getrocknete Melisse oder einen Stengel frisches Melissenkraut mit einer Tasse kochendem Wasser übergießen, einige Minuten ziehen lassen. Ein wunderbarer unschädlicher Schlaf- und Beruhigungstee!

Der Wegerich (20. 2.–20. 3.) Der Wegerich ist ein wirklicher Samariter. Ob Husten oder Fußschmerzen – immer ist er den Menschen mit seinen wertvollen, heilsamen Inhaltsstoffen zur Hand. So opfern sich auch die Wegerich-Menschen für andere auf – egal, ob diese es nun verdienen oder nicht. Verzichten und entsagen sind für sie Selbstverständlichkeiten. Bis zur Selbstaufgabe können sie sich Menschen und Situationen anpassen –

dabei entgleiten sie aber mitunter nicht nur den anderen, sondern auch sich selbst. Sie sind empfindlich und verletzlich und eigentlich so gar keine Ellbogen-Typen. Lieber bleiben sie im Hintergrund, dort werden sie allerdings nicht selten unterdrückt.

Wegerich-Süppchen – kräftigt Seele und Leib
Eine Zwiebel fein würfeln und in etwas Öl anschwitzen. Zwei große gewürfelte Kartoffeln dazu geben, mit einem Liter Gemüsebrühe aufgießen. Ein Lorbeerblatt dazugeben und das Ganze zum Kochen bringen. Zehn Minuten köcheln lassen, dann zwei Handvoll gewaschene und klein geschnittene Breit- und Spitzwegerichblätter dazugeben. Einige Minuten ziehen lassen, mit Salz, Pfeffer und Knoblauchpulver abschmecken. Mit gerösteten Brotwürfeln servieren.

Die Kräuter von A bis Z

Beschreibung und Wirkung

Vier Punkte zur Beachtung

Punkt eins:

Natürlich kann man mit Heiltees und Heilbädern leichtere Erkrankungen und Unpäßlichkeiten selbst kurieren – aber bei länger andauernden Beschwerden, bei Schmerzen und in jedem Zweifelsfall sollte man unbedingt den Arzt aufsuchen.

Punkt zwei:

Natürlich kann man Heilpflanzen selbst sammeln – aber viele Pflanzen sind geschützt, und oft sind Wegränder, Wiesen und andere Fundorte durch Dünger oder Insektizide vergiftet. Deshalb sollte man im Zweifelsfall die benötigten Pflanzendrogen in der Apotheke kaufen. Alle genannten Pflanzen sind dort in bester Qualität erhältlich.

Punkt drei:

Natürlich kann man Heilpflanzen zu Hause aufbewahren (sie mögen einen kühlen, luftigen, dunklen Ort) – aber ihre Wirksamkeit läßt mit längerer Lagerzeit nach. Deshalb sollte man Heilpflanzen nicht länger als ein Jahr aufheben.

Punkt vier:

Natürlich sind Heiltees gesund – aber sie enthalten oft hochwirksame Inhaltsstoffe, die auf die Dauer unverträglich sind. Oder sie verlieren bei ständiger Einnahme ihre Wirksamkeit. Deshalb sollte man den jeweiligen Tee nach zwei bis drei Wochen wechseln. Übrigens kann man die verschiedenen Pflanzen auch sehr gut mischen! Welche Kräuter zueinander passen, das erfahren Sie im Kapitel „Welche Heilpflanzen für welche Krankheit?“ (S. 345 ff.).

Alant *Inula helenium*

Glockenwurzel, Helenenkraut

Der echte Alant kommt ursprünglich aus der Mongolei und gelangte von dort nach Mitteleuropa; die Pflanze ist bei uns meist nur in kultiviertem Zustand anzutreffen. Einen guten Ruf als Heilpflanze genoß sie schon bei den alten Griechen (*helenium* = griechisch). Die Römer schätzten den Alant als Magenmittel. Schon Plinius d. Ä. (um 23 v. Chr.–79 n. Chr.) äußerte sich mit lobenden Worten über diese Pflanze, und im Mittelalter spielte der Alantwein eine große Rolle.

Die Hauptwirkstoffe dieser Pflanze sind Inulin und ätherische Öle, beide im Wurzelstock gespeichert. Mancherorts wird der gesüßte Wurzelstock roh gegessen.

Zur Teezubereitung wird ein halber Teelöffel der feingeschnittenen, getrockneten oder frischen Wurzel mit heißem Wasser aufgegossen; mit Honig verrührt hilft das Getränk bei Bronchitis.

Der Alantwein, ebenfalls aus der Wurzel zubereitet, ist bei Gastritis zu empfehlen; er soll auch vor einer Frühgeburt schützen. Bei Koliken hilft eine Tinktur aus Alantwurzel, Anissamen, Wermut, Tausendgüldenkraut und Rosinen, in Branntwein 14 Tage lang bei Zimmertemperatur stehenlassen. Gegen Würmer gibt es mittlerweile bessere Mittel.

Äußerlich angewendet, hilft eine Abkochung bei verschiedenen Hauterkrankungen, beispielsweise Ekzemen. Die in kleine Stücke geschnittene Wurzel soll an der Sonne getrocknet werden.

Vorkommen:	in Südeuropa wild, in Mitteleuropa als Kulturpflanze.
Beschreibung:	*Höhe* bis 150 cm; aufrechter, dicker, runder *Stengel;* eiförmige längliche Blätter, an der Unterseite filzig, grundständige *Blätter* mit Stiel; gelbe große *Blütenköpfe* mit Hüllblättern; bräunliche *Früchte* mit rotem Haarkranz; dicke *Wurzel*
Offizinelle Teile:	Wurzel
Wirkstoffe:	Inulin, Pectin, Alantöl
Blütezeit:	Juli/August
Sammelzeit:	*Wurzeln:* November
Eigenschaften:	schleimlösend, entzündungshemmend, verdauungsfördernd, cholagogisch (Gallesaft treibend)
Med. Anwendung:	*Tee* bei Katarrh und Bronchitis, *Wein* bei Magenentzündungen, *Tinktur* bei Verdauungsbeschwerden, Koliken
Dosierung und Zubereitung:	*Tee:* 1 g Wurzel = 1/2 TL auf 1/2 Tasse Wasser; alle 2 Stunden 1 Tasse trinken; Tageshöchstdosis 3 EL *Wein:* 15 g Wurzeln auf 1 l Wein; kurz aufkochen und vor den Mahlzeiten 3 Schnapsgläser zu sich nehmen

Tinktur: mehrmals täglich teelöffelweise
Abkochung: 1 EL auf 1/2 l Wasser.

VORSICHT! Überdosierungen vermeiden! Bei äußerlicher Anwendung sind Allergien nicht auszuschließen.

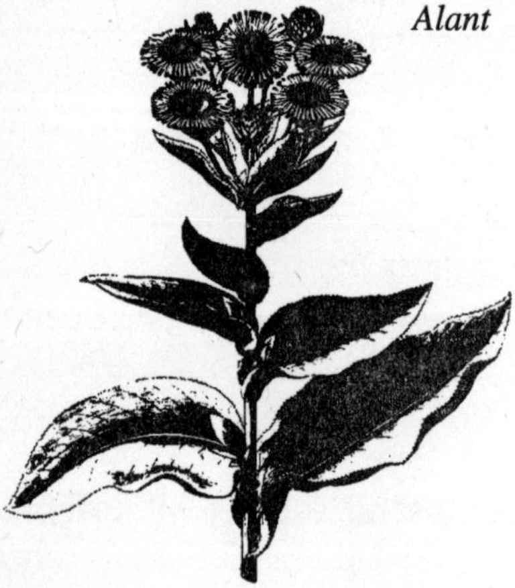

Alant

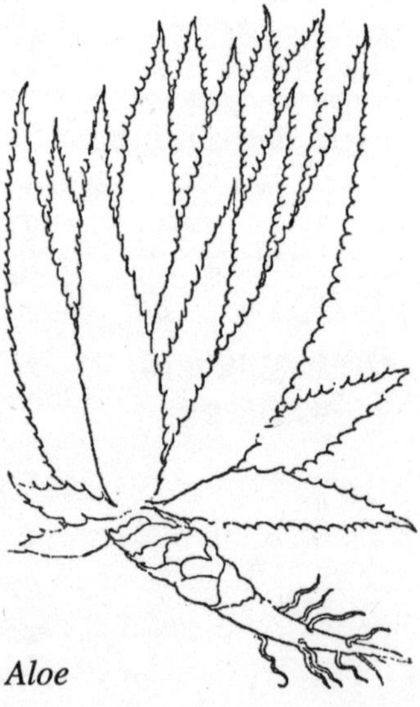

Aloe

Aloe *Aloe ferox*

Kap-Aloe

Die Aloe gehört zur Familie der Liliengewächse. Ein anderer Name für diese Pflanze ist Kap-Aloe. Dies sagt uns, wo die Pflanze zu Hause ist: Im Kap-Land (Südafrika) und auf den Antillen, aber auch in Mittelamerika gedeiht sie. Die Aloe kann bis zu 4 m hoch werden; die Blätter erreichen eine Länge von 80 cm. Sie haben eine fleischige Konsistenz, sind schalenförmig und an der Außenseite mit Dornen besetzt.

Die meisten Heilkräfte der Aloe stecken im Saft der Blätter. Durch längeres Kochen kann man ein Konzentrat gewinnen, das dann abgekühlt eine dunkle, harte, glänzende, bitter schmeckende Substanz ergibt. Hauptwirkstoff ist das Aloin; bei Spaltung werden Zucker und Emodin freigesetzt.

Am häufigsten wird die Aloe bei chronischer Verstopfung eingenommen. Außerdem hilft sie bei Verdauungsschwäche, mangelnder Gallebildung und hartnäckiger Entzündung im Magen-Darm-Trakt.

Man sollte jeweils vor dem Schlafengehen bis zu 0,3 g Aloe, beispielsweise in Pillenform, einnehmen. Entwickelt wurden diese Pillen übrigens, die außerdem noch Rhabarber, Kalmus und Wacholder enthalten, von niemand Geringerem als Pfarrer Kneipp. Wenn bei chronischer Verstopfung allerdings nach Wochen keine deutliche Besserung eintritt, so ist unbedingt ein Arztbesuch nötig. Es gilt dann, der Ursache auf den Grund zu gehen.

Vorsicht: Bei Hämorrhoiden und Genitalblutungen vor der Anwendung den Arzt fragen. – Eine Überdosierung kann Nierenschäden verursachen; die Einnahme ist während der Schwangerschaft und Stillzeit verboten. Nie langfristig anwenden!

Vorkommen:	Südafrika, Mittelamerika
Beschreibung:	gedrungenes Aussehen
Offizinelle Teile:	eingedickter Milchsaft der Blätter
Wirkstoffe:	Bitterstoffe, Harze, Aloine, Glykoside
Blütezeit:	Januar bis April
Sammelzeit:	Aloepräparate soll man fertig in der Apotheke kaufen
Eigenschaften:	Verstopfung lösend, verdauungsfördernd, narbenbildend
Med. Anwendung:	*innerliche Anwendung:* bei Verstopfung, bei mangelnder Gallebildung *äußerliche Anwendung:* bei schlechter Wundheilung; als Augenwasser bei Entzündung der Bindehaut
Dosierung und Zubereitung:	*innerliche Anwendung:* am besten im Form der bekannten Kneipp-Pillen (Dosierung nach Beipackzettel). Bei Anämie kleinere Dosen (durchschnittlich 0,3 g) *Absud:* 1/2 Blatt abkochen; täglich 1 kleine Tasse trinken *äußerliche Anwendung:* 1 Messerspitze Pulver auf 250 ml heißes Wasser; kräftig durchschütteln, Augen ca. 4 mal täglich hierin waschen.

Alraune *Mandragora officinalis*

Siehe Seite 28

Andorn *Marrubium vulgare*

Berghopfen, Helfkraut

Die Heimat des Andorns ist das Mittelmeergebiet. Bei uns wächst er nur in warmen, trockenen Landstrichen.

Bereits die alten Ägypter schätzten ihn bei Erkrankungen der Atemwege und als Gegengift. Die Germanen betrachteten dieses Kraut als hexenabwehrend.

Der Name leitet sich aus dem Hebräischen ab und bedeutet soviel wie bitterer Saft. Und in der Tat muß der Andorntee wegen der Bitterkeit mit Honig oder Zucker gesüßt werden.

Der Bitterstoff Marrubiin hat jedenfalls eine sekretionsfördernde Wirkung. Er wird deshalb gerne bei Schleimverhaltungen angewendet. Gegen Würmer helfen chemische Medikamente besser. Trotz gegenteiliger Behauptungen ist bei schwierigem Urinieren (Prostatahypertrophie) unbedingt ein Facharzt (Urologe) aufzusuchen. Dasselbe gilt bei Nierensteinen; denn es ist sehr zweifelhaft, ob Andorn den Nieren- oder Blasenstein besser löst als moderne technische Verfahren (z. B. Steinzertrümmerung).

Andorn, in Wein und Honig gekocht, wird bei unregelmäßiger Periode empfohlen. In Salbenform soll er die Milchsekretion fördern. Frische Blätter, mit Bienenhonig vermischt, sollen als Auflage bei Entzündungen Wunder wirken.

Nach dem Sammeln muß Andorn im Dunkeln getrocknet werden.

Vorkommen:	Schutthalden, Wegränder, Mauern, Ödland
Beschreibung:	*Höhe* bis 60 cm; vierkantiger, teils stark verästelter, filzig behaarter *Stengel*; *Blätter:* grau, wollig, dick, runzelig, rund, gestielt; *Blüten:* weiß, kugelig, in Blatt-Achsen; stacheliger *Kelch* mit gekrümmten Zähnen
Offizinelle Teile:	blühende Sproßspitzen
Wirkstoffe:	Bitterstoffe, ätherische Öle, Saponine, Glykoside, Kalium, Calcium
Blütezeit:	Juni bis August
Sammelzeit:	Juli/August
Eigenschaften:	Verdauungssäfte stimulierend, die Menstruation regulierend, schleimlösend
Med. Anwendung:	*Tee* bei Leber-, Milz-, Lungen- und Nervenleiden, Anämie *Wein* bei Menstruationsbeschwerden *äußerliche Anwendung:* *Absud* bei Hautkrankheiten, Entzündungen *Salbe* zur Förderung der Milchsekretion
Dosierung und Zubereitung:	*Tee:* 1 g = 1 TL auf 1 Tasse Wasser und bis zu 3 Tassen täglich trinken

Wein: 15 g auf 1/2 l
Absud: 35 g Sproßspitzen auf 1 l kochendes Wasser, 10 min ziehen lassen, abseihen
Salbe: fein zerriebenes Kraut einer Trägersubstanz (z. B. Vaseline) beimengen.

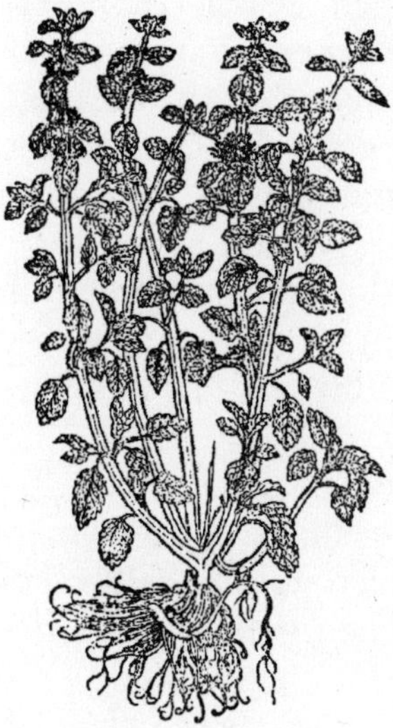

Andorn

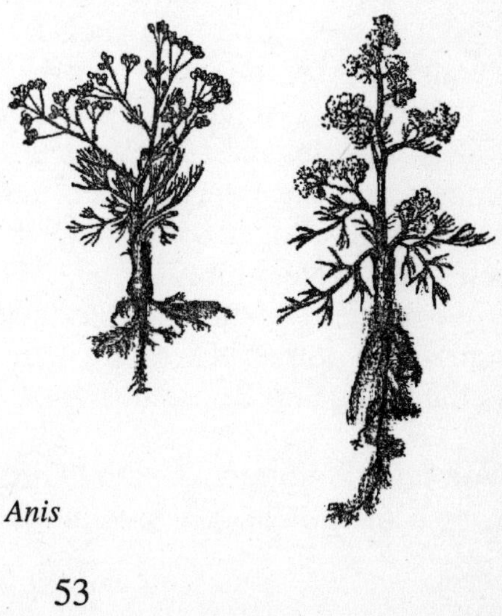

Anis

Anis *Pimpinella anisum*

Runder Fenchel

Der Anis gehört zur Familie der Doldenblütler. Seine ursprüngliche Heimat ist unbekannt. Er wird gegenwärtig hauptsächlich im Mittelmeergebiet kultiviert; in nördlichen Zonen wächst er nur an sonnigen, geschützten Stellen. Der bis zu 50 cm hohe Stengel erhebt sich aus einer Blattrosette; die basalen, bodenständigen Blätter sind breit und wenig gefiedert; die weiter oben stehenden Blätter sind dagegen tief eingeschnitten und schmal. Der Anis blüht in angenehm duftenden weißen Dolden.

Seine Heilkräfte sind seit dem Altertum bekannt. Der griechische Philosoph Pythagoras (um 570–480 v. Chr.) sowie der Arzt Hippokrates (um 460–370 v. Chr.) empfahlen ihren Schülern diese Pflanze.

Aus den Samen, die reich an ätherischen Ölen und Eiweiß sind, wird die Anisessenz gewonnen, die gewissen Aperitif-Sorten einen eigentümlichen Geschmack verleiht. Leider enthält diese Essenz auch gefährliche Giftstoffe, deren Wirksamkeit sich bei Lichteinwirkung verstärkt. Diese Stoffe sind auch Bestandteile des in Verruf geratenen Absinth.

Wohldosiert ist der Anis aber ein ausgezeichnetes Heilmittel. Er erleichtert die Verdauung, regt den Appetit an, lindert nervöse Beschwerden und macht die Atemwege frei. Darüber hinaus sind seine ätherischen Öle Bestandteil vieler Arzneimittel.

Wegen der Gefahr der Überdosierung ist Vorsicht geboten. Nach kurzer Erregung kann es nämlich zu Muskellähmung und Bewußtlosigkeit kommen.

Vorsicht: Anisessenz enthält Giftstoffe; genau auf Dosierung achten! Allergien sind möglich.

Vorkommen:	in Südeuropa und Südwestasien
Beschreibung:	Doldenblütler, einjährig; *Blüte:* weiße Dolden
Offizinelle Teile:	reife Früchte
Wirkstoffe:	ätherische Öle, Eiweiße, Cholin
Blütezeit:	Juli/August
Sammelzeit:	Juli bis September
Eigenschaften:	die Verdauung fördernd, die Nervosität bekämpfend, krampflösend, schleimlösend, stimulierend
Med. Anwendung:	*Anisöl* bei Lungenverschleimung, Husten, Krämpfen, Verdauungsschwäche, Blähungen, schlechtem Schlaf, Appetitmangel *Anisöl* (mit Bibernellentinktur) bei trockenem Reizhusten *Pulver* – unter Mohrrüben gemischt – bei Wurmbefall *Tee:* bei Verstopfung, Magen- und Darmbeschwerden
Dosierung und Zubereitung:	*Öl:* tropfenweise in heißem Wasser aufgelöst *Anisöl und Bibernellentinktur:* Mischung 1:100; hiervon 2mal täglich 20 Tropfen nehmen *Tee:* 2 g = 1 TL auf 1 Tasse Wasser; kurz aufkochen, 10 min ziehen lassen; je 1 Tasse nach den Mahlzeiten.

Apfelbaum *Malus*

Apfelbaum

Den Apfelbaum kennt jedes Kind. Er gehört zu den Rosengewächsen. In der Ukraine wurde er seit altersher kultiviert. Von wo er aber eigentlich stammt, weiß kein Gelehrter so ganz genau. Aufgrund von Züchtungen gibt es gegenwärtig etwa 1600 verschiedene Kulturapfelsorten mit teils fremdländischen Namen (Golden Delicious, Jonathan . . .), die aus den wild vorkommenden Apfelarten (*Malus pumila, Malus communis*) gewonnen wurden. Als Flachwurzler liebt der Apfelbaum humusreichen, durchlässigen, aber ausreichend feuchten Boden. Extreme Nässe oder Trockenheit verträgt er nicht.

So bekannt die Nutzpflanze Apfelbaum ist, so verkannt ist oft die Heilpflanze Apfelbaum. Am besten wirken in medizinischer Hinsicht die lange lagerfähigen Winteräpfel; hier wiederum ist die Schale besonders heilkräftig. Der Saft wird gerne bei Durchfall gegeben. Die Phosphorsäure liegt beim Apfel in leicht spaltbaren Verbindungen vor, deshalb ist er bei Kindern, die Durchfall haben, vorzüglich wirksam. Die Teezubereitung ist ganz einfach: Apfelschalen und Melissenblätter mit heißem Wasser aufgießen und fünf Minuten ziehen lassen; anschließend nachsüßen. Auflagen aus frischen Schalen verhindern eine vorzeitige Alterung der Haut.

Wenn man den Apfel nach dem Aufschneiden liegen läßt, verfärbt er sich braun; dies tut der Heilwirkung keinen Abbruch.

Vorkommen: Mitteleuropa, Asien; meist kultiviert

Beschreibung: Hochstamm, Halbstamm oder Buschform; Höhe bis 5 m; jedes *Fruchtblatt* bildet einen Balg; sie bilden außerdem das *Kerngehäuse* mit den *Samen* und liefern den fleischigen Teil; *Apfelstiel:* verholzter Blütenstiel

Offizinelle Teile: Früchte

Wirkstoffe: Apfelsäure, Zucker, Gerbstoffe, Pectin, Vitamin A, B1, B6, C, E, Phosphorsäure

Blütezeit: Frühjahr

Sammelzeit: das ganze Jahr (je nach Sorte)

Eigenschaften: stopfend, appetitfördernd, blutreinigend, fiebersenkend, harntreibend, erfrischend

Med. Anwendung: *Tee* bei Fieber, Nervenschwäche, Steinleiden, Herzinsuffizienz, Fettsucht, Anämie
Frucht bei Verdauungsstörungen, schlechtem Schlaf
Saft gegen Durchfall
Schalenauflagen bei vorzeitiger Hautalterung
Most bei Kältegefühl, Angina, Verstopfung
Mostumschläge bei Halsschmerzen

Dosierung und Zubereitung: bei Durchfall geschälte und zerriebene Äpfel nach Belieben verzehren.

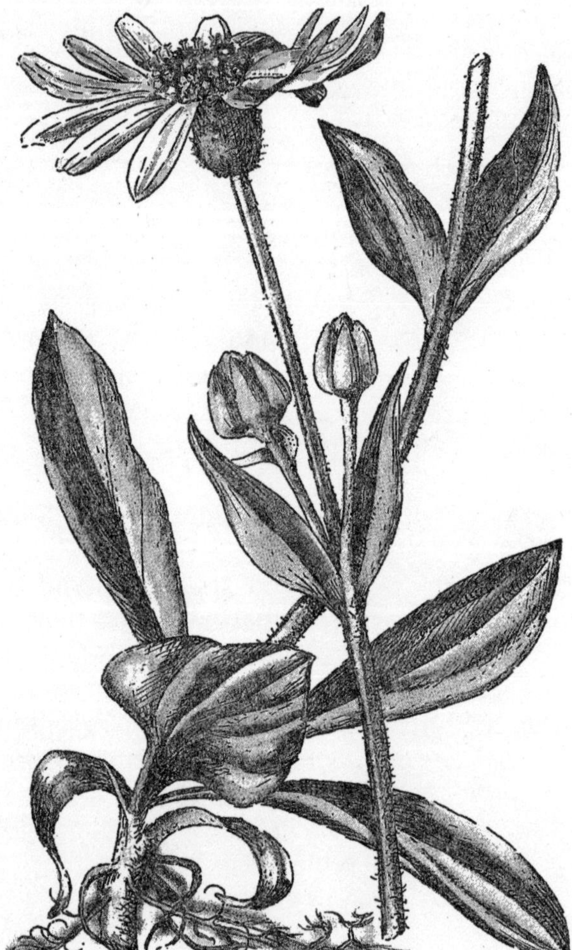

Arnika

Arnika *Arnica montana*

Kraftwurz, Bergwohlverleih

Arnika hat viele volkstümliche Bezeichnungen. Auf Heilkraft und Aussehen verweisen die Namen Fallkraut, Wundkraut, Feuerblume, Mutterblume und Ochsenauge.

Die Pflanze darf innerlich (z. B. bei Kreislaufstörungen) nur mit großer Vorsicht angewendet werden. Sie wirkt hingegen gut bei Verengung der Herzkranzgefäße (Angina pectoris). Aber auch bei diesem Leiden gilt: vorher den Arzt aufsuchen. Bei schwachem Magen (Gastritis) ist Arnika kontraindiziert. Überdosierungs- und Vergiftungserscheinungen sind Benommenheit, Schwindel, Anzeichen von Atemnot und Herzjagen, in schweren Fällen kann es zum Herzkreislaufstillstand kommen.

Das ätherische Öl dieser Pflanze, das Arnicin, ist stark hautreizend; Einreibungen dürfen deshalb nur verdünnt – im Verhältnis 1:2 mit abgekochtem Wasser – vorgenommen werden. Um Hautschäden zu vermeiden, sollte die entsprechende Stelle mehrmals täglich mit einer fettenden Creme zusätzlich behandelt werden.

Arnika galt früher als Aphrodisiakum und wird erst seit dem 15. Jh. als Heilpflanze verwendet. Blüten und Wurzeln haben einen stark aromatischen Geruch, aber einen bitteren Geschmack. Salben und Tinkturen kauft man am besten fertig in der Apotheke.

Der Wurzelstock muß rasch getrocknet werden. Die Blüten sind vor der Verwendung immer auf die (giftigen) Larven der Arnikafliege zu untersuchen.

Vorkommen: in ganz Europa; torfige und feuchte Wiesen; Waldlichtungen; Almen

Beschreibung: 30–60 cm hoher *Stengel,* aufrecht, behaart; *Blätter:* fünfnervig, zungenförmig, bodenständige Blattrosette, zuweilen in halber Höhe ein gegenständiges Blattpaar; *Blüte:* sonnengelb, würzig duftend, waagrechte *Wurzel*, Nebenwurzeln

Offizinelle Teile: Blüten ohne Kelche, Wurzelstock

Wirkstoffe: ätherische Öle (Arnicin), Gerbstoffe, Flavone, Kieselsäure

Blütezeit: Juni bis August

Sammelzeit: *Blüten:* Juni; *Wurzeln:* Frühjahr oder Herbst

Eigenschaften: adstringierend, fördert die Wundheilung, antiphlogistisch, herz- und kreislaufwirksam

Med. Anwendung: *Tee* bei Herzleiden*
Einreiben bei Rheuma und Muskelschmerzen
Umschläge bei Entzündungen und Blutergüssen
Gurgeln bei Entzündungen im Mundbereich
Bäder bei Quetschungen, Verstauchungen, Gicht und Gelenkversteifungen

Dosierung und Zubereitung:

Tee: 0,5 g = 1 TL Blüten auf 1 Tasse Wasser, aufkochen und 5 min ziehen lassen
Gurgelflüssigkeit: 10–20 Tropfen der Tinktur auf 1 Glas Wasser
Äußerliche Anwendung: 1 Teil Arnikatinktur auf 2 Teile Wasser verdünnen; besser noch 1 TL auf 1/4 l Wasser geben
Bäder: 1 kleine Handvoll Arnikablüten mit 1/4 l kochendem Wasser übergießen, abkühlen lassen und abseihen; die verletzte Stelle in der Flüssigkeit baden

VORSICHT!

*Bei innerlicher Anwendung ist größte Vorsicht geboten!

Augentrost *Euphrasia officinalis*

Augenkraut, Augustinuskraut

Der Augentrost gehört zur Familie der Rachenblütler. Die Pflanze kommt in Mittel- und Südeuropa vor. Sie ist ein Halbschmarotzer, der zwar selbst Blattgrün besitzt, aber auch auf Kosten anderer Pflanzen lebt. Die Wurzeln haften mit Saugorganen an den Wurzeln benachbarter Wirtspflanzen. Vom Augentrost gibt es sehr viele Unterarten, die nach Blütengröße, Drüsenhaaren und Verzweigungen des Stengels unterschieden werden können.

Der Augentrost war bereits im 12. Jh. als Heilpflanze bekannt. Gegen Gelbsucht wurde er vier Jahrhunderte später empfohlen. Pfarrer Sebastian Kneipp (1821–1897) schätzte ihn als magenstärkendes Bittermittel.

Der ursprüngliche griechische Name bedeutet Frohsinn; die deutsche Bezeichnung weist auf die Bedeutung der Pflanze bei Augenleiden hin. Vom wissenschaftlichen Standpunkt aus ist diese Wirkung allerdings nicht geklärt.

Abends vor dem Schlafengehen kann man sich ein in Tee getauchtes Leinenläppchen auf die Augen legen, und zwar so lange, bis es von selber getrocknet ist. Bei empfindlichen Augen soll der Tee vorher noch verdünnt werden. Ein weiteres wichtiges Anwendungsgebiet sind Entzündungen des Magen-Darm-Traktes.

Das Kraut muß rasch getrocknet, der Tee täglich frisch angesetzt werden.

Vorkommen: Europa, Asien; Weiden, Wiesen, Höhenlagen

Beschreibung: *Höhe* bis 30 cm; *Stengel* verzweigt; *Blätter:* stiellos, graugrün, gegenständig, eiförmig, gezähnt; *Blüten:* weiß mit gelbem Rachen und violetten Ausläufern in beblätterter Traube, zweilippige *Krone; Wurzeln* mit Saugköpfen; *Geschmack:* bitter

Offizinelle Teile: blühendes Kraut

Wirkstoffe: Aucubin, ätherische Öle, Bitterstoffe

Blütezeit: Juli bis September

Sammelzeit: Juli bis September

Eigenschaften: adstringierend, schmerzlindernd

Med. Anwendung: *Tee* bei Gastritis, Verdauungsschwäche, Katarrh
äußerliche Anwendung:
bei Augenentzündungen, Nasenspülung bei Schnupfen, *Gurgeln* bei Halsentzündungen

Dosierung und Zubereitung: *Tee:* 1 TL getrocknetes Kraut auf 1 Tasse Wasser, kurz aufkochen; täglich höchstens 2 Tassen nehmen
Umschläge und *Spülungen*: verdünnter Tee (1:2), bis zu 3mal täglich

VORSICHT! Eine Überdosierung ist zu vermeiden. Bei Kindern ist Augentrost ungeeignet.

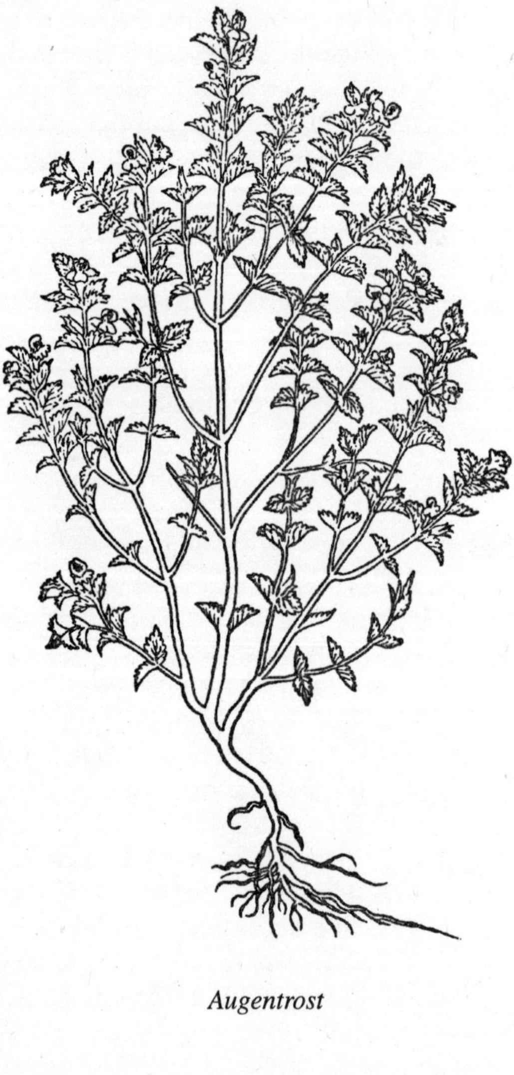

Augentrost

Baldrian *Valeriana officinalis*

Katzenkraut

Der eigenartige Geruch dieser Pflanze zieht Katzen an, deshalb auch der volkstümliche Name Katzenkraut.

Der Baldrian wurde bereits im 9. Jh. vor Christus erwähnt. Die heilige Hildegard von Bingen (1098–1179) schätzte ihn als Mittel gegen Gicht und Seitenstechen. Im Mittelalter wurden mit dieser Pflanze auch Hexen und Dämonen abgewehrt. Erst Christoph Wilhelm Hufeland (1762–1836) erkannte die beruhigende und nervenstärkende Wirkung des Baldrians. Weltbekannt ist der Beruhigungstee nach dem Rezept von Pfarrer Kneipp: je 20 g Baldrianwurzel, Nelkenwurzel, Pfefferminze und Orangenblätter. Die Eingeborenen in Mittelamerika nehmen eine Baldrianart, um das Hungergefühl zu unterdrücken.

Die beruhigende Wirkung der Baldrianwurzel erklärt sich aus dem Gehalt an Alkaloiden, die teils direkt die Großhirnrinde, teils das vegetative Nervensystem beeinflussen. Bei Schlafstörungen soll es nichts Besseres geben. Daneben wird Baldrian auch als Appetitzügler eingesetzt. Bei Atembeschwerden soll Baldrianpulver mit Fenchel und Zucker eingenommen werden.

Die Wurzel soll nach der Ernte sofort gereinigt und an der Luft getrocknet werden.

Vorkommen:	feuchte Gegenden, Wiesen, Wälder, Felsen
Beschreibung:	*Höhe:* 70–150 cm; *Stengel:* gerade, hohl, gerieft, wenig verzweigt; *Blätter:* gegenständig, mit 5–20 Fiedern; *Blüten:* hellrot in Doldenrispen, fünflappig; *Wurzel:* kurz, walzenförmig
Offizinelle Teile:	Wurzel
Wirkstoffe:	Isovaleriansäure, Ester, Glykoside, Gerb- und Schleimstoffe, Lipasen, ätherische Öle
Blütezeit:	Juni bis August
Sammelzeit:	September/Oktober
Eigenschaften:	beruhigend, krampflösend
Med. Anwendung:	*Tee* bei Schlafstörungen, Migräne, Depressionen, psychischen Störungen, Durchfällen, Darmkrämpfen, Beschwerden in den Wechseljahren *Kompressen* bei müden Augen *Vollbad* bei Nervosität
Dosierung und Zubereitung:	*Tee:* 2 g = 1 TL auf 1 Tasse Wasser, kurz aufkochen und 10–15 Minuten ziehen lassen, abseihen, und 1 Tasse täglich trinken *Tinktur:* 20 g Wurzeln auf 100 ml Alkohol; 1 TL hiervon auf 1 Glas Wasser verdünnen – 2mal täglich

Vollbad: 100 g Wurzeln oder 250 g Tinktur für 1 Vollbad nehmen oder *Kaltauszug:* 100 g Baldrian in 1 l kaltem Wasser 12–24 Stunden ziehen lassen, abseihen und dem Badewasser zusetzen

VORSICHT! Vor Darmeinlauf bei Verdauungsbeschwerden den Arzt fragen; Überdosierung bereitet Kopfschmerzen und Übelkeit.

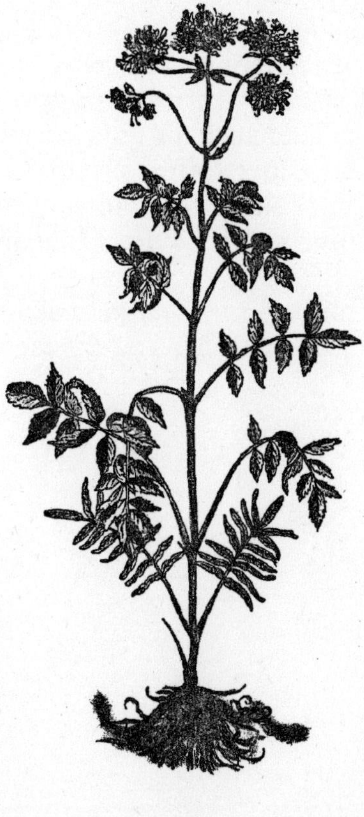

Baldrian

Beifuß *Artemisia vulgaris*

Besenkraut, Wilder Wermut

Der Beifuß ist eine Gewürz- und Heilpflanze und gehört zur Familie der Korbblütler. Die Pflanze kommt wild vor, wird aber auch oft angebaut; sie ist in Europa und Nordamerika heimisch. Wegen ihres Geruches wird sie Wilder Wermut genannt. Im Gegensatz zum echten Wermut sind die Blätter nur unten weißlich behaart.

Im Mittelalter wurden die Blüten als Gewürz verwendet, und unter fette Speisen, beispielsweise Schweinebraten, mischt man Beifuß, da er durch seine galletreibende Wirkung die Verdauung unterstützt. Früher glaubte man, daß die Pflanze, in den Schuhen getragen, der Müdigkeit vorbeugt. Der Gattungsname *Artemisia* geht auf die Göttin Artemis zurück; daher auch die gute Wirkung bei Frauenleiden. Wegen des Bitterstoffes verordnete ihn die Volksmedizin früherer Zeiten zusammen mit Rainfarn bei Wurmbefall. Beifuß soll auch den Mottenbefall der Kleider verhindern.

Die Wurzeln müssen im Ofen getrocknet werden; eine lichtgeschützte Lagerung des gewonnenen Pulvers empfiehlt sich.

Vorkommen:	Bahndämme, Zäune, Hecken, angebaut in Gärten
Beschreibung:	*Höhe:* 150 cm hohe Staude; *Blätter:* dreifach gefiedert, Oberseite graugrün, Unterseite filzig weiß; *Blüten:* gelblich, filzig, aromatisch duftend; holziger *Wurzelstock*
Offizinelle Teile:	Blätter, Wurzeln, Blüten als Gewürz
Wirkstoffe:	Bitterstoffe, ätherische Öle, Inulin, Vitamine A, B, C
Blütezeit:	Juli/August
Sammelzeit:	*Kraut:* Juli, August; *Wurzeln:* Oktober
Eigenschaften:	galletreibend, fiebersenkend, krampflösend
Med. Anwendung:	*Tee* und *Tinktur* bei allgemeiner Schwäche, Verdauungsstörungen, Menstruationsbeschwerden, Anämie *äußerliche Anwendung:* bei Rheumatismus, Blutergüssen *Wein* bei Appetitlosigkeit
Dosierung und Zubereitung:	*Tee:* 3 g auf 1 Tasse heißes Wasser; 5 min ziehen lassen und 2 Tassen täglich trinken *Tinktur:* 20 g auf 100 ml Alkohol *Wein:* 50 g auf 1 l (Bedarf für 1 Monat), davon 1 Glas vor jeder Mahlzeit

VORSICHT! Überdosierung kann zu Vergiftungserscheinungen führen. Darüber hinaus wirkt der Blütenstaub als Allergen. Während der Schwangerschaft sollte Beifuß nicht angewendet werden.

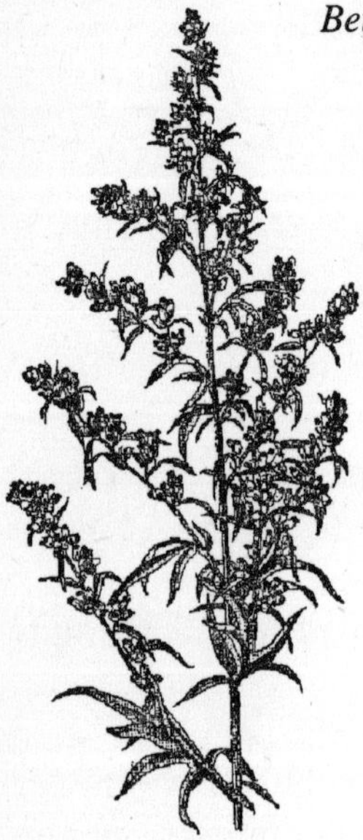

Beifuß

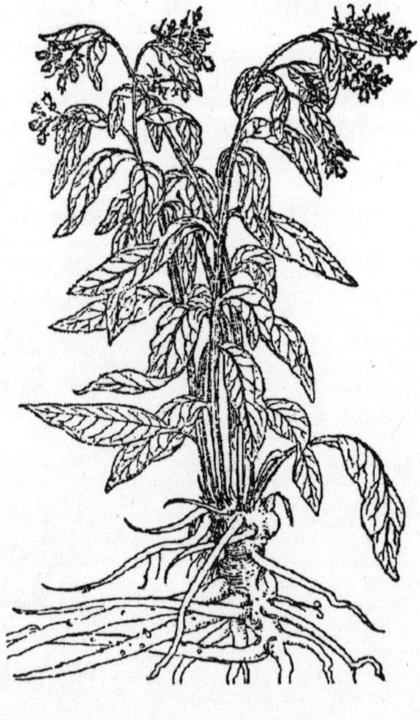

Beinwurz

Beinwurz *Symphytum officinale*

Beinwell, Schwarzwurz

Entlang von Flüssen und in sumpfigen Gebieten fällt der Beinwurz durch den rauhen, kantigen Stengel und die großen, hängenden Blätter auf. Er ist ein Tiefwurzler und läßt sich kaum ausrotten.

Schon die alten Römer wußten um die Heilkraft dieser Pflanze aus der Familie der Borretschgewächse. Bei Knochenbrüchen, Blutergüssen und Quetschungen empfahl der Militärarzt Glaukus eine Wurzelbreiauflage. Auch der volkstümliche Name Beinwell besagt, daß diese Pflanze die Knochen schneller heilen läßt.

Ein Pflaster, hergestellt aus Beinwellwurzeln, eignet sich gut in der Nachsorge von Frakturen. Dieselbe Bedeutung hat der griechische Wortstamm des lateinischen Gattungsnamens: *symphyein* = zusammenwachsen.

Die Blätter liefern im Frühjahr einen gesunden Salat. Bei Magengeschwüren wurde früher ein Tee empfohlen, der zu gleichen Teilen aus Beinwell, Ringelblume und Vogelknöterich besteht. Gegen Fieber soll halbstündlich ein Eßlöffel Wurzeltee helfen.

Die Pflanze enthält einige giftige, das zentrale Nervensystem lähmende Stoffe. Deshalb ist vor übermäßigem Genuß zu warnen. Auch wenn – wie in einigen Gegenden – die Blätter in Teig gebacken werden: die Giftstoffe werden dadurch nicht zerstört. Darum sollte man von der innerlichen Verwendung möglichst ganz absehen.

Vorkommen:	nasse Wiesen, entlang von Gewässern; in ganz Europa
Beschreibung:	*Höhe:* bis 80 cm, vierkantiger, behaarter *Stengel*; *Blätter:* groß, behaart, lanzettförmig; *Blüten:* glockenförmig, schmutzig weißrot, in Trauben in den Blatt-Achseln; dicke *Wurzeln*, außen schwarz, innen schleimig weiß
Offizinelle Teile:	Blätter, Wurzeln
Wirkstoffe:	Asparagin, Allantoin, Kieselsäure, Schleimstoffe, Gerbstoffe, ätherische Öle
Blütezeit:	Sommer
Sammelzeit:	Blütezeit
Eigenschaften:	entzündungshemmend, lytisch, hustenbekämpfend, wundheilungsfördernd
Med. Anwendung:	*Auflage* mit abgebrühten Blättern bei schwachen Gliedern, Osteomyelitis, Blutergüssen, Sehnenscheidenentzündungen *Salbe* bei Quetschungen, *Pflaster* bei Knochenbrüchen, Thrombosen
Dosierung und Zubereitung:	*Umschläge:* 3 EL Wurzelpulver mit wenig Wasser verrühren, aufkochen und dann auflegen *Pflaster/Salbe* aus der Apotheke.

Berberitze *Berberis vulgaris*

Sauerdorn, Essigdorn

Die Berberitze ist nicht nur in Europa, sondern auch in den USA in wilder Form anzutreffen. Die länglichen Blätter treten jeweils in Büscheln aus den Achseln eines Dornentrios hervor. Aus den kräftig-gelben Blüten werden im Frühherbst die knallroten, säuerlich schmeckenden Beeren. Aus dem vitaminreichen Beerensaft läßt sich eine wertvolle Limonade bereiten.

Leider ist die Berberitze der Zwischenwirt des Getreiderostes, einer für das Getreide tödlichen Pilzerkrankung. Überdies sondert der Pilz ein süßliches Sekret ab, was der weiteren Verbreitung durch Insekten Vorschub leistet.

Der Tee aus Beeren senkt das Fieber. Wurzeltee dagegen verstärkt den Harnfluß; Rindentee schließlich ist bei Anämie-, Leber- und Milzleiden indiziert. Der Blättertee eignet sich als Abführmittel.

Zur Saftzubereitung werden die Früchte gepreßt; nach 48 Stunden soll man den Bodensatz entfernen (in diesem haben sich nämlich die sauren Stoffe abgesetzt); trotzdem muß man anschließend noch süßen. Auch die Konfitüre besitzt Heilkraft, vor allem bei Fieber, Husten und Gallenleiden. Blattsalat dient als unterstützende Therapie bei Ödemen.

Achtung, einer der Hauptwirkstoffe, das Berberin, das vor allem in der Wurzel vorkommt, ist in größeren Mengen giftig!

Vorkommen:	trockene, sonnenreiche Stellen; auf Kalkböden
Beschreibung:	*Höhe:* bis zu 3 m, Strauch; *Holz:* gelb, äußerst hart; *Blätter:* dornig, gewimpert; *Blüten:* in hängenden Trauben; *Früchte:* knallrote Beeren, mit jeweils 3 Samen; *Rinde:* bitterer Geschmack
Offizinelle Teile:	Rinde, Wurzeln, Blätter, Beeren
Wirkstoffe:	Berberin, Vitamine, Gerb- und Bitterstoffe
Blütezeit:	Mai/Juni
Sammelzeit:	*Beeren:* September, *Rinde* und *Wurzeln:* Herbst, *Blätter:* Frühjahr
Eigenschaften:	verdauungsfördernd, appetitanregend, harntreibend
Med. Anwendung:	*Tee*/Rinde bei Anämie, Leber- und Milzleiden *Tee*/Beeren bei Fieber, Husten, Bronchitis *Tee*/Wurzeln zur Verstärkung des Harnflusses *Tee*/Blätter bei Verstopfung *Saft* bei Krampfadern, Hautunreinheiten, Lebererkrankungen *Gurgeln* bei Zahnweh, Mundfäule und Angina

Dosierung und Zubereitung:	*Tee:* 1–2 g Droge = 1/2–1 TL auf 1 Tasse siedendes Wasser; Tagesdosis: 2 Tassen
VORSICHT!	Bei Überdosierung können Benommenheit, Nasenbluten, Atemnot, Schleimhautreizungen auftreten.

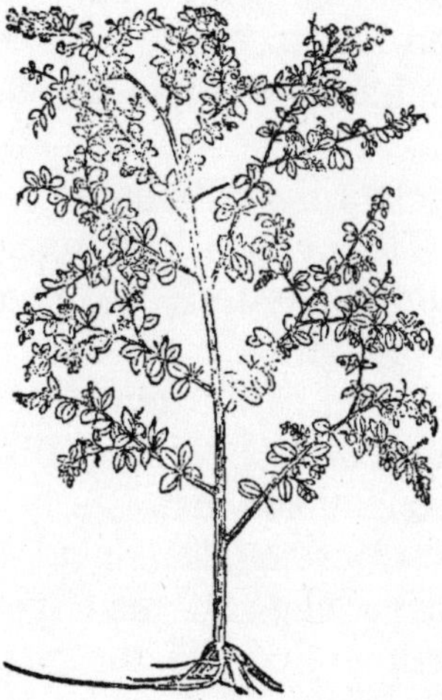

Berberitze

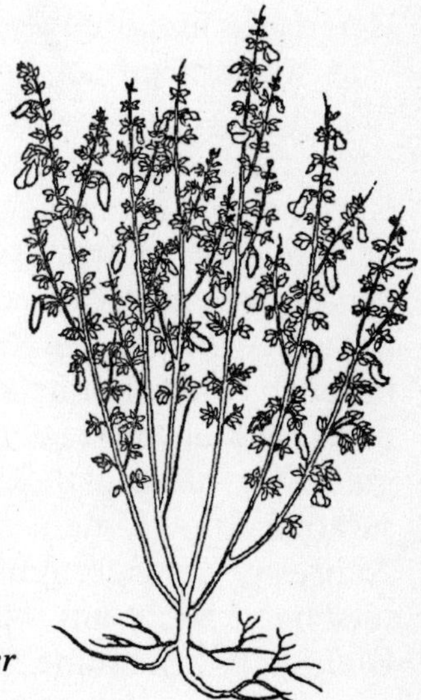

Besenginster

Besenginster *Cytisus scoparius*

Pfriemenstrauch

Der Besenginster gehört zur Familie der Schmetterlingsblütler. Er schmückt mit seinen goldgelben Blüten die Parks und Heiden Mitteleuropas. Manchmal wird er auch zur Befestigung von Dünen und Böschungen angepflanzt. In früheren Zeiten wurde aus den Fasern ein Jute-Ersatz hergestellt. Wegen des Nektarreichtums werden die Blüten oft von Bienen umschwärmt.

Die Hirten in Südfrankreich geben ihren Schafen Besenginster in dem Glauben, die Tiere gegen Vipernbisse immun zu machen. Einer der Hauptinhaltsstoffe, das Spartein, neutralisiert nämlich Schlangengifte. Interessant ist auch, wie viele volkstümliche Namen es für den Besenginster gibt; neben dem oben aufgeführten wird er noch Bessenkrut, Brambusch und Hasengeil genannt.

Das Hauptanwendungsgebiet des Besenginsters sind die Herzrhythmusstörungen. Dies ist aber nicht auf die Glykoside, sondern auf den hohen Gehalt an Spartein zurückzuführen. Oxytyramin verengt darüber hinaus die Gefäße. Insgesamt wirken diese Stoffe auf das Reizleitungssystem des Herzens: Die Erregungsimpulse werden gebremst, zusätzliche Schläge (Extrasystolen, Herzstolpern) verschwinden bei längerer, gewissenhafter Einnahme, das Herz kommt sozusagen wieder in den Rhythmus. Im Gegensatz zu den chemischen Antiarrhythmika ist der Besenginster weitgehend nebenwirkungsfrei; man kann ihn also über längere Zeit mit gutem Gewissen einnehmen. Da die Pflanze auch die Uteruskontraktion fördert, wird sie als Wehenmittel eingesetzt.
Achtung: Der Besenginster steht in der Schweiz unter Naturschutz. Nicht anwenden bei Schwangerschaft, hohem Blutdruck, Einnahme von Medikamenten gegen Depressionen (MAO-Hemmern).

Vorkommen:	Mitteleuropa; auf Heiden und in Wäldern
Beschreibung:	*Höhe:* bis zu 2 m, Strauch; *Äste:* steil nach oben zeigend, kantig, rutenförmige Zweige; *Blätter:* klein, lanzettförmig, dreifach gefiedert; *Blüten:* groß, goldgelb, stark gekrümmtes Schiffchen
Offizinelle Teile:	Same, Kraut
Wirkstoffe:	Alkaloide (Spartein), Flavone, Gerb- und Bitterstoffe, ätherische Öle, Spurenelemente, Tyramin, Oxytyramin
Blütezeit:	Mai/Juni
Sammelzeit:	Mai/Juni
Eigenschaften:	herzstärkend, blutdrucksteigernd, gefäßerweiternd, wassertreibend
Med. Anwendung:	*Tee* bei Herzschwäche, Herzrhythmusstörungen, Wassersucht, Nierenerkrankungen *Extrakt* als Wehenmittel bei Wehenschwäche
Dosierung und Zubereitung:	*Tee:* 5 g Besenginsterkraut auf 1 Tasse kochendes Wasser; kurz ziehen lassen; 3mal täglich 1 Tasse schluckweise trinken. Bei niedrigem Blutdruck 5mal täglich 2 EL nehmen.

Bibernelle

Pimpinella major, Pimpinella saxifraga

Pfefferwurzel, Bockspetersilie

Beide bei uns vorkommenden Bibernellenarten, die *Pimpinella major* und die *Pimpinella saxifraga*, haben in etwa dieselben medizinischen Eigenschaften. Sie sind Doldengewächse und in ganz Mitteleuropa heimisch. Die zur gleichen Gattung gehörende *Pimpinella anisum* (Anis) ist an den Stengelspitzen behaart. Dies erleichtert die Unterscheidung.

Früher wurde dieser Pflanze Wunderheilung bei Cholera und Pest nachgesagt. „Esset Knoblauch und Bibernell, dann sterbet ihr nicht so schnell“, kann man in vielen Schriften zur Zeit der großen Epidemien lesen.

Die Heilkraft der Bibernelle ist oft verkannt worden. Ein Gelehrter schrieb vor 500 Jahren: „Helff Gott, was hat dise gemeyne Wurtzel müssen leiden bei den gescheiten Leuten.“ In unserem Jahrhundert hat sie sich aber endgültig durchgesetzt.

Die Wurzel, die an der Luft bräunlich anläuft, wird zu Heilzwecken geschnitten, gedörrt und dann fein gemahlen. Bei allgemeiner Schwäche soll man täglich 2- bis 3mal einen Teelöffel dieses Pulvers nehmen. Die mancherorts erhältlichen Bibernellenbonbons wirken zwar langsamer als das Pulver, haben aber einen deutlich besseren Geschmack.

Bei Lungen- und Blasenleiden soll die Wurzel mit Salbei und Tausendgüldenkraut in Wein gekocht werden. Die größte Wirkung entfaltet die Bibernelle aber bei Bronchitis und Mandelentzündung.

Vorkommen:	in Mitteleuropa in feuchten Gegenden
Beschreibung:	*Stengel:* bis 1 m, aufrecht, beblättert, verzweigt, hohl; *Blätter:* unpaarig gefiedert (bis zu 9), rundlich, gesägt; *Blüten:* weiß, in Dolden; *Wurzel:* spindelförmig geringelt; braune *Früchte*
Offizinelle Teile:	Wurzel
Wirkstoffe:	ätherische Öle, Gerbstoffe, Bitterstoffe, Cumarine, Saponine
Blütezeit:	Juni bis August
Sammelzeit:	Sommer
Eigenschaften:	sedativ, wundheilend, appetitanregend, hustenstillend
Med. Anwendung:	*Gurgeln* bei Entzündungen im Bereich der Mund- und Rachenhöhle (Mandelentzündung) *Tee* bei Bronchitis und Gicht *Wurzelpulver* bei allgemeiner Schwäche *Wurzelwein* bei Erkrankungen der Lunge und des Urogenitaltraktes
Dosierung und Zubereitung:	*Tee:* 2,5 g = 1 TL der getrockneten Wurzel auf 1 Tasse kochendes Wasser; warm trinken, und zwar täglich 2 Tassen *Kaltauszug* (zum Gurgeln): 2 TL

Wurzel 1 Tag in einer Tasse Wasser ziehen lassen
Wein: 50 g auf 1 l; täglich 1 Glas zu sich nehmen.

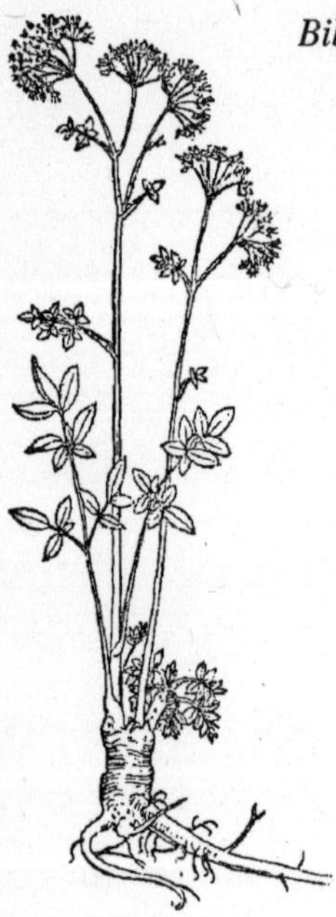

Bibernelle

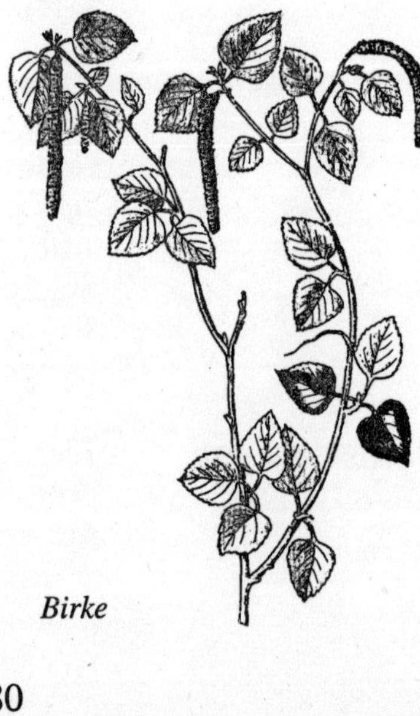

Birke

Birke *Betula*

Birke

Von der genügsamen Birke gibt es mehrere Arten, allen gemeinsam ist die weiße Rinde. Die beste Heilwirkung hingegen hat die Hängebirke. Der Baum erreicht eine Höhe von über 30 m und ein Alter von knapp 100 Jahren. Die Blätter sind herzförmig und gesägt, die Blütenkätzchen baumeln nach unten. Der Birkenzapfen enthält einen Samen, der mit zwei Flügeln versehen ist. Das Holz wird in der Möbelindustrie sehr geschätzt. Aus den Zweigen werden Besen für den Saunabedarf hergestellt.

Wirksam sind Knospen, Blätter, Rinde und Saft. Die Knospen enthalten eine galletreibende Verbindung. Der Blättertee dient zur Blutreinigung, er hilft auch bei Stoffwechselerkrankungen. Der Birkenholztee vertreibt Hautparasiten. Die Wundheilung erfolgt rascher durch die Birkenknospentinktur, die man selber herstellen kann. Mit Wasser verdünnt ist sie auch zur inneren Anwendung geeignet.

Äußerlich wird der Birkensaft als Haarwuchsmittel gebraucht. Blattauflagen helfen bei unreiner Haut.

Den Saft der Rinde sollte man beim Fachmann kaufen und nicht selber zu gewinnen versuchen. In der Zeit des Waldsterbens muß jede unnötige Baumbeschädigung vermieden werden.

Vorkommen:	Europa
Beschreibung:	*Rinde:* anfänglich goldbraun, glatt, später weiß und brüchig; *Kätzchen:* braun-orange, länglich, kleine geflügelte Nüßchen; aromatischer *Geschmack*
Offizinelle Teile:	Blätter, Knospen, Rinde, Saft
Wirkstoffe:	ätherische Öle, Saponine, Mineralstoffe, Harze, Gerbstoffe, Flavone, Vitamin C
Blütezeit:	März/April
Sammelzeit:	*Saft* März, *Knospen* März/April, *Blätter* Mai, *Rinde* das ganze Jahr
Eigenschaften:	galletreibend, blutreinigend, harntreibend, narbenbildend, die Verdauung fördernd
Med. Anwendung:	*Tee* zur Blutreinigung, bei Stoffwechselerkrankungen, bei Galleleiden *Saft* äußerlich als Haarwuchsmittel *Blätter* bei unreiner Haut *Bäder* bei Hautleiden, lindernd bei Rheuma und Gicht
Dosierung und Zubereitung:	*Tee:* 3–4 TL = 2,5 g Birkenblätter auf 1/2 Tasse; mit kochendem Wasser übergießen; Tagesdosis 2 Tassen zu den Mahlzeiten Gegen *Nierensteine:* Mindestens 1

Monat lang morgens nüchtern und am Nachmittag 1 Tasse kalten Birkentee trinken; zur *Gallenblasen-Anregung* jeweils 1 Knospentee nach den Hauptmahlzeiten. Ansonsten 2 Tassen Birkenblättertee täglich trinken

Tinktur: 10 g auf 100 ml Alkohol

Saft: innerlich 3mal täglich 1 EL

Rindenabkochung: 1 EL Rinde in 1 Tasse Wasser; kurz aufkochen; 90 min ziehen lassen

Bäder: 3–4 Handvoll Birkenblätter mit 1 l Wasser übergießen, aufkochen und etwa 10 min leise köcheln lassen; danach abseihen und die Flüssigkeit dem Bad zusetzen oder sie für Kompressen und Waschungen verwenden

VORSICHT! Nicht bei Herz- oder Nierenschwäche anwenden.

Blasentang *Fucus vesiculosus*

Meereiche, Seetang

Der Blasentang gehört zu den Braunalgen. Er wächst an den Küsten des Nordatlantiks und Nordpazifiks, aber auch an Nord- und Ostsee. Meist tritt der Blasentang in größeren Mengen auf und überzieht dann ganze Küstenabschnitte. Kernstück dieser Pflanze ist der widerstandsfähige *Thallus,* d. h. der Pflanzenkörper. Dieser *Thallus* saugt sich mit einer Haftscheibe an der Unterlage fest. Die in einer Reihe angeordneten Luftblasen lassen den Körper im Wasser schwimmen. Da der Blasentang mit den Blättern einer Eiche Ähnlichkeit hat, wurde er von Plinius d. Ä. auch Meereiche genannt.

In bestimmten Küstengebieten dient er als Viehfutter und außerdem zur Gewinnung von Jod und Kali. Am besten erntet man gleich die ganze Pflanze, wenn sie nach Stürmen bei Flut angeschwemmt wurde. Sie soll an der Sonne getrocknet werden.

Als Heilpflanze ist der Blasentang bei Schilddrüsenerkrankungen prädestiniert. Da er viel Jod enthält, empfiehlt sich möglicherweise eine Einnahme bei Schilddrüsenunterfunktion. Nützlich ist er auch zur Vorbeugung einer Kropfentstehung (Strumaprophylaxe). Diese Maßnahmen sind nur in Abstimmung mit dem Arzt durchzuführen, um eine Überdosierung zu vermeiden.

Bei Gelenkschmerzen kann man den Blasentang als Badezusatz in Erwägung ziehen. Ob äußerliche Einreibung gegen Übergewicht hilft, ist mehr als fraglich; besser ist hier sicher eine verminderte Kalorienzufuhr. Seine Anwendung bei Gefäßerkrankungen ist sehr umstritten.

Vorkommen:	felsige Küstengebiete, auch an Nord- und Ostsee
Beschreibung:	*Höhe:* bis zu 1 m lange, zweihäusige Meeresalge; *Thallus:* braungelb, lederartig, abgeplattet, verzweigt, durchgehende Mittelrippe, Haftscheibe; Schwimmblasen
Offizinelle Teile:	ganze Pflanze, Thallus
Wirkstoffe:	Schleimstoffe, Jod, Zucker, Fette, Spurenelemente, Xanthophylle
Blütezeit:	entfällt
Sammelzeit:	das ganze Jahr
Eigenschaften:	die Schilddrüsenfunktion fördernd, abführend, blutreinigend, anregend
Med. Anwendung:	*innerliche Anwendung:* bei Hypothyreose und Kropf (Struma); bei Verstopfung, unreinem Blut, Abgeschlagenheit *Bäder* bei Gelenkschmerzen *Einreibungen* bei Adipositas, Cellulitis, Psoriasis
Dosierung und Zubereitung:	*Tee:* 1 g = 1/2 TL auf 1 Tasse Wasser; 5 min kochen und ziehen lassen; über mehrere Wochen jeden Morgen 1 Tasse trinken *äußerliche Anwendung:* 1 Handvoll Blasentang kochen; möglichst heiß auflegen oder dem Bad zugeben

VORSICHT! Eine Unterfunktion der Schilddrüse muß immer ärztlich abgeklärt und behandelt werden.

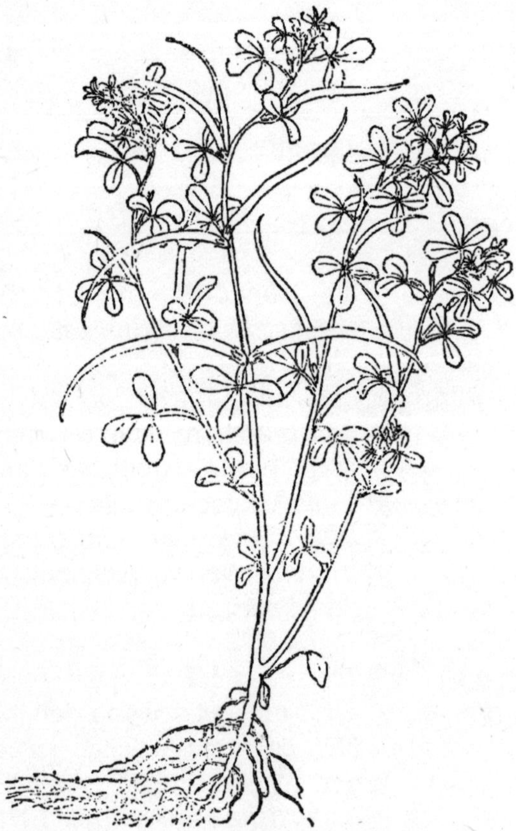

Bockshornklee

Bockshornklee

Trigonella foenum graecum

Griechisches Heu

Der Bockshornklee, eine Hülsenfrucht, gehört zur Familie der Schmetterlingsblütler. Er ist im Orient und im östlichen Mittelmeergebiet zu Hause. Von dieser Pflanze gibt es über 75 verschiedene Unterarten.

In manchen Gegenden Frankreichs wird der Bockshornklee als Futterpflanze gewerbsmäßig auf großen Flächen angebaut. Bereits auf größere Entfernung fällt er durch seinen unangenehmen, strengen Geruch auf. Dieser läßt erst nach dem Trocknen und dann auch erst nach mehreren Jahren nach.

Der bis zu 60 cm hohe Stengel trägt hellgrüne, keil- bis eiförmige Blätter und weiß-gelbe Blüten, die aus den oberen Blatt-Achseln herauswachsen. Der vierkantige, harte Same steckt in bis zu 10 cm langen, sichelförmigen Hülsen und ist der wirksamste Teil des Bockshornklees.

Insgesamt hat er anabole Wirkung, regt also den Appetit an und bewirkt durch den hohen Eiweiß-, Fett- und Kohlehydratgehalt eine Zunahme des Körpergewichts. Bei Angina und Zahnschmerzen hilft das Gurgeln mit Bockshornkleesamen; dem Gurgelwasser sollte allerdings Salbei beigemischt werden. Wirksam bei Stauchungen, Abszessen und Furunkeln ist das Breipflaster. Die Herstellung ist ganz einfach: aufgekochte Samenkörner trocknen lassen; vor dem Hartwerden wird dann die richtige Konsistenz erreicht. Der Brei soll einen halben Zentimeter dick aufgetragen und mit einem Leinentuch umwickelt werden. Nach dem Abkühlen öfter wechseln. Mit Essig vermischt, hat das Pflaster fast noch bessere Heilkräfte.

Vorkommen:	Süd- und Westasien; Mittelmeerraum; bis 1200 m Höhe
Beschreibung:	*Stengel:* rund, aufrecht, reich beblättert; *Blätter:* zu dreien an einem Stiel, oval; *Blüten:* in den Achseln der oberen Blätter sitzend; *Samen* in sichelförmiger, 10 cm langer Hülse; pfahlförmige *Wurzel;* unangenehmer *Geruch* und *Geschmack*
Offizinelle Teile:	Samen, blühende Sproßspitzen
Wirkstoffe:	ätherische Öle, Bitterstoffe, Saponin, Schleimstoffe, Cholin
Blütezeit:	April bis Juni
Sammelzeit:	August/September
Eigenschaften:	zuckersenkend, die Verdauung fördernd, tonisch, appetitanregend
Med. Anwendung:	*Tee* bei Altersschwäche, Bronchitis, Fieber, Appetitmangel, aber auch bei Diabetes; *Gurgeln* bei Angina *äußerliche Anwendung:* *Auflagen* von zerquetschtem Samen bei Entzündungen; *Pflaster* bei Distorsionen, Furunkeln, Abszessen
Dosierung und Zubereitung:	*Tee:* 1 EL Samen in 1/4 l Wasser 1/2 Tag stehen lassen; kurz aufkochen; täglich 3 Tassen trinken *Umschlag:* 100 g gemahlenen Samen mit wenig Wasser vermischen.

Bohne *Phaseolus vulgaris*

Gartenbohne

Die Bohne ist ein Schmetterlingsblütler und gegenwärtig in etwa 70 Arten verbreitet. Die Pflanze kann eine Höhe von 6 m erreichen, wenn genügend „Sprossen" zum Emporklettern zur Verfügung stehen.

Sie kam mit den Konquistadoren, als Kriegsbeute sozusagen, von Kolumbien nach Europa. Seit 1685 wird die Pflanze auch hier kultiviert. Am spanischen Königshof galt sie als Delikatesse, die nur nach besonders erfolgreichen Feldzügen serviert wurde.

Die Bohne sollte nicht roh gegessen werden, denn das im Samen enthaltene giftige Phasin wird erst bei höheren Temperaturen zerstört. Besser verdaulich ist die Pflanze, wenn man Salbei beimischt.

Die Substanzen der Bohnenschale sind stark wassertreibend und können bei bestimmten Erkrankungen (Herzinsuffizienz, Nierenleiden, Eiweißmangel) zusätzlich zur diuretischen Medikation eingenommen werden. Das Essen von Bohnenschalen darf trotz der leicht blutzuckersenkenden Wirkung nicht zu schlampiger Medikamenteneinnahme oder Diätsünden verleiten; auch Insulin muß wie bisher weiter gewissenhaft gespritzt werden. Samenmehlauflagen helfen bei unreiner Haut.

Die Bohnenschalen werden durch Quellung im Wasser gelöst. Sie sollen bei ungefähr 65 °C getrocknet werden.

Vorkommen:	Anbau in Gärten
Beschreibung:	*Blätter:* eiförmig; *Blüte:* weiß/violett; *Frucht:* bananenförmig, bis 15 cm lang
Offizinelle Teile:	Bohnenschalen
Wirkstoffe:	Phosphor, Kieselsäuren, Spurenelemente, Vitamin C, Stärke, Phasin
Blütezeit:	Juni bis August
Sammelzeit:	September
Eigenschaften:	blutzuckersenkend, blutreinigend, harntreibend, anregend
Med. Anwendung:	*Schalen:* Tee bei Wassersucht, Leiden des Urogenitaltraktes, Stoffwechselerkrankungen *Samenmehl* bei unreiner Haut
Dosierung und Zubereitung:	*Tee:* getrocknete Bohnenschalen über Nacht kalt ansetzen; (15 g auf 1/2 l Wasser); kurz aufkochen; filtern; täglich 1/2 l trinken *Absud:* 40 g Schalen auf 1 l Wasser; 15 min kochen; 1 Stunde ziehen lassen; über 2 Wochen täglich 5 Gläser *Samenmehl:* dünn auftragen
VORSICHT!	Das in rohen Bohnen enthaltene Phasin ist giftig und wird erst beim Kochen zerstört!

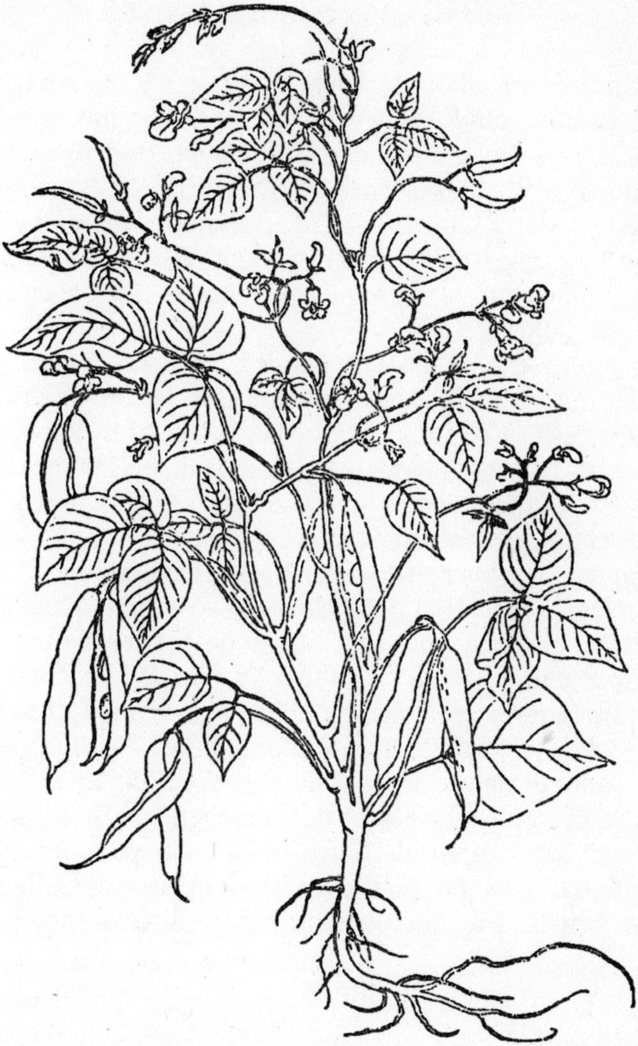

Bohne

Brennessel *Urtica dioica, Urtica urens*

Eselskraut, Scharfnessel

Die Brennessel gehört zu den bekanntesten Kräutern in unseren Breiten; ein Rendezvous mit ihr bleibt unvergessen: Ursache für die brennenden Schmerzen und juckenden Quaddeln ist die Ameisensäure. Diese sitzt in den Brennhaaren auf den Blättern, wird bei Berührung frei und wirkt schon in geringsten Mengen (weniger als ein tausendstel Milligramm). Im welken Zustand brennen die Haare allerdings nicht mehr.

Aufgrund der stark brennenden Schmerzen bei der Berührung versuchte man früher, damit Hexen abzuwehren. Interessant ist auch, daß die Heilwirkung dieses Krautes bereits Dioskurides (griech. Arzt, 1. Jh. n. Chr.) bekannt war. Er wußte genau, bei welchen Erkrankungen die Brennessel einzusetzen ist, und an diesen Anwendungsgebieten hat sich bis heute kaum etwas geändert.

Die Brennessel, bei der man zwei Arten unterscheidet, besitzt zahlreiche gute und nützliche Eigenschaften. So wurde Rheumatismus seit alters her durch Peitschen der Haut mit Brennesselzweigen behandelt. Wissenschaftlich begründet sich die heilende Wirkung durch Gefäßerweiterung und vermehrte Durchblutung. Viele dieser Heilmethoden, beispielsweise auch das Einlegen von Brennesseln in die Schuhe, sind allerdings nicht mehr zu empfehlen. Zweifelhaft ist auch, ob sie den Stein in Nieren, Galle und Blase bricht, wie ältere Naturheiler teilweise noch behaupten.

Vorkommen:	in ganz Europa, auch in großen Höhen
Beschreibung:	*Höhe:* 60–140 cm; vierkantiger, aufrechter, unverzweigter *Stengel;* gegenständige, herzförmige, gestielte *Blätter* mit gezacktem Rand, Nebenblätter; *Brennhaare* an der Blattunterseite
Offizinelle Teile:	Blätter, blühendes Kraut, Wurzeln
Wirkstoffe:	Histamin, Lezithin, Eisen, Kalzium, Kieselsäure, Ameisensäure, Acetylcholin, Vitamin A, Sterole
Blütezeit:	Mai bis Oktober
Sammelzeit:	Juni bis September
Eigenschaften:	milchtreibend, harntreibend, adstringierend
Med. Anwendung:	*Tee* bei Bronchitis, Asthma, Rheuma, Verdauungsstörungen, Prostataleiden, Blutarmut *Salat* zur Frühjahrskur *Haarwasser* bei Haarausfall *Bäder* bei unreiner Haut, Hautausschlägen, Hämorrhoiden
Dosierung und Zubereitung:	*Tee:* 2 TL Brennesselkraut (trocken) auf 1 Tasse Wasser; bis zu 2 Tassen täglich über mehrere Wochen einnehmen *Haarwasser:* 250 g zerhackte Wur-

zeln in 1 l Wasser und 1/2 l Weinessig 1/2 Stunde kochen; 1mal pro Woche den Kopf damit einreiben

Bäder: 2 Handvoll Brennesseln mit 1 l Wasser übergießen, zum Kochen bringen und einige min leise köcheln lassen; 1/4 Stunde ziehen lassen, abseihen und den Sud dem Vollbad zusetzen oder für Waschungen oder Kompressen verwenden

VORSICHT!

Prostatabeschwerden vom Arzt abklären lassen. Bei Herz- und Nierenleiden, die mit Ödemen einhergehen, nicht anwenden!

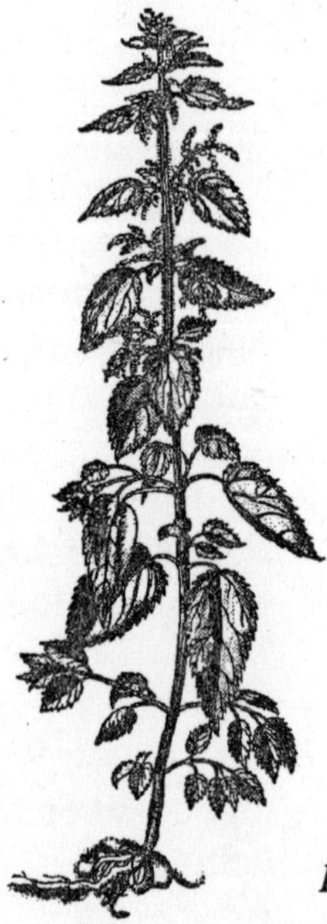

Brennessel

Brombeere *Rubus fruticosus*

Brombeere

Von der Brombeere gibt es über hundert Arten, ganz abgesehen von den Zwischenformen. Die Zweige der kräftigen, ausdauernden Pflanze sind mit Stacheln bewaffnet, um sie vor „Fremden" zu schützen.

Die Beeren bestehen aus vielen tiefschwarzen Scheinfrüchten. Brombeer-Marmelade ist sowohl schmackhaft als auch heilkräftig und mit Holunder gemischt eine Delikatesse. Dies gilt auch für die Weinzubereitung. Gekochte Blätter werden in der Kosmetikindustrie als Gesichtslotion verwendet.

Pfarrer Künzle schreibt über diesen Strauch: „Brombeeren helfen bei Kühen und bei Gräfinnen." Diese Aussage basiert auf einem Bericht, daß einer Adeligen mit einem Bromeerblätter-Tee geholfen wurde, dessen Wirkung zuvor an Kühen ausprobiert worden war. Der Tee ist indiziert bei unreinem Blut, Durchfall und Harnstau; er kann mit Salbei gemischt werden.

Wegen des Oxalsäuregehaltes ist Vorsicht geboten bei Stoffwechselerkrankungen (Gicht) und Steinleiden. Durch übermäßigen Genuß können sich diese Leiden verstärken!

Die reifen Früchte wirken bei Durchfall und Darmgrippe. Auflagen von frischen, zerquetschten Blättern beschleunigen die Heilung von Entzündungen.

Alle Applikationsformen der Brombeere bitte vor der Anwendung abseihen! Die Blätter müssen gebündelt und vor Lichteinwirkung geschützt getrocknet werden.

Vorkommen:	in ganz Europa; kultiviert, aber auch verwildert; bis zu 1500 m Höhe
Beschreibung:	*Höhe:* bis zu 2 m, Strauch; *Zweige:* teils aufrecht, teils hängend oder kriechend, mit Stacheln besetzt; *Blätter:* gefiedert (3–5), gestielt, gezähnt, Unterseite teilweise filzig, Nebenblätter; *Blüten:* weiß-rosa; *Früchte:* kugelig; süßlicher *Geschmack*
Offizinelle Teile:	Früchte, Blätter, Blüten, Knospen
Wirkstoffe:	Säuren (Zitronensäure, Apfelsäure, Oxalsäure), Gerbstoffe
Blütezeit:	Mai bis Juni
Sammelzeit:	*Blätter:* vor der Blütezeit, *Früchte:* bei Reife
Eigenschaften:	gefäßverengend, harntreibend, tonisch
Med. Anwendung:	*Tee* zur Blutreinigung und bei Durchfall *Saft* bei Durchfall, Harnverhaltung *Gurgeln* mit kaltem *Tee* bei Heiserkeit, Angina, Zahnweh *Auflagen* bei Entzündungen
Dosierung und Zubereitung:	*Tee:* 1 TL Blätter auf 1 Tasse; mit kochendem Wasser übergießen; 10 min ziehen lassen *Saft:* bis zu 4 Gläser täglich

Auflage: 100 g frisch zerquetschte Blätter mit wenig Wasser anrühren; 3 Stunden stehen lassen; dünn auftragen

VORSICHT! Durchfälle bei Kindern immer vom Arzt behandeln lassen!

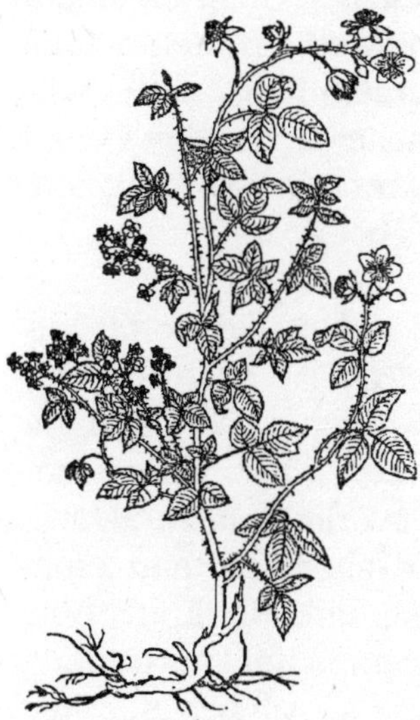

Brombeere

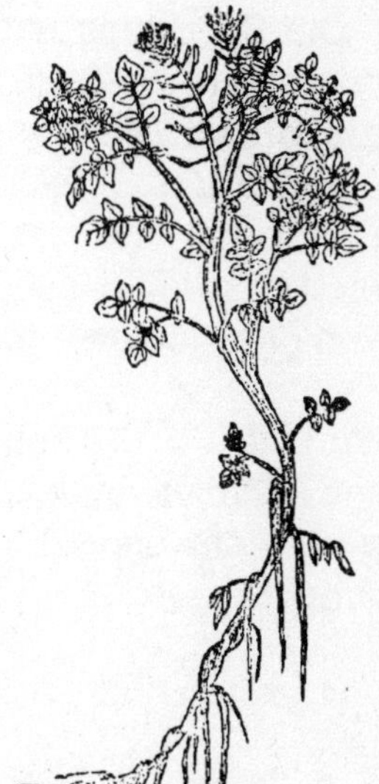

Brunnenkresse

Brunnenkresse

Nasturtium officinale

Bachkresse, Wassersenf

Die Brunnenkresse gehört zur Familie der Kreuzblütler; sie ist in Europa und Asien verbreitet. Die dunkelgrünen, feucht schimmernden Blätter stehen sehr dicht an einem hohlen, kriechenden Stengel. Kleine weiße Blütentrauben sind im Sommer zu sehen. Die Wurzeln können oft mehrere Meter unter die Wasseroberfläche bis auf den Grund klarer Bäche reichen. Die Brunnenkresse wird oft mit dem Schaumkraut verwechselt; letzteres hat aber einen markigen Stengel.

Beliebt ist die Pflanze wegen der vielen Wirkstoffe: Vitamine, Bitterstoffe, ätherische Öle. Da sie auch Jod enthält, beugt sie der Entstehung eines Kropfes vor (Strumaprophylaxe). Ihr regelmäßiger Genuß ist besonders in sogenannten Endemiegebieten (Alpenvorland) anzuraten.

Die Brunnenkresse darf nur in frischem Zustand zubereitet werden; getrocknet verliert sie ihre Heilkraft. Eine gründliche Reinigung der Blätter ist unbedingt notwendig, um parasitäre Infektionen zu vermeiden. Am besten ist die Pflanze im Frühjahr, besonders wenn sie im Garten kultiviert wurde. Sehr schmackhaft ist der Salat, der allerdings von Schwangeren nicht gegessen werden darf.

Vorsicht: In der Schwangerschaft diese Pflanze weder essen noch anwenden. Nicht in größeren Mengen über lange Zeit anwenden! Nicht anwenden bei Magen-Darm-Geschwüren.

Vorkommen:	Ufer, Quellen
Beschreibung:	mehrere, bis 20 cm hohe, langästige *Stengel,* rund; *Blätter:* unpaarig gefiedert, dunkelgrün, fleischig, rundlich; *Blüten* in Trauben, weiß, gelbe *Staubbeutel; Wurzel* kriechend; scharfer *Geruch,* rettichartiger *Geschmack*
Offizinelle Teile:	Kraut, Blätter
Wirkstoffe:	Vitamin C, ätherische Öle, Bitterstoffe
Blütezeit:	Juni bis September
Sammelzeit:	Frühling bis Sommer
Eigenschaften:	fiebersenkend, harntreibend
Med. Anwendung:	bei Skorbut, Verdauungsstörungen, Erkältungskrankheiten *Auflagen* bei unreiner Haut
Dosierung und Zubereitung:	*Tee:* 1 g = 1 TL auf 1 Tasse Wasser; bis zu 2 Tassen täglich *Salat:* Tagesdosis 30 g; über 4 Wochen zu essen *Saft:* 3mal täglich 1 TL *Aufguß:* 5 TL Droge auf 250 ml heißes Wasser; nicht kochen, nur kurz ziehen lassen; 3mal täglich 1 Tasse.

Dill *Anethum graveolens*

Gurkenkraut

Der Dill gehört zur Familie der Doldenblütler. Er stammt ursprünglich aus Kleinasien. Heutzutage wächst er in Europa und Nordamerika wild. In vielen Gegenden wird der Dill jedoch kultiviert und als Gewürz verwendet. Heute ist, wie der volkstümliche Name sagt, Dill beim Einmachen von Gurken und Sauerkraut eine beliebte Zugabe. Mit Dillsamen würzt man Fisch, Salate und Soßen. Auch Kräuterlikören wird er zugesetzt.

Die Pflanze erreicht eine Höhe von fast 1 Meter. Eine Verwechslung mit dem wilden Fenchel ist leicht möglich; die Blattscheiben sind aber bei letzterem über 3 cm lang. Der Dill blüht in großen, gelben, aromatisch duftenden Dolden. Er ist mit jedem noch so kargen Boden zufrieden.

Das Wissen über die Pflanze ist uralt. Dill wird bereits in der Bibel (Neues Testament) erwähnt. Die alten Germanen polierten ihre Schwerter mit Dillöl, um ihnen symbolisch mehr Kampfkraft zu verleihen.

Dill regt die Verdauung an und fördert den Appetit. Kraut, mit kochendem Wasser übergossen, soll sich als Schlafmittel eignen. Frauen mit Unterleibsbeschwerden können ein Sitzbad im Absud nehmen. Bei stillenden Müttern fördert der Tee die Milchproduktion.

Vorkommen:	in Mitteleuropa verwildert
Beschreibung:	einjährige *Pflanze; Stengel:* groß, schlank, dunkelgrün, hohl; *Blätter:* doppelgefiedert, schmal; *Blüte:* in gelben Dolden; braune *Früchte; Wurzel:* dünn, spindelförmig; aromatischer *Geruch* und *Geschmack*
Offizinelle Teile:	Kraut, Früchte
Wirkstoffe:	ätherische Öle, Mineralstoffe, Bitterstoffe
Blütezeit:	Juni bis September
Sammelzeit:	Juni bis September
Eigenschaften:	verdauungsfördernd, milchtreibend
Med. Anwendung:	*Früchtetee* bei Appetitlosigkeit, Verdauungsbeschwerden, mangelnder Milchbildung *Sitzbad* bei Unterleibsbeschwerden, Geschwüren
Dosierung und Zubereitung:	*Tee:* 1 TL = 2,5 g auf 1 Tasse kochendes Wasser; 15 min ziehen lassen; täglich 3 Tassen nach den Mahlzeiten *Gewürz:* je nach Geschmack *Bäder:* 30 g Samen auf 1 l siedendes Wasser; kurz kochen; 15 min ziehen lassen; Menge reicht für 1 Sitzbad.

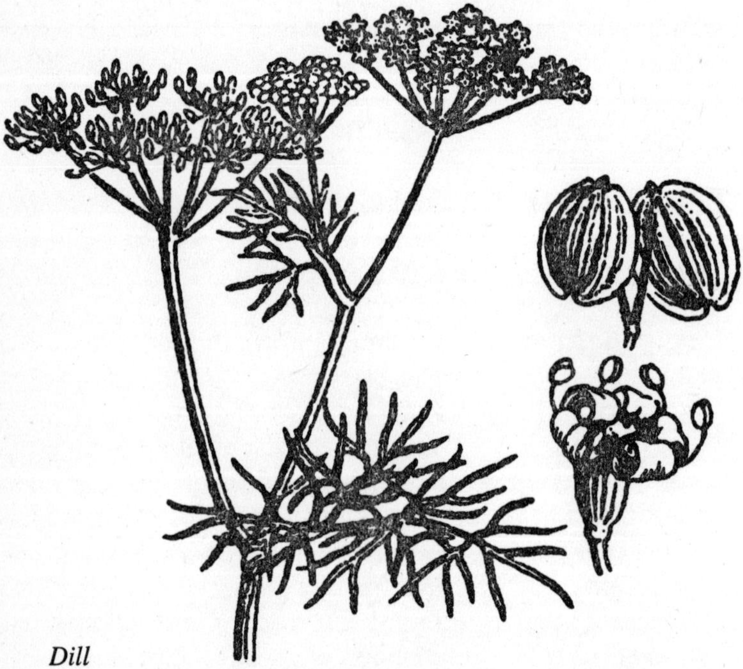

Dill

Eberesche *Sorbus aucuparia*

Vogelbeere, Drosselbeere

Die Eberesche (Familie Rosengewächse) ist ein genügsamer kleiner Baum, der ein Alter von 80 Jahren erreicht. Die weißen Blüten stehen in Doldenrispen, aus ihnen werden die kirschähnlichen Früchte. Diese Beeren sind bei den Vögeln sehr beliebt, daher auch der volkstümliche Name. Früher dienten die Früchte außerdem zum Anlocken und Fangen von Federvieh.

Die Verbreitung der Eberesche ist ähnlich wie bei der Mistel: Die Vögel scheiden die unverdauten Samen wieder aus. Die Beeren sind roh nicht genießbar, beim Kochen aber wird die gefährliche Blausäure zerstört. Die Parasorbinsäure der Früchte reizt in zu hoher Dosierung die Magenschleimhaut, Übelkeit und Erbrechen können die Folge von verbotenem Fruchtgenuß sein. Der bittere Geschmack verschwindet bei gleichzeitiger Einnahme von Wacholder.

Die Heilwirkungen umfassen ein breites Spektrum. Der Stoff Sorbose dient bei Diabetes als Zuckerersatz und senkt darüber hinaus den Augeninnendruck. Man kann deshalb die Beeren bei einem Glaukomanfall bis zum Eintreffen des Arztes einnehmen. Des weiteren helfen sie bei Mandelentzündung; bei Durchfall sollte man das Mus essen (Beeren und Zucker gekocht).

Umstritten ist der Einsatz der Eberesche bei Leber- und Galleleiden; während manche Naturheiler diese Droge als Wundermittel bei Leberschwäche und Gallengangsentzündung loben, meinen andere, daß sie wirkungslos sei.

Achtung: Der Baum steht in der Schweiz unter Naturschutz. In höherer Dosierung Reizung der Schleimhaut des Verdauungstraktes. Die Beeren sollten roh nicht gegessen werden.

Vorkommen:	in Europa bis 2500 m, Parks, Wälder
Beschreibung:	*Höhe:* bis 8 m; *Baum* mit lockerer Krone; *Blätter:* gestielt, wechselständig, gefiedert, mit scharf gesägten länglichen Blättchen, Unterseite behaart; *Beeren:* leuchtend rot, erbsgroß, rund
Offizinelle Teile:	Blätter, Früchte
Wirkstoffe:	Vitamine, Zitronensäure, ätherische Öle, Sorbose, Provitamine (fraglich)
Blütezeit:	Mai bis Juli
Sammelzeit:	Oktober/November
Eigenschaften:	blutstillend, harntreibend, Menstruation und Verdauung regulierend
Med. Anwendung:	*Beeren* bei Prostataleiden, Stoffwechselerkrankungen *Aufguß* bei Heiserkeit, schwacher Stimme *Mus* bei Durchfall
Dosierung und Zubereitung:	*Beeren:* 3mal täglich 20 Stück (getrocknet) *Aufguß:* 30 g Blätter auf 1 l siedendes Wasser; 10 min ziehen lassen; täglich 3 Tassen *Mus:* gleiche Teile Beeren und Zucker.

Efeu *Hedera helix*

Efeu

Der Efeu ist eine Zierpflanze, die alte Mauern phantastisch schmückt. Er ist kein Schmarotzer, der auf Kosten der Wirtspflanze lebt. Wenn er allerdings die reich beblätterte Krone ausbildet, dann nimmt er seinem Wirt schon einiges an Licht weg. Der Efeu hält sich mit Hilfe von Haftwurzeln an allem fest, was uneben ist und hervorsteht. Interessanterweise verändern die Blätter zur Zeit der Blüte ihre Gestalt. Sie werden länglicher, zugespitzt und verlieren ihre Lappung; sie sind dann kreisförmig um den Sproß angeordnet. Die Früchte, die den Heidelbeeren ähnlich sehen, sind zum Verzehr nicht geeignet, auch wenn man dies aus ihrer Beliebtheit bei Vögeln rückschließen möchte. Der Efeu soll bis zu 500 Jahre alt werden.

Die Heilpflanze Efeu enthält größere Mengen Ephedrin, eine Substanz, die bei Überdosierung Herz und Kreislauf, aber auch viele andere innere Organe ungebührend belastet.

Der Tee hilft bei Bronchitis und kann mit Weißdorn und Vogelmiere gemischt werden. Bei Schnupfen kann man versuchen, eine Prise aus gedörrten, zerriebenen Blättern in die Nase zu ziehen. Pfarrer Künzle empfiehlt bei Kopfschuppen, sich zerquetschte Efeublätter in den Hut zu legen. Ein Bad ist angezeigt bei unreiner Haut, bei Fußschweiß, bei Ischiasbeschwerden, bei Erfrierungen, aber auch bei Ungezieferbefall. Eine Efeu-Essigtinktur soll hier noch wirksamer sein. Die äußerliche Anwendung ist aber umstritten. Am besten vorher den Arzt fragen!

Vorkommen:	in ganz Europa, außer im hohen Norden, bis 2000 m
Beschreibung:	*Länge:* bis zu 25 m; *Kletterstrauch; Stengel:* verholzt; *Blätter:* derb und ledrig, glänzend gelappt, wechselständig, glattrandig; *Blüten:* grün, in kugeligen Dolden mit 20 Strahlen; *Frucht:* kugelig, schwarz; bitterer *Geschmack,* aromatischer *Geruch*
Offizinelle Teile:	Blätter
Wirkstoffe:	hormonähnliche Stoffe, Glykoside, Ephedrin
Blütezeit:	September/Oktober
Sammelzeit:	August/September
Eigenschaften:	spasmolytisch, schmerzbekämpfend, sekretverflüssigend
Med. Anwendung:	*Tee* bei Husten, Bronchitis, Keuchhusten *Bad* (Tinktur) bei unreiner Haut, Ischiasbeschwerden, Fußschweiß, Frostbeulen, Lausbefall
Dosierung und Zubereitung:	*Tee:* 1 TL = 2 g auf 1 Tasse Wasser; kurz aufkochen; 10 min ziehen lassen; täglich 2 Tassen trinken *Pulver:* 3mal täglich 1 Prise nehmen *Bäder:* frische Blätter 2 Stunden in 3 l Wasser kochen lassen; abseihen; dem Badewasser zugeben

<u>VORSICHT!</u> Die Früchte sind nicht zum Verzehr geeignet.
Wegen der Gefahr der Überdosierung nicht über längere Zeit anwenden!

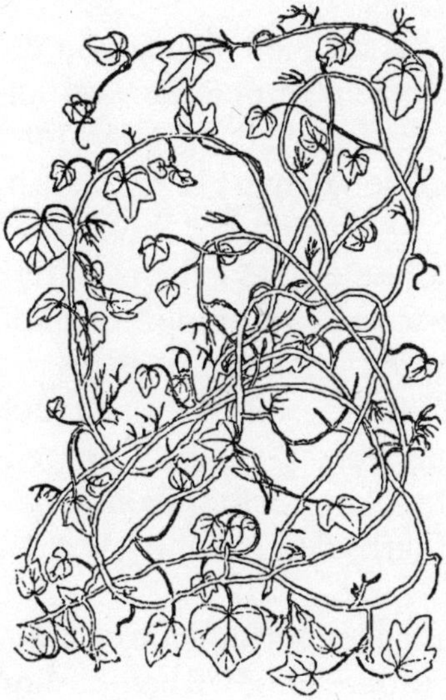

Efeu

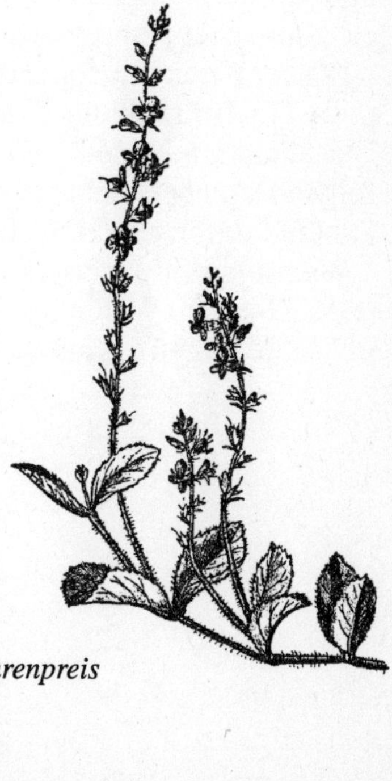

Ehrenpreis

Ehrenpreis *Veronica officinalis*

Allerweltsheil, Schlangenkraut, Männertreu

Von der Heilkraft des Ehrenpreis konnten sich schon die alten Römer überzeugen, als sie nach Germanien vordrangen. Im Mittelalter wurde diese Pflanze als Wundermittel gepriesen, und ein Gelehrter schrieb damals über den Ehrenpreis eine 300 Seiten starke Abhandlung. Wenn man über jemanden sagt, er habe so viele gute Eigenschaften wie der Ehrenpreis, so ist das ein großes Kompliment. Die Blütenblätter fallen bei Berührung leicht ab, was zu der Bezeichnung „Männertreu" geführt hat; allerdings ist auch der Name „Frauenlist" gebräuchlich. Weil die fein geäderten Blätter einem strahlenden Angesicht gleichen, gaben die frühen Christen der Pflanze den Namen „Veronica", das heißt wahres Bild des Herrn.

Pfarrer Kneipp betonte die gute Heilwirkung des Ehrenpreis bei Erkrankungen der Luftwege, bei Rheuma und Blasenentzündungen. Der äußerst wirksame Extrakt wird folgendermaßen hergestellt: frische Blätter im feuchten Zustand durch den Entsafter pressen.

Wichtig: kühl lagern. Die wirksamsten Ehrenpreiskräuter wachsen an Waldrändern und unter Eichen. Sie müssen in Sträußen getrocknet werden.

Vorkommen:	trockene Böden, Wälder, Wegränder
Beschreibung:	*Höhe:* 10–20 cm; am Boden kriechender *Stengel;* kleine, gegenständige, kurzgestielte, behaarte, sägeblattähnlich konstruierte *Blätter;* hochstehende blaue *Blüten; Frucht:* herzförmig, behaarte Kapsel
Offizinelle Teile:	Blüten, Blätter
Wirkstoffe:	Harz, Bitterstoffe, Saponin, Tannin, ätherische Öle
Blütezeit:	Juni bis August
Sammelzeit:	Juli/August
Eigenschaften:	hustenstillend, blutreinigend, verdauungsfördernd
Med. Anwendung:	*Tee* bei Gicht und Rheuma, zur Blutreinigung, bei Altersjucken, Husten, Nervosität, Arterienverkalkung *Extrakt* bei Ekzem, Rheuma, Gicht *Umschläge* bei Wunden am Schienbein
Dosierung und Zubereitung:	*Tee:* 2 TL = 2 g auf 1 Tasse Wasser; bis zu 3 Tassen täglich zu sich nehmen *Umschläge:* 50 g auf 1 l Wasser; 10 min kochen lassen.

Eibisch *Althaea officinalis*

Heilwurz, Samtpappel, Weiße Pappel

Der Eibisch gehört zu den Malvengewächsen und wird vor allem im Bereich des Thüringer Waldes auch heutzutage noch in Gärten angebaut. Wild kommt er hauptsächlich in Osteuropa und Sibirien vor. Der große weiße Stengel ist samtartig behaart. Die filzigen Blätter sind eiförmig, rund und gezähnt. In den Blatt-Achseln entspringen weiß-rote Blüten, die einem Doppelkelch ähneln. Die Staubbeutel sind violett.

Die Anwendung des Eibisch' wurde bereits von Dioskurides erwähnt, Karl der Große ließ ihn als Heilpflanze kultivieren, und Pfarrer Kneipp hat an sich selbst über längere Zeit die Wirkung des Tees bei Erkrankungen der Luft- und Harnwege erprobt.

Der Eibisch wirkt hauptsächlich infolge der in allen Pflanzenteilen enthaltenen Schleimstoffe. Eibischtee hat sich bei Blasenentzündungen, aber auch bei der Alltagskrankheit Schnupfen bewährt. Eibischblüten und -wurzeln, in Milch gesotten, ergeben einen Sirup (Schneckentee), der Kindern gegen Keuchhusten hilft. Falls bei Verbrennungen nichts Besseres greifbar ist, so bringt eine Auflage mit nassen Eibischblättern rasch Linderung.

Die Wurzeln sollen bei 35° Celsius getrocknet werden. Bei höheren Temperaturen werden Schleimstoffe und Stärke vernichtet. Leider wird diese Pflanze des öfteren vom Malvenrost befallen.

Vorkommen:	Europa, Asien; feuchte Gegenden; manchmal auch in Gärten angebaut
Beschreibung:	*Höhe:* bis zu 2 m; *Stengel:* filzig; *Blätter:* grün, gestielt, 4- bis 5-lappig, rundlich; *Blüten:* weiß, rosa; *Same:* braun
Offizinelle Teile:	Wurzeln, Blätter
Wirkstoffe:	Schleimstoffe, ätherische Öle, Stärke, Pektin, Lezithin, Säuren
Blütezeit:	Juni bis August
Sammelzeit:	*Blätter* Juni; *Wurzeln* im Spätherbst des zweiten Jahres
Eigenschaften:	schleimlösend, hustenbekämpfend, lytisch
Med. Anwendung:	*innerliche Anwendung:* bei Schleimhautentzündungen, Heiserkeit, Darmbeschwerden, Blasen- und Nierenleiden *Salbe* bei Ohrenschmerzen *Spülungen:* Mundhöhle, Scheide (nur mit Vorsicht) *Umschläge* bei Hauterkrankungen *Sirup* als Hustenmittel bei Kindern *Bäder und Kompressen* bei Geschwüren und Brandwunden
Dosierung und Zubereitung:	*Tee:* 5 Teile Eibischwurzel, 4 Teile Huflattichblätter, 3 Teile Süßholz, 1 Teil Veilchenwurzel: 1 EL auf

1 Tasse Wasser; 1/4 Stunde bei mäßiger Hitze ziehen lassen; abseihen
Kaltauszug (für Spülungen): 1 EL Droge auf 1/4 l Wasser; 12 Stunden ziehen lassen
Sirup: 10 Teile Wurzeln bzw. Blätter mit 5 Teilen Alkohol in 1/2 l Wasser (bzw. Milch) 3 Stunden ansetzen; kurz aufkochen; reichlich süßen
Bäder: 1 kleine Handvoll Eibischwurzeln mit 1/2 l kaltem Wasser übergießen, fünf Stunden lang zugedeckt stehen lassen, dann abseihen und leicht erwärmen; zum Baden und Waschen der betroffenen Körperstellen verwenden oder Kompressen darin anfeuchten. Noch wirksamer ist es, diese Flüssigkeit mit etwas Eibischtee, den man aus 1 EL Blättern und Blüten auf 1 Tasse kochendes Wasser herstellt, zu vermischen.

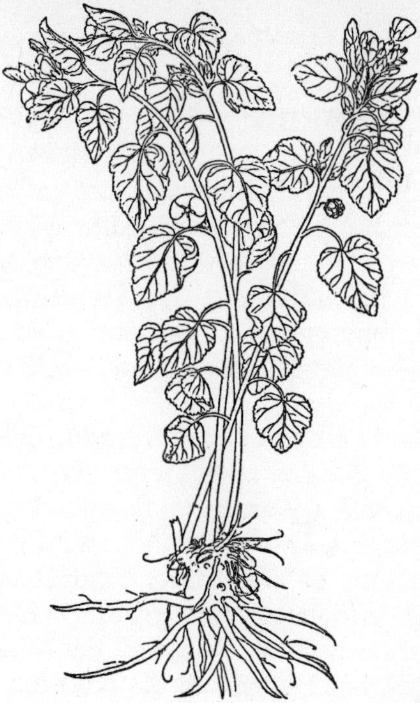

Eibisch

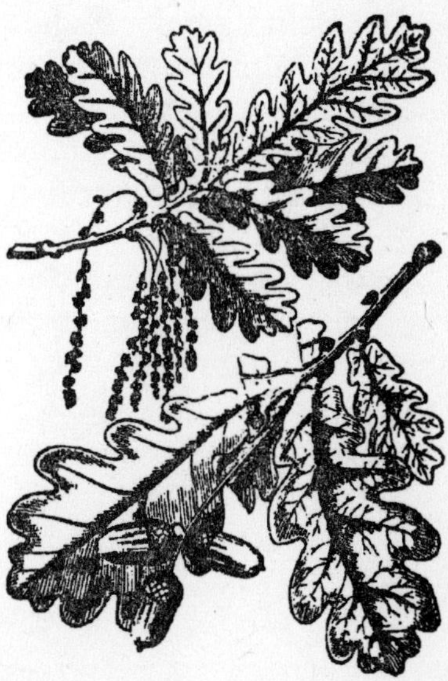

Eiche

Eiche *Quercus*

Eichelbaum

Die Eiche gehört zur Familie der Buchengewächse und ist ihr mächtigster Vertreter. Sie galt vielen Völkern wegen des wuchtigen Aussehens – Höhe bis 50 Meter – und des hohen Alters – bis 1000 Jahre – als heilig. Ihre Rinde wurde bereits im ersten Jahrhundert n. Chr. von dem griechischen Arzt Dioskurides gegen Blutspeien und Koliken empfohlen.

Unter Eichen wurde Recht gesprochen, in Eichenlauben hielt man Siegesfeiern ab. Bei den alten Germanen, aber auch in jüngster Vergangenheit wurden tapfere Soldaten mit Eichenlaub ausgezeichnet. Das Eichenholz wird wegen seiner Beständigkeit geschätzt; früher fand es im Schiffbau Verwendung. Die Eicheln sind vor allem in Notzeiten ein beliebtes Schweinefutter. Während der Weltkriege dienten die gemahlenen Eicheln als Kaffee-Ersatz.

Die Heilkräfte der Eiche sind vielen Leuten leider nicht geläufig. Umschläge und Bäder aus der abgekochten Rinde helfen bei unreiner Haut und beschleunigen die Heilung von älteren Wunden. Gurgeln mit Eichenblätterwein empfiehlt sich bei Halsentzündungen (Angina).

Bei der Eiche kann man übrigens zwei Arten, nämlich Sommer- und Wintereiche, anhand von kurz- bzw. langgestielten Blättern unterscheiden. Übrigens können beide einen Stammumfang bis zu 11 Meter erreichen.

Vorkommen: Mitteleuropa, lichte Laubwälder

Beschreibung: *Rinde:* rautenförmig geschuppt; *Holz:* gelb-rot, hart; *Blätter:* federlappig oval, bei Sommereiche kurz, bei Wintereiche langgestielt; *Blüten:* Kätzchen, locker hängend, gelb-grün; *Früchte:* Eicheln, länglich-eiförmig, von schuppigem Fruchtbecher bedeckt

Offizinelle Teile: Blätter, Eicheln, Rinde

Wirkstoffe: Gerbstoffe, Gallussäure, Quercit, Stärke, Zitronensäure, Bitterstoffe, Harz

Blütezeit: April/Mai

Sammelzeit: *Blätter* Juni; *Eicheln* Herbst; *Rinde* Frühjahr

Eigenschaften: antiseptisch, schleimlösend, fiebersenkend, die Verdauung fördernd

Med. Anwendung: *Umschläge* bei unreiner Haut, *Bäder* bei Fußschweiß, Frostbeulen, Hämorrhoiden, Wunden

Gurgeln mit Eichenblätterwein bei Angina, Zahnfleischentzündung

Tee aus Eicheln und Eichentinktur bei Durchfall, Darmkatarrh und Magenschleimhautentzündungen

Dosierung und Zubereitung: *Tee:* 1–2 TL = 3 g auf 1 Tasse Wasser; 10 min kochen; täglich 2 Tassen trinken. Bei Durchfall hat sich die

Abkochung von 1 TL Rinde auf 1 Glas Rotwein bewährt. Die Rinde wirkt stark zusammenziehend und kann deshalb bei empfindlichen Menschen die Verdauungswege reizen. Im Zweifelsfalle sollte man deshalb einen Eichenblättertee verwenden, der nicht so stark wirkt wie die Rinde. Dafür nimmt man 1 EL getrocknete, zerkleinerte Eichenblätter auf 1 Tasse kochendes Wasser, läßt einige min ziehen und seiht dann ab. Die Dosierung ist wie beim Rindentee.

Spülung: 2 EL feingeschnittene Eichenrinde in 1/2 Liter Wasser 15–20 min kochen, abseihen, mehrmals täglich gurgeln

Bäder: 1 kg Rinde auf 2,5 l Wasser; entsprechend verdünnen; 2mal pro Woche baden (Dauer 20 min)

VORSICHT! Nicht in eisernen Gefäßen zubereiten! Als Gegengift bei Vergiftungen ist die Eiche nicht geeignet!

Engelwurz *Angelica archangelica*

Brustwurz, Gartenangelik

Der echte Engelwurz kommt bei uns nur vereinzelt vor. Der Waldengelwurz (*Angelica silvestris; silva* = Wald) gedeiht bedeutend häufiger. Der echte Engelwurz ist durch seine großen, in 20 bis 25 Dolden angeordneten, von Bienen umschwärmten Blüten unverkennbar. Die zerriebenen Blätter haben einen stark aromatischen Geruch.

Eine Legende sagt, der Erzengel Gabriel habe dieser Pflanze die Heilkraft verliehen, und zur Zeit der großen Epidemien versuchte man mit ihr die Pest abzuwehren.

Das Pulver wird aus der zweijährigen Wurzel gewonnen. Zur Likörherstellung nimmt man 1 Teil Engelwurz und 2 Teile Salbei sowie eine Messerspitze Thymian und Majoran; das Ganze, 6 bis 8 Tage in Branntwein eingelegt, in den warmen Ofen stellen; anschließend 1 Pfund Zucker zufügen; vor dem Genuß allerdings noch verdünnen.

In nördlichen Ländern war der Engelwurz lange Zeit die einzige pflanzliche Speise. Auch heutzutage wird er dort gelegentlich noch als Gemüse gegessen.

Obwohl die Pflanze viele gute Wirkungen hat, hilft sie sicher nicht, wie lange behauptet, bei schweren Vergiftungen.

Beim Sammeln ist Vorsicht geboten: Der Engelwurz kann leicht mit dem Roßkümmel oder dem giftigen Schierling verwechselt werden!

Vorkommen: in Europa, bevorzugt an feuchten Stellen

Beschreibung: *Höhe:* bis zu 2,80 m; *Stengel:* rötlich, verzweigt, kräftig, hohl; *Blätter:* dreifach gelappt mit heller Unterseite; *Blüten:* hellgrün in vielen (20–25) großen, halbkugeligen Dolden; *Früchte:* mit gewellten Flügeln; *Pfahlwurzel*

Offizinelle Teile: Wurzel

Wirkstoffe: Cumarin, Wachs, Harz, Gerbstoffe, Phellandren

Blütezeit: Juni bis August

Sammelzeit: *Wurzel* Herbst

Eigenschaften: schweißtreibend, tonisch, die Verdauung fördernd, appetitanregend

Med. Anwendung: *Tee* bei Blähungen, Verdauungsstörungen, Menstruationsbeschwerden, Katarrhen, zur Blutreinigung
Pulver bei Hautunreinheiten
Likör bei Nervosität
Honig in der Schwangerschaft
Bäder bei Gicht, Rheuma, Nervenschmerzen

Dosierung und Zubereitung: *Tee:* 1/2 TL Wurzelpulver auf 1 Tasse Wasser; kalt ansetzen; kurz aufkochen; 5 min ziehen lassen und täglich nicht mehr als 3 Tassen vor

den Mahlzeiten. Oder 1 TL Samen mit 1 Tasser kochendem Wasser übergießen, ziehen lassen, abseihen
Pulver: täglich mehrmals 1 Messerspitze einnehmen
Likör: 50 g auf 1 l Branntwein
Bäder: 1 Handvoll Wurzeln in 1 l Wasser kurz aufkochen und noch einige min ziehen lassen, dann abseihen und die Flüssigkeit dem Badewasser zusetzen. Statt der Wurzeln kann man auch Samen verwenden.

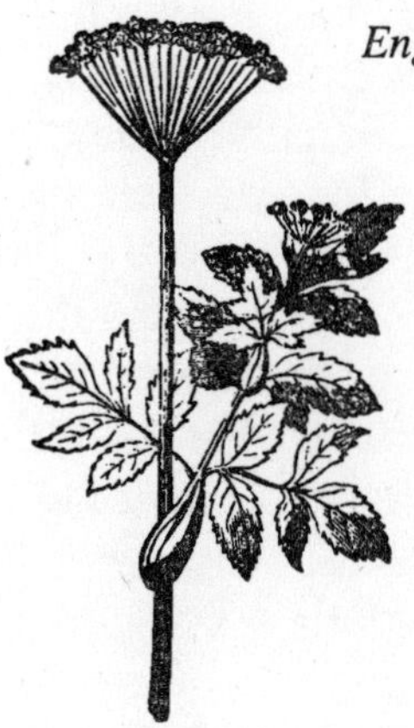

Engelwurz

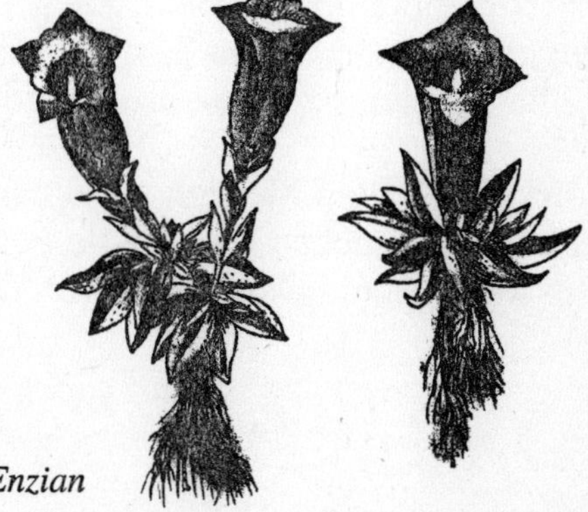

Enzian

Enzian *Gentiana lutea*

Bitterwurz, Kreuzwurz

Von den über hundert Enzianarten kommen nur 39 im Alpengebiet vor. Der gelbe Enzian steht unter Naturschutz. Von dieser Pflanze sieht man lange Zeit nur eine krautartige Blattrosette, erst nach sieben Jahren kommt der Stengel zum Vorschein. Die Pflanze kann bis zu 50 Jahre alt werden. Typisch für den gelben Enzian sind die in den Blatt-Achseln sitzenden, in Scheindolden angeordneten gelben Blüten, von Blättern schützend umgeben.

Die Wurzeln sollen im Herbst ausgegraben, geschnitten und dann gebrannt werden. Dies ist nicht einfach, da Wurzelausläufer oft 1,5 m in den Boden reichen und mehrere Kilogramm schwer werden können. Die Pflanze steht allerdings ohnehin unter Naturschutz.

In Branntwein angesetzt, ergibt sich eine Tinktur, die ausgezeichnet bei Verdauungsschwäche hilft; bei Appetitlosigkeit nimmt man 1 Eßlöffel in 1/2 Glas Wasser; bei schwachen Nerven kann man 20 Tropfen auf Zucker einnehmen. Auch Enzianwein fördert die Verdauung. Gegen Fieber hilft er – obwohl dies verschiedentlich behauptet wird – allerdings nicht.

Als es noch keine chemischen Färbemittel gab, wurde der gelbe Enzian in der Textilverarbeitung verwendet. Die gelben Blüten ergeben einen kräftigen Farbton.

Vorsicht: Hüten Sie sich vor einer Überdosierung, Übelkeit und Erbrechen können die Folge sein!
Bei Magen- und Darmgeschwüren nicht anwenden.

Vorkommen:	bis 3000 m Höhe; Almen, Bergwiesen
Beschreibung:	*Höhe:* bis 1,5 m; *Stengel:* rund, glatt, hohl, aufrecht; *Blätter:* gegenständig, eiförmig, zugespitzt, fünfnervig, basal gestielt; *Blüte:* gelb, teils rot gefleckt, in zehnblütigen Scheindolden; *Wurzel:* bitterer Geschmack
Offizinelle Teile:	Wurzeln
Wirkstoffe:	Bitterstoffe, Pectin, Vitamine, Farbstoffe
Blütezeit:	Juli/August
Sammelzeit:	Herbst
Eigenschaften:	verdauungsfördernd, beruhigend
Med. Anwendung:	*Tinktur, Tee, Wein* zur Appetitanregung, Verdauungsförderung, bei Nervenschwäche
Dosierung und Zubereitung:	*Tinktur:* 60 g Wurzeln 1 Woche in 50 ml 60%igem Alkohol ziehen lassen; vor Genuß abseihen *Tee:* 2,5 g = 1 TL auf 2 Tassen Wasser; kurz aufkochen; 5 min ziehen lassen; 1 Stunde vor dem Essen 1 Tasse trinken *Wein:* 1 Wurzel in 2 l Rot- oder Weißwein 1 Woche ziehen lassen *Pulver:* 3mal täglich 1 Messerspitze.

Fenchel *Foeniculum vulgare*

Brotsamen, Frauenfenchel

Der Fenchel, ein Doldenblütler, stammt aus dem Mittelmeergebiet. Bei uns konnte er in wilder Form nicht so richtig heimisch werden. Der Fenchel ist eine zweijährige Pflanze; im ersten Jahr werden nur die gefiederten schmalen Blätter sowie die Wurzel gebildet, und erst im zweiten Jahr erreicht der Stengel seine Höhe von 2 m. Von einem nahen Verwandten, dem Dill, unterscheidet er sich durch die Früchte und die Blattscheiden; diese sind beim Fenchel doppelt so lang (5–6 cm). Es gibt darüber hinaus mehrere Fenchelarten mit unterschiedlichem Gewürzgehalt der Früchte, wobei das Spektrum von süß bis zu bitter reicht. Die knollenförmig aufgetriebenen Blattscheiden werden als Gemüse gegessen.

Wie jedem von uns bekannt ist, hat der Fenchel, besser gesagt die Frucht, einen stark würzigen Geschmack und einen aromatischen Geruch; daher auch seine Beliebtheit als Gewürzpflanze. Neben der Geschmacksverbesserung besitzt der Fenchel noch eine verdauungsfördernde Wirkung. Das Kochen mit Fenchel hat also noch einen weiteren positiven Aspekt.

Die ätherischen Öle sind krampflösend und harntreibend. Der Fencheltee, 3mal täglich 1 Tasse nach dem Essen, dient der Beruhigung: mit Schafgarbe gemischt, lindert er Leber- und Pankreasleiden. Kindern soll man 1 Teelöffel Fenchel mit 1 Tasse Milch zubereiten; mit Honig gesüßt, wird die beruhigende Wirkung noch verstärkt. Augenbäder sind öfter am Tage und außerdem kurz vor dem Schlafengehen zu machen.

Vorkommen: Mittelmeergebiet

Beschreibung: *Stengel:* verzweigt, kahl, glänzend; *Blätter:* nadelförmig, gestielt, blaugrün; *Blüten:* gelb, unscheinbar, klein, in großen Dolden angeordnet; *Wurzelstock:* kräftig, verholzt; *Früchte:* kornförmig, dunkelgrau, kahl

Offizinelle Teile: reife Früchte

Wirkstoffe: Stärke, Alkaloide, Vitamine A, B, C, E, Mineralstoffe, ätherische Öle

Blütezeit: Juni bis August

Sammelzeit: *Früchte* September/Oktober

Eigenschaften: Die Verdauung regulierend, schleimlösend, diuretisch (harntreibend), spasmolytisch (krampflösend)

Med. Anwendung: *Tee* zur Beruhigung, bei Blähungen gleichzeitig mit Kümmel und Anis, Verschleimung der Atemwege
Likör bei Verdauungsschwäche, Appetitmangel, Husten, Bronchitis
Augenbäder und *-kompressen* bei überanstrengten Augen

Dosierung und Zubereitung: *Tee:* 2 g = 1 TL auf 1 Tasse Wasser, aufkochen, 10 min ziehen lassen
Likör: 25 g Samen auf 1/2 l
Bäder und Kompressen: 1 TL Fen-

chelsamen mit 1/4 l kochendem Wasser übergießen. Nach dem Abkühlen abseihen und mehrmals täglich für Augenbäder oder -kompressen verwenden

VORSICHT! Fenchelöl sollte von Säuglingen, Kleinkindern und Schwangeren nicht verwendet werden.

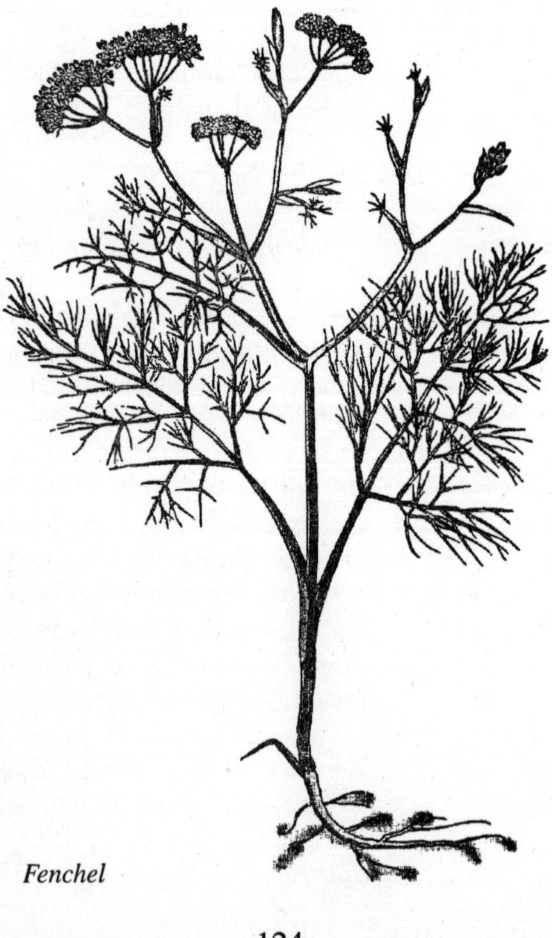

Fenchel

Fichte *Picea*

Rottanne

Die Fichte ist auf der ganzen Nordhalbkugel verbreitet. Der Stamm erreicht im Extremfall einen Durchmesser von 2 m; ihr Alter wird mancherorts auf 1000 Jahre geschätzt. Die Nadeln sind vierkantig; daher ist eine Unterscheidung von den flachen Tannennadeln ohne Schwierigkeiten möglich. Auch die Zapfen stehen nicht wie bei der Tanne, sondern hängen.

Die Fichte enthält Terpentin. Wenn dieser Stoff aus dem Baum austritt und das darin enthaltene Öl verdunstet, dann bleibt das klebrige Harz an der Rinde zurück. Es soll angeblich ein Stilbenderivat enthalten, also eine ähnliche Wirkung wie die weiblichen Geschlechtshormone besitzen. Die medizinische Anwendung dieser Entdeckung ist aber bis zum heutigen Zeitpunkt noch unklar.

Das Terpentinöl ruft leider oft eine Hautreizung hervor. Bei starker Konzentration kann es sogar zur Hautnekrose, also zur Zerstörung und zum Verfall der Haut kommen. Es sind noch weitere Vorsichtsmaßnahmen zu beachten: Bei Überdosierung ist Kopfschmerz möglich; auch allergische Reaktionen sind schon vorgekommen. Schließlich wurden Lähmungen des zentralen Nervensystems beschrieben.

Das Öl kann in Salbenform, aber auch als Inhalation oder Badezusatz Verwendung finden. Die Holzkohle der Fichte entfaltet die gleiche Wirkung wie die bekannte Aktivkohle. Sie ist stark saugend; daher auch die Anwendung bei Darminfektion und Vergiftung. Die Verordnung sollte allerdings nur vom Arzt vorgenommen werden.

Vorkommen:	in Europa in Wäldern; kultiviert in Parks; bis 2300 m Höhe
Beschreibung:	*Höhe:* bis 60 m; kegelförmiges *Aussehen;* rauhe *Rinde;* vierkantige *Nadeln;* hängende *Zapfen* (in Wipfelnähe)
Offizinelle Teile:	Nadeln, Zapfen
Wirkstoffe:	Harze, ätherische Öle, Vitamin C
Blütezeit:	Mai
Sammelzeit:	April/Mai
Eigenschaften:	auswurffördernd, durchblutungsfördernd, schweißtreibend, schmerzlindernd
Med. Anwendung:	*Öl* bei Atemwegserkrankungen, starkem Husten, Asthma, Stoffwechselstörungen, Rheuma, Nervosität, in der Rekonvaleszenz, bei Lungengangrän *Tee* bei Katarrh, Muskelkater *Holzkohle* bei Magen-Darminfektionen, Vergiftungen *Badezusatz* bei Nervosität, Rheuma *Pflaster* bei Neuralgien
Dosierung und Anwendung:	*Öl*: 20 Tropfen mehrmals täglich *Inhalation:* 1 TL Öl auf 1 Glas heißes Wasser *Badezusatz:* 2 EL Öl bzw. Abkochung mit 500 g Zapfen/Nadeln

Tee: 10 g Nadeln auf 1 Tasse Wasser, 12 Stunden einweichen; dann kurz aufkochen; 10 min ziehen lassen

VORSICHT!

Überdosierung vermeiden!
Bei Bronchialasthma oder Keuchhusten nicht anwenden!

Fingerhut

Digitalis purpurea, Digitalis lanata, Digitalis lutea

Teufelsglocke, Waldschelle

Der Fingerhut gehört zur Familie der Rachenblütler. Er liebt sandige, kalkarme Böden. Im ersten Jahr sieht man vom Fingerhut nur die bodenständige Blattrosette, erst im zweiten Jahr schießt der behaarte Stengel bis zu 1,5 m nach oben. Er trägt längliche, runzelige, auf der Unterseite graufilzige Blätter. Die fingerhutähnlichen Einzelblüten stehen in einer Traube. Der schottische Arzt William Withering entdeckte 1775 zufällig die wassertreibende und herzstärkende Wirkung dieser Pflanze.

Alle Teile des Fingerhutes enthalten den Wirkstoff Glykosid. Bis heute ist es noch nicht gelungen, diesen Stoff im Labor zu synthetisieren. In der Pharma-Industrie werden die Medikamente nur aus dem roten Fingerhut (*Digitalis purpurea*) gewonnen; gelber und wolliger (*Digitalis lanata* bzw. *lutea*) Fingerhut besitzen gleichfalls wirksame Inhaltsstoffe.

Die Digitalis-Glykoside üben Effekte auf die Herzmuskulatur der linken Kammer sowie auf das Reizleitungssystem aus. Ist das Herz trotz eines ausreichenden venösen Angebotes nicht in der Lage, die Peripherie mit genügend Sauerstoff zu versorgen (Herzinsuffizienz), so kann *Digitalis* die Reservekräfte mobilisieren. Ist bereits eine Herzmuskelverdickung oder eine Kammererweiterung eingetreten, dann ist der richtige Zeitpunkt für den Fingerhut gekommen.

Heilende Wirkung und Gefahr einer Überdosierung liegen hier aber eng beieinander, so daß die Therapie nur in enger Abstimmung mit dem Arzt erfolgen sollte.

Vorkommen: in Westeuropa, Nordwestafrika, sonnige Lagen

Beschreibung: zweijährig; *Höhe:* bis zu 1,5 m; *Blüten:* Traube aus fingerhutähnlichen Einzelblättern

Offizinelle Teile: Blätter von zweijährigen Pflanzen

Wirkstoffe: Glykoside, Saponine, Flavone, Gerb- und Schleimstoffe, Säuren, Mangan

Blütezeit: Juni bis August

Sammelzeit: Juli bis August

Eigenschaften: herzwirksam, den Harnfluß fördernd

Med. Anwendung: *Pulver, Pillen, Spritze, Tropfen* bei Herzschwächen verschiedenster Art (Hypertrophie, Klappenfehler, Infektionskrankheiten)

Dosierung und Zubereitung: Dies bleibt stets dem behandelnden Arzt vorenthalten

VORSICHT! Pflanze nicht selber sammeln! Auf Fertigpräparate aus der Apotheke zurückgreifen.
Nicht gleichzeitig mit Kalzium einnehmen!
Pflanze ist sehr giftig (Symptome der Vergiftung: Farbsehen, Erbrechen, Herzrhythmusstörungen).

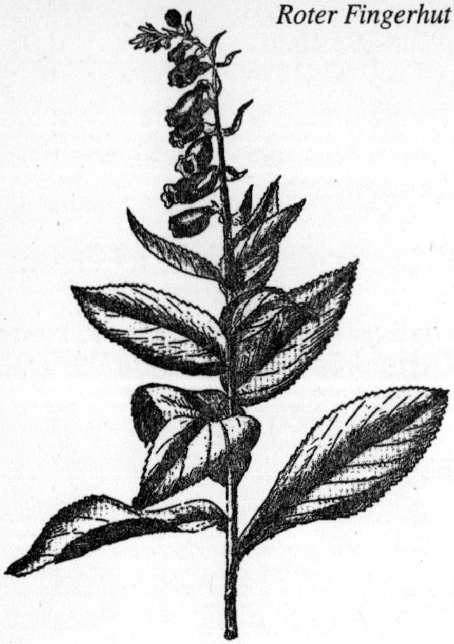

Roter Fingerhut

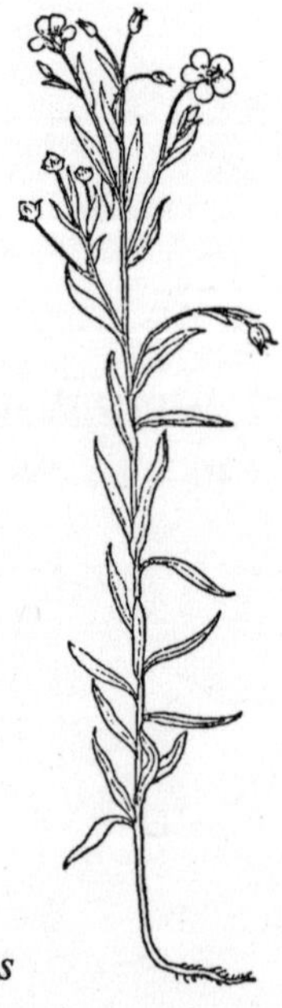

Flachs

Flachs *Linum usitatissimum*

Lein

Der Flachs, auch Lein genannt, ist in niedrigen Lagen Südeuropas zu Hause. Heutzutage wird er vor allem in den USA, Kanada und in Asien angebaut. Der aufrechte, dünne, bis zu 1 m hohe Stengel ist reichlich mit Blättern besetzt. Aus den blauen Blüten entsteht eine oben zugespitzte runde Kapsel, die meist zehn abgeflachte, bräunlich glänzende Leinsamen enthält. Hieraus wird das Leinsamenöl gewonnen, das auch in mancher Margarinesorte ist.

Die Heilkraft des Flachses ist schon lange bekannt. Versteinerte Samen wurden in der Cheops-Pyramide gefunden. Der Flachs lieferte unseren Vorfahren Nahrung und Kleidung; im Laufe der Zeit wurde er allerdings von der Baumwolle verdrängt. Zur Herstellung von Linoleum und Kitt ist er dagegen immer noch notwendig.

Das Leinöl beugt wissenschaftlich erwiesen der Arteriosklerose, der Wohlstandskrankheit Nummer eins, vor. Die ungesättigten Fettsäuren verhindern nämlich eine Lipoidose der Intima (Vorstufe der Arteriosklerose).

Getrockneter Leinsamen tut als Ballaststoff bei Verstopfungen gute Dienste; gekochter Leinsamen hilft bei Verdauungsstörungen und Bronchitis. Das Gurgeln von Abkochungen empfiehlt sich bei Schmerzen im Mundbereich. Auflagen aus Leinölbrei helfen bei Entzündungen.

Vorsicht: Immer mit ausreichend Flüssigkeit einnehmen!

Vorkommen:	Mittelmeerraum, nicht über 1000 m
Beschreibung:	*Stengel:* aufrecht, teils leicht gebogen, an der Spitze verzweigt; *Blätter:* stiellos, wechselständig, lanzettförmig, dreinervig, dunkelgrün; *Blüten:* hellblau mit 5 Kelchblättern; *Kapsel* mit 8–10 Samen
Offizinelle Teile:	Samen
Wirkstoffe:	Vitamine (besonders Vitamin F), Glykoside, ungesättigte Fettsäure, Öle, Schleimstoffe, Lecithin
Blütezeit:	Juli/August
Sammelzeit:	August/September
Eigenschaften:	diuretisch, die Verdauung regulierend, die Arteriosklerose hemmend
Med. Anwendung:	gequollener und geschroteter Leinsamen bei Verstopfung, Entzündungen im Magen-Darm-Trakt *Öl* zur Prophylaxe der Arteriosklerose, zur Stärkung der Abwehr *Auflagen* (Leinölbrei) bei Entzündungen, Furunkeln, Abszessen
Dosierung und Zubereitung:	*Tee:* 1 EL Samen in 1 l Wasser 1/2 Stunde kochen lassen; abseihen; süßen; täglich 2 Tassen trinken *Öl:* 3mal täglich 1 EL *Auflage:* 1 EL zerriebener Same mit wenig Wasser mischen.

Frauenmantel *Alchemilla vulgaris*

Taumantel, Muttergottesmantel

Der Frauenmantel ist stark mit religiösen Vorstellungen verbunden. Zu Fronleichnam bindet man in manchen Gegenden Kränze aus Frauenmantel, um den Herrgottswinkel zu schmücken. Die Pflanze ist der Jungfrau Maria geweiht und wird hauptsächlich bei Frauenleiden angewendet. Bei vorhergehenden Fehlgeburten wird Frauenmantel ab dem dritten Schwangerschaftsmonat empfohlen. Der Schweizer Pfarrer Künzle schreibt dazu: „Zwei Drittel aller Frauenoperationen werden bei rechtzeitiger und langdauernder Anwendung dieses Heilkrautes völlig überflüssig. Mancher geschlagene Witwer hätte noch seine Frau, wenn er diese Gottesgabe rechtzeitig erkannt hätte.“ Vor der Französischen Revolution glaubte man sogar, der Frauenmantel könne die verlorene Jungfräulichkeit wieder zurückbringen.

Eine Form des Frauenmantels, die in höheren Lagen wächst, der Silbermantel, hilft vor allem bei Fettleibigkeit. Die Bezeichnung Taumantel rührt daher, daß in den voll entwickelten Blättern oft ein Wassertropfen (Tau) blinkt.

Vorkommen: Gebirge, feuchte Wiesen, Wald- und Wegränder

Beschreibung: *Höhe:* 10–30 cm; fester, hellgrüner *Stengel;* gelbgrüne *Blüten, Kelch* mit 4 Blättern; 1 *Griffel;* halbkreisförmige, sieben- bis neunlappige *Blätter* mit langen Stielen; schwarzer, kräftiger *Wurzelstock;* säuerlicher *Geschmack*

Offizinelle Teile: Blätter, Blüten

Wirkstoffe: Säuren, Kohlenhydrate, Gerbstoffe

Blütezeit: Mai bis Oktober

Sammelzeit: Mai bis Juli

Eigenschaften: wundheilend, beruhigend, entzündungshemmend, gegen Durchfall

Med. Anwendung: als *Tee* bei Frauenleiden, Muskel- und Gliederschmerzen, Durchfall
als *Bad* bei schwachen Kindern und bei Frauenleiden
Gurgeln nach Zahnentfernung
lokal bei langsam heilenden Wunden

Dosierung und Zubereitung: *Tee:* 3 TL = 2 g auf 1 Tasse heißes Wasser; 5 min ziehen lassen; täglich 2 Tassen warm trinken
Gurgelwasser: 100 g auf 1 l Flüssigkeit; 2 min kochen; 10 min ziehen lassen; abseihen

Umschläge: 50 g Blätter und Blüten auf 1 l Wasser; 10 min kochen; täglich die Kompressen frisch tränken. *Bäder:* Übergießen Sie 1 kleine Handvoll Frauenmantel mit 1/2 l kochendem Wasser. Nach dem Abkühlen abseihen und den Absud ins Sitz- oder Vollbad geben bzw. zu Waschungen und Spülungen verwenden

VORSICHT! Durchfälle bei kleinen Kindern durch den Arzt behandeln lassen!

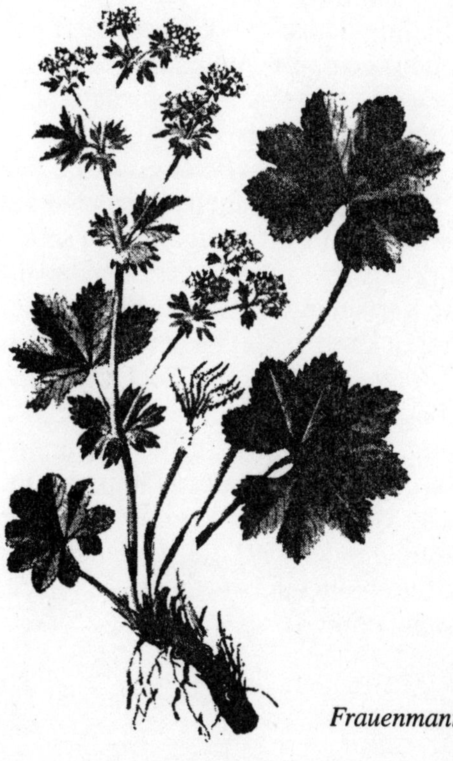

Frauenmantel

Gamander *Teucrium chamaedrys*

Edelgamander

Der Gamander wächst gerne an trockenen, warmen Orten auf kalkhaltigen Böden. Deshalb ist er in Südeuropa zu Hause. Der griechische Name *chamaedrys* weist auf die Ähnlichkeit der Blätter mit den Eichenblättern (*drys* = die Eiche). Der Gattungsname geht auf *Teucros,* einen griechischen Helden, zurück, der durch die Wirkung dieser Pflanze von einem schweren Leiden geheilt wurde. Die Heilkraft war schon den alten Römern bekannt. Plinius zum Beispiel empfahl Gamander bei unstillbarem Husten, und Karl V. soll die Pflanze wegen der guten Wirkung bei seinem Gichtleiden sehr hoch geschätzt haben.

Neben dem echten Gamander gibt es noch den Alpengamander (*Teucrium montanum,* auch Alpenbalsam genannt). Diese sehr niedrige Pflanze bedeckt große Flächen (wie ein Moos) und hat von allen Arten die stärkste Heilkraft. Der Gamander ist auch eine Gewürzpflanze. Er entfaltet besonders in Kartoffelgerichten sein Aroma.

Das Wirkungsspektrum des Gamanders ist breit: So fördert er die Verdauung, senkt das Fieber und heilt Wunden. Des weiteren kann er wegen seiner diuretischen Wirkung zur unterstützenden Therapie bei Ödemen verwendet werden. Er beseitigt außerdem Lungen- und Luftröhrenverschleimung. Bevorzugt wird bei längerem Gebrauch der Tee, der aromatisch, aber etwas bitter schmeckt. Auch zur Herstellung von Kräuterlikören ist er geeignet, die wegen ihrer stimulierenden und die Verdauung fördernden Wirkung weit verbreitet sind (vor den Mahlzeiten 1 Schnapsglas zu sich nehmen).

Vorkommen:	in Südeuropa bis 2000 m Höhe
Beschreibung:	*Höhe:* bis 50 cm; ausdauernde Pflanze; *Stengel:* dünn, rötlich, anfangs kriechend, dann aufrecht; *Blätter:* ledrig, runzelig, dunkelgrün, glänzend, Unterseite filzig, gezähnt, kurz gestielt; *Blüten:* rosa, als Scheintraube in den Blatt-Achseln; braune *Früchte;* bitterer *Geschmack;* aromatischer *Geruch*
Offizinelle Teile:	Blätter, blühende Sproßspitzen
Wirkstoffe:	ätherische Öle, Gerb- und Bitterstoffe
Blütezeit:	Mai bis September
Sammelzeit:	Mai bis September
Eigenschaften:	schleimlösend, cholagogisch (galletreibend), die Verdauung fördernd, wundheilend, fiebersenkend, entzündungshemmend, hustenstillend
Med. Anwendung:	*Tee* bei Husten, Verdauungsschwäche, Fieber, Entzündungen, Leber- und Galleleiden, Verschleimung von Lunge und Bronchien
Dosierung und Zubereitung:	*Tee:* 2 g auf 1 Tasse; kurz aufkochen, 10 min ziehen lassen und trinken *Likör:* 5 g getrocknete Sproßspitzen in 50 ml 70%igem Alkohol ansetzen.

Gänseblümchen *Bellis perennis*

Maßliebchen

Das Gänseblümchen gehört zur Familie der Korbblütler; es hat eine bodenständige Blattrosette, aus der ein kurz behaarter Stengel emporsteigt. Die goldgelbe kleine Blütenscheibe ist von weißen, auf der Unterseite gefärbten Blütenblättern umgeben.

Ähnlich einer Sonnenblume orientieren sich die Blütenköpfe nach der Sonne, sind also morgens gen Osten und abends gen Westen geneigt. Die winterfeste Pflanze blüht fast immer; der lateinische Name, wörtlich übersetzt, heißt: „Das ganze Jahr über schön". Im Mittelalter geriet das Gänseblümchen in Verruf und wäre beinahe ausgerottet worden; man sagte ihm nämlich nach, es würde bei schwangeren Frauen einen Abgang herbeiführen.

Die zerstoßenen Blüten dienen als Auflage bei Prellungen und Verstauchungen. Außerdem wird die Pflanze bei Verschleimung und unregelmäßiger Menstruation verwendet. Eine Beimischung zum Tee soll Kindern helfen, die größenmäßig hinterherhinken. Früher legte sich der Gichtiker das Gänseblümchen in die Schuhe, um einem neuen Anfall vorzubeugen.

Frischer Saft kann im eigenen Haushalt mit der Fruchtpresse gewonnen werden. Das Kraut wird gerne Salaten beigemischt. Der Geschmack ist erst süßlich, später bitter. Die Blüten müssen im Schatten getrocknet werden.

Vorkommen:	Mitteleuropa; Wiesen, Felder, Wege
Beschreibung:	*Höhe:* bis 15 cm; *Blüten:* im Zentrum gelb, *Hüllblätter* weiß, auf der Unterseite rot, zweireihig, länglich; *Blätter:* bodenständige Rosette von ovalen, gestielten Blättern, einnervig
Offizinelle Teile:	Blüten, Blätter
Wirkstoffe:	Gerb- und Bitterstoffe; Schleim; Harz; Säuren
Blütezeit:	März bis November
Sammelzeit:	März bis September
Eigenschaften:	schleimlösend, blutreinigend, hautreinigend, entzündungshemmend
Med. Anwendung:	*Tee, Saft* bei Verschleimung, Leberleiden; zur Blutreinigung, bei Menstruationsbeschwerden *äußerliche Anwendung:* bei unreiner Haut *Auflage* bei Verstauchungen und Zerrungen
Dosierung und Zubereitung:	*Tee:* 1 EL auf 1 Tasse kochendes Wasser; 10 min ziehen lassen; abseihen; Tagesdosis 2 Tassen *Saft:* immer frisch pressen; täglich 3mal 1 TL *Auflagen:* Kompressen in Tee tränken.

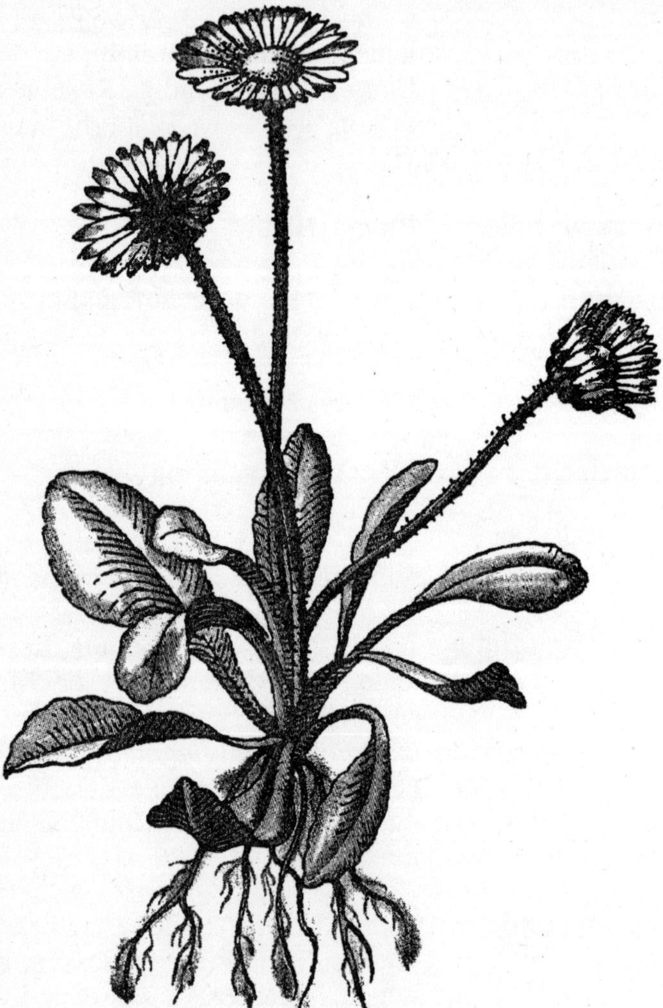

Gänseblümchen

Ginkgo *Ginkgo biloba*

Ginkgo

Der Ginkgo-Baum ist in China und Japan beheimatet. Er ist mit unseren Nadelhölzern verwandt. Der bis zu 40 m hohe Baum steht im fernen Osten seit Menschengedenken in hohem Ansehen. Im 18. Jahrhundert war er in Europa, vor allem in Parks und Alleen, verbreitet. Leider ist sein Bestand in den letzten Jahren stark zurückgegangen. Der Baum fällt durch die breit ausladenden Äste auf. Die hellgrünen, fächerförmigen Blätter sitzen an langen Stielen und sind äußerst dekorativ. Die Früchte sind pflaumenartig und sehr giftig! Die eigenartige Form der Ginkgoblätter gilt als Symbol der Einheit in der Zweiheit. Diese Interpretation hat bereits Johann Wolfgang von Goethe in seinen „West-östlichen Divan" übernommen.

Die Hauptwirkstoffe des Ginkgo, die Flavone, sitzen in den Blättern. Der Ginkgo verbessert die Durchblutung. Er erweitert die kleinen Arterien und die Arteriolen, fördert darüber hinaus die Bildung eines Umgehungs-(Kollateral-) Kreislaufes und nimmt den ischämischen Wundschmerz (der Schmerz aufgrund von Sauerstoffmangel).

Auch bei folgenden Krankheiten, die alle auf mangelnde Durchblutung zurückzuführen sind, hat er sich bewährt: Gedächtnisschwäche, Ohrensausen, Schwindel und Kopfschmerz. Außerdem soll er Depressionen vertreiben.

Man nimmt die Ginkgo-Droge am besten als Tropfen oder Dragées. Aber auch hier gilt: Es ist besser, die Risikofaktoren (erhöhter Blutdruck, Hypercholesterinämie, Nikotinabusus, Diabetes, Adipositas) auszuschalten, als zu Medikamenten zu greifen.

Vorkommen:	China, Japan, kultiviert in Europa
Beschreibung:	weit ausladende *Äste; Blätter:* fächerförmig; *Früchte:* pflaumenartig, gelb
Offizinelle Teile:	Blätter
Wirkstoffe:	Flavone, Glykoside, Laktone, Säuren, Ester, Wachs, Paraffine
Blütezeit:	spätes Frühjahr
Sammelzeit:	Spätsommer
Eigenschaften:	anregend, durchblutungsfördernd, gefäßerweiternd
Med. Anwendung:	*Tropfen, Dragées* bei Durchblutungsstörungen, Kopfschmerz, Nervosität, Gedächtnisschwäche, Kältegefühl *Extrakt* als Injektion bei Hirnödemen (dem Fachmann überlassen)
Dosierung und Zubereitung:	Durchschnittlich 3mal täglich 2 *Dragées* *Tropfen:* 3mal täglich 15 Tropfen über mehrere Wochen *Injektion:* täglich durchschnittlich 3 ml; insgesamt 20 Injektionen (intraarteriell nur vom Facharzt!)
VORSICHT!	In seltenen Fällen können Kopfschmerzen, Schwindel, auch Hautallergien auftreten.

Ginseng *Panax ginseng*

Ginseng

Ursprünglich kommt der Ginseng aus Korea. Der koreanische Ginseng besitzt auch die meisten Heilkräfte, wenngleich die Pflanze mittlerweile auch in China, Japan, in der Mongolei und sogar in den USA kultiviert wird. Das Gewächs erreicht eine Höhe von knapp einem halben Meter. Die Wurzel ist pfahlförmig und stark verzweigt. Die Seitenwurzeln laufen allmählich in feinen Fäden aus. Die Früchte sind kräftig rot, die Blüten gleichen denen einer Rose.

Die Ginsengwurzel, in Japan und Korea fast als Allheilmittel betrachtet, soll angeblich – regelmäßig eingenommen – den Alterungsprozeß verlangsamen. Aussagekräftige wissenschaftliche Untersuchungen hierzu gibt es allerdings nicht. Wegen der großen Nachfrage wird der Ginseng in riesigen Plantagen kultiviert. Wichtig für den Anbau sind zwei Dinge: Die Pflanze muß vor Sonneneinstrahlung geschützt und, noch wichtiger, der Boden darf nur naturgedüngt werden; jede Chemikalie tötet die Pflanze ab. Die Wurzel saugt den Boden so intensiv aus, daß die nächsten fünf Jahre nichts anderes mehr gedeiht.

Die Wirkung der Ginsengwurzel ist weitreichend. Die Leistungsfähigkeit und Konzentration werden gesteigert, die Muskelkraft nimmt zu, die Verdauung funktioniert besser. Auch nachlassende Geschlechtskraft wird angeregt. Ob eine vorzeitige Arterienverkalkung gestoppt werden kann, ist fraglich. Kurz gesagt: Der Ginseng ist ein Allheilmittel.

Vorkommen:	Zentralasien, Korea, Japan
Beschreibung:	*Höhe:* bis zu 40 cm; *Wurzel:* gabelig, verzweigt, pfahlförmig, bis 1 m in den Boden reichend
Offizinelle Teile:	Wurzel (nach 7 Jahren)
Blütezeit:	August
Sammelzeit:	Oktober
Eigenschaften:	herzstärkend, stimulierend, leistungsfördernd, anabolisch, immunstimulierend, die Keimdrüsen anregend
Med. Anwendung:	*Wurzel:* Tee, Wein, Pulver, Kapsel bei Leistungsschwäche, Müdigkeit, schwachen Muskeln, Anämie, schwachen Nerven, Immunschwäche, Verdauungsstörungen, Impotenz, vorzeitiger Arterienverkalkung. Die Wurzel kann auch direkt gekaut werden
Dosierung und Zubereitung:	täglich ca. 3 g; die Präparate kauft man am besten fertig in der Apotheke *Tee:* fein geschnittene Wurzel mit einer Tasse kochendem Wasser übergießen, 5–10 min stehen lassen, dann abseihen. 1–3 Tassen täglich über längere Zeit
VORSICHT!	Nicht zusammen mit koffeinhaltigen Getränken anwenden.

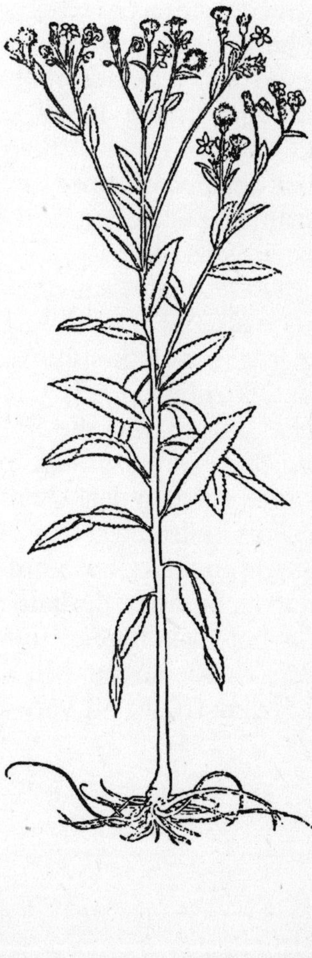

Goldrute

Goldrute *Solidago virgaurea*

Petersstab, Mägdehülle

Die Echte Goldrute ist in Mitteleuropa heimisch. Eine andere Art, die Kanadische Goldrute, stammt aus Nordamerika. Die Indianer legten bei Klapperschlangenbissen diese Pflanze auf die betroffene Hautstelle. Die Goldrute wird bis zu 1 m hoch und trägt gelbe, in Ähren angeordnete Blüten.

Bei den alten Griechen stand die Goldrute als Wundkraut in hohem Ansehen. Auch Martin Luther half sich mit dieser Pflanze. Leclerc betonte die harntreibende Wirkung und verwendete dieses Kraut bei Entzündungen des Magen-Darm-Traktes. Einen Wermutstropfen enthält der Becher der Freude über die vielen guten Heilwirkungen allerdings: Die Pollen sind eine der Hauptursachen des Heuschnupfens.

Bei übermäßigem Genuß kann außerdem die vorhandene Oxalsäure zur Bildung eines schwer löslichen Kaliumhydrogenoxalatkomplexes mit nachfolgender Senkung des Kalziumspiegels führen. Krämpfe und Lähmungserscheinungen sind die Folge. Bei Stoffwechselerkrankungen und Nierensteinen muß man die Pflanze meiden. In Kupfergefäßen darf sie nicht zubereitet werden.

Die Goldrute ist bei Durchfall und Entzündungen im Urogenitaltrakt zu empfehlen. Der Tee schmeckt allerdings sehr bitter; deshalb Salbei, Tausendgüldenkraut oder Wacholder zufügen. Einen Goldrutenwein muß man fünf Tage ziehen lassen. Mit Schweineschmalz vermischt, läßt sich eine früher oft verwendete Wundsalbe zubereiten.

Vorkommen:	Wälder, Gebüsche, Weiden
Beschreibung:	*Stengel:* aufrecht; *Blätter:* lanzettförmig, gesägt, gestielt; *Blüten:* gelb, in einer Ähre angeordnet; kräftiger *Wurzelstock*, bitterer *Geschmack*
Offizinelle Teile:	Kraut
Wirkstoffe:	Gerbstoffe, ätherische Öle, Farbstoffe, Flavonoid, Zitronensäure, Oxalsäure
Blütezeit:	Juli bis September
Sammelzeit:	Juli bis September
Eigenschaften:	harntreibend, entzündungshemmend
Med. Anwendung:	*Tee* zur Blutreinigung, bei Nierenbeckenentzündung, Durchfall *Gurgelwasser* bei Angina
Dosierung und Zubereitung:	*Tee:* 2 TL auf 1 Tasse Wasser; 5 min ziehen lassen, dann kurz aufkochen; täglich 3 Tassen trinken *Gurgeln:* mit kaltem Tee *Wein:* 1 Messerspitze Pulver eine Nacht in 1 Glas Weißwein ziehen lassen
VORSICHT!	Wenn Sie chronisch nierenkrank sind, vor der Anwendung den Arzt fragen!

Habichtskraut *Hieracium pilosella*

Nagelkraut

Das Habichtskraut ist eine ausdauernde, zähe Pflanze aus der Familie der Korbblütler. Vom Unkundigen wird es leicht mit dem blühenden Löwenzahn verwechselt; es ist jedoch viel kleiner. Angeblich soll der Habicht (*hierax*) durch den Genuß dieses Krautes seine gute Sehkraft bekommen. Es gibt über 100 Sorten, die gut in trockenen, sonnigen Lagen gedeihen.

Die Pflanze wird im frühen Mittelalter erstmals erwähnt, wobei die heilige Hildegard von Bingen dieses Heilkraut zur Schärfung der Gedanken schätzte. Auch Mönche in Südfrankreich tranken während der Fastenzeit täglich 1 Tasse Habichtskrauttee. Martin Luther konnte durch regelmäßigen Gebrauch einen drohenden Verfall des Augenlichts verhindern.

Das Habichtskraut hat, wie gesagt, viele gute Eigenschaften. Der Saft schärft die Sehkraft. Aber bei Bluterbrechen hilft es, wie manche Naturheiler meinen, sicher nicht. In diesem Fall kann nur die sofortige fachärztliche Untersuchung die Ursache klären und gegebenenfalls Abhilfe schaffen. Bei Anämie dagegen hat sich Habichtskrautpulver, mit einem weichen Ei vermischt, bewährt. Ein Schnupftabak daraus, in der richtigen Prise genossen, erhält einen klaren Kopf. Ein Pflaster soll gegen Hämorrhoiden helfen.

Vorkommen:	in Europa bis in größere Höhen
Beschreibung:	*Höhe:* bis zu 20 cm; *Stengel:* blattlos, behaart; grundständige *Blattrosette; Blätter:* länglich, filzig; *Blütenköpfe:* goldgelb, auf der Unterseite teilweise rostbraun, Zungenblütler; *Geschmack* bitter
Offizinelle Teile:	Pflanze
Wirkstoffe:	Schleimstoffe, Harz, Spurenelemente, Umbelliferon
Blütezeit:	Mai bis September
Sammelzeit:	Spätsommer
Eigenschaften:	adstringierend, entzündungshemmend, harn- und galletreibend
Med. Anwendung:	*Tee* bei Bettnässen, Bluthochdruck, schlechten Augen *Wein* zum Gurgeln bei Zahnschmerzen, bei Epilepsie, bei Durchfall *Pulver* bei Anämie *äußerliche Anwendung:* bei Ohrenschmerzen, Ohrensausen
Dosierung und Zubereitung:	*Tee:* 2,5 g auf 1 Tasse; 20 min ziehen lassen; täglich 3 Tassen zwischen den Mahlzeiten nehmen *Wein:* 100 g auf 1 l Weiß- oder Rotwein; kurz aufkochen; 3 Tage stehen lassen *Pulver:* täglich 1 Messerspitze.

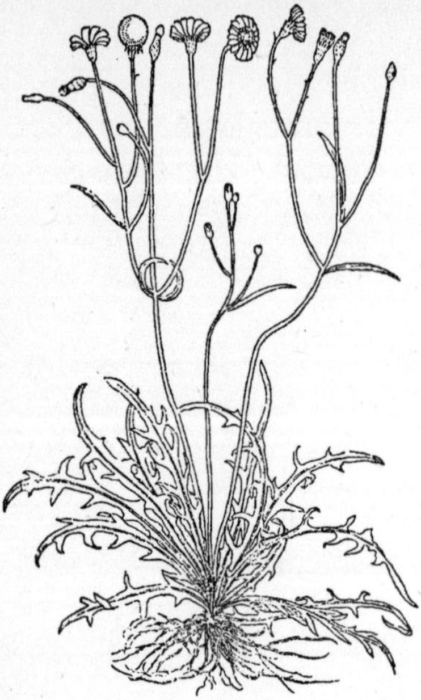

Habichtskraut

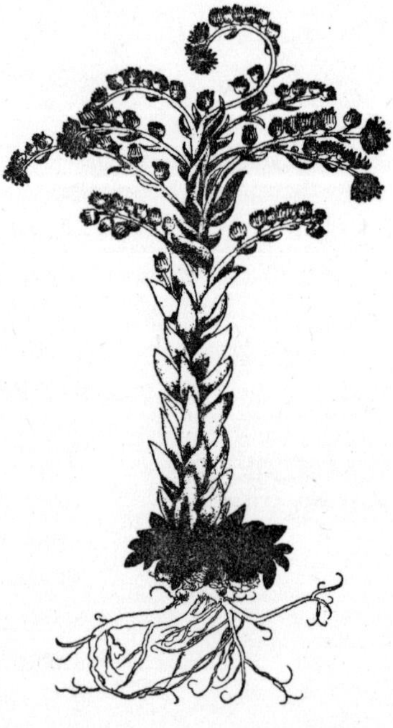

Hauswurz

Hauswurz *Sempervivum tectorum*

Dachwurz, Hauslauch

Der Hauswurz gehört zur Familie der Dickblattgewächse. Seine Heimat ist Südeuropa. Bei uns ist er nur ganz vereinzelt anzutreffen. Bevorzugt wächst er auf kalkarmen Böden in größeren Höhen. Der lateinische Name, wörtlich übersetzt, heißt: „Immer auf Dächern lebend". Und in der Tat ist er dort gerne gesehen, da der Volksmund meint, er schütze vor Blitzschlag.

Die bodenständigen, fleischigen Blätter bilden eine Rosette. Der Stengel ist dicht mit dachziegelartig übereinandergreifenden Blättern versehen. Aufgrund der stark wasserhaltigen Blätter kann die Pflanze längere Trockenperioden ohne weiteres überwinden. Da sie vom Aussterben bedroht ist, steht sie in einigen Ländern (z. B. in der Schweiz) bereits unter Naturschutz.

Wichtig ist, daß man den Hauswurz nur im frischen Zustand verwenden soll. „Er läßt sich sowenig dörren wie Butter", sagt Pfarrer Künzle. Eingenommen sollen die Blätter, in Milch gekocht und mit Weinstein versetzt, das Bettnässen vertreiben. Des weiteren empfiehlt man den Hauswurz bei Verdauungsbeschwerden. Auflagen lindern den Schmerz bei Stauchungen und Venenentzündungen und wirken aber auch bei Insektenstichen, Warzen und unreiner Haut. Bei Ohrenweh kann man sich vorsichtig einige Tropfen Saft in den Gehörgang träufeln. Vorher sollte man allerdings den Facharzt konsultieren. Angeblich soll der Hauswurz auch Sommersprossen vertreiben.

Vorkommen:	bis 3000 m, auf Dächern, Felsen, Mauern
Beschreibung:	*Höhe:* bis 50 cm; ausdauernde Pflanze; *Blüten:* rotweiß gestreift, kurz gestielt, in Dolden, ca. 15 Kelchblätter; *Früchte:* mit zahlreichen Samen; verzweigter *Wurzelstock*
Offizinelle Teile:	Blätter, Saft
Wirkstoffe:	Gerb- und Bitterstoffe, Harze, Schleimstoffe, Apfelsäure
Blütezeit:	Juni bis August
Sammelzeit:	Juni bis August
Eigenschaften:	spasmolytisch, die Wundheilung fördernd, schmerzstillend
Med. Anwendung:	*innerliche Anwendung:* bei Bettnässen, Verdauungsbeschwerden, Menstruationsstörungen *Saft* bei Ohrenschmerzen *Auflage* bei Distorsionen, Krampfadern, Venenentzündungen, Warzen, Verbrennungen
Dosierung und Zubereitung:	*Tee:* 3 g Droge auf 1 Tasse kochendes Wasser; täglich 1 Tasse über 2 bis 3 Wochen trinken *Aufguß:* 100 g auf 1 l siedendes Wasser; 10 min ziehen lassen; alle 2 Stunden ein Glas nehmen *Saft:* 2–3mal pro Tag 1 TL.

Heidelbeere *Vaccinium myrtillus*

Glücksbeere, Blaubeere

Die Heidelbeere ist eine genügsame Pflanze. Sie wächst hauptsächlich in Laub- und Nadelwäldern, aber auch an Wegrändern und auf Heiden. Der Strauch kann ein Alter bis zu 30 Jahren erreichen. Heutzutage haben viele Gärtnereien große kultivierte Bestände.

Neben ihrer Funktion als Genußpflanze (Saft, Kompott, Mus) ist die Heidelbeere auch eine wichtige, leider oft verkannte Heilpflanze. Das war nicht immer so. Früher wurde die Heilkraft der Heidelbeere weit mehr geschätzt, was die Volksweisheit in dem Satz zusammenfaßte: „Während der Heidelbeerzeit kann der Arzt getrost verreisen." Die Blätter enthalten harntreibende Stoffe, die auch den Blutzucker senken. Wichtig ist, daß der Gerbstoff der getrockneten Früchte direkt im Darm freigesetzt wird, und aus diesem Grund ist sie auch für Darmerkrankungen prädestiniert. Frische Beeren helfen gut bei Durchfall. Aber auch Saft tut hier seine Wirkung. Die Zubereitung ist ganz einfach: Gleiche Teile Wasser und Heidelbeeren zu einem Brei vermengen, dann die dreifache Menge heißes Wasser hinzufügen und stehen lassen, anschließend abseihen.

Die Blätter helfen bei Husten. Mit Blättern jeden Abend den Kopf einreiben, beugt Haarausfall vor.

Vorkommen:	ganz Europa, außer in großen Höhen (über 3000 m)
Beschreibung:	*Höhe:* bis 60 cm, Zwergstrauch; *Zweige:* grün, kantig, stark verästelt; *Blätter:* oval, spitz, fein gezackt, sehr kurzer Stiel; *Blüten:* grün-rosa, rund; *Beeren:* rund, tiefblau mit mehreren Samenkörnern, süßer *Geschmack; Wurzelstock* verzweigt
Offizinelle Teile:	Blätter (getrocknet), Beeren (reif)
Wirkstoffe:	Pectin, Säuren (Zitronensäure), Glykoside, Vitamine (A, B6, C), Gerbstoffe, Mineralsalze, Phosphor
Blütezeit:	Mai bis Juli
Sammelzeit:	*Früchte* Juni bis August; *Blätter* September
Eigenschaften:	blutzuckersenkend, blutstillend, gegen Durchfall, antiseptisch, antitussiv
Med. Anwendung:	*frische Beeren, Saft, Tinktur* bei Durchfall *Tee* bei Harnblasenleiden *Einreibungen* (Blätter) bei Haarausfall
Dosierung und Zubereitung:	*Tee:* 1 EL getrocknete Beeren in 1 Tasse Wasser 10 min kochen; abseihen

Tinktur: 150 g getrocknete Beeren auf 1 l Branntwein; 1 Monat stehenlassen; abseihen

VORSICHT! Blätter in größeren Mengen giftig!

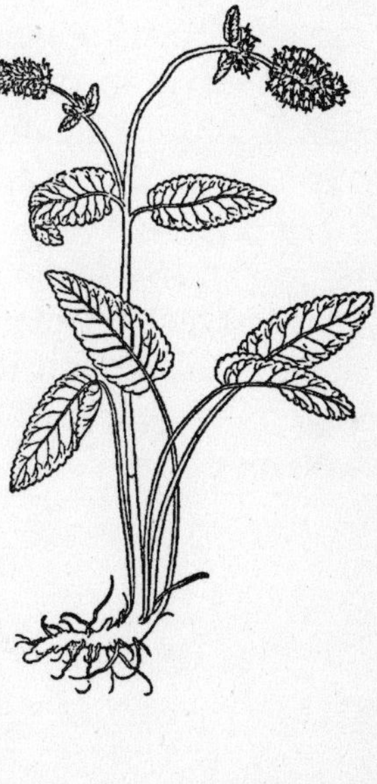

Heilziest

Heilziest *Betonica officinalis*

Betonie, Echter Ziest

Der Heilziest, auch Betonie genannt, wächst an trockenen, sonnigen Orten. Der Stengel ist vierkantig, behaart und nur schwach beblättert. Die bodenständigen Blätter haben ein herzförmiges Aussehen, die Stengelblätter sind sehr kurz gestielt. Die purpurrote Blüte an der Stengelspitze ist in einer Scheinähre angeordnet. Die Pflanze hat einen eigentümlichen, sauren Geschmack, der Verzehr des Wurzelstockes kann Brechreiz erzeugen.

Der Heilziest genoß schon im Altertum einen guten Ruf als Heilpflanze; der Leibarzt des Kaisers Augustus hat sich ausführlich mit diesem Kraut befaßt.

Die Hauptapplikationsform des Heilziest ist der Tee, der gut bei nervösen Beschwerden, Verdauungsschwächen und Gelbsucht (Ikterus) hilft; er muß ausreichend gezuckert werden. Ältere Naturheiler empfehlen den Tee auch bei anderen schweren Krankheiten. Hier kann aber nur der Besuch beim Schulmediziner Abklärung herbeiführen. Man kann die Blätter auch in Wein ziehen lassen. Bei Epilepsie und Bluterbrechen darf dieses Getränk nur nach ärztlicher Erlaubnis eingenommen werden.

Bei Kopfweh (Kater) kann man sich einige frische Blätter in den Hut legen. Zerquetschte Blätter reibt man sich auf verstauchte Gelenke. Gegen Ohrenschmerzen hilft der Saft, vermischt mit Rosenöl. Die getrockneten Blätter ersetzen den teuren Tabak und erleichtern die Raucherentwöhnung.

Vorkommen: Wälder, Wiesen, Heiden

Beschreibung: *Höhe:* bis 50 cm; aufrechter, kantiger, behaarter *Stengel; Blätter:* länglich, eiförmig, runzelig; *Blüte:* hochrote Scheinähre; kurzer *Wurzelstock;* saurer *Geschmack*

Offizinelle Teile: Blätter

Wirkstoffe: Bitterstoffe, Gerbstoffe

Blütezeit: Juni bis August

Sammelzeit: Juni/Juli

Eigenschaften: adstringierend, appetitanregend

Med. Anwendung: *Tee* bei Schwindel, Nervosität, Fieber, Verdauungsschwäche, Gelbsucht
Wein bei Epilepsie, Appetitmangel, Verdauungsschwäche, Leberleiden
Auflage bei Gelenkverstauchungen
Tropfen bei Ohrenschmerzen

Dosierung und Zubereitung: *Tee:* 2 g auf 1 Tasse; kurz aufkochen; 5 min ziehen lassen
Wein: 60 g Blätter in 1 l Rotwein 15 min kochen, abseihen, kalt trinken
Auflage: 50 g Blätter in wenig Wasser 10 min kochen, dann auflegen
Ohrentropfen: 4–5 Tropfen alle 2 Stunden in den äußeren Gehörgang träufeln

VORSICHT! Wurzel nicht zum Verzehr geeignet.

Herbstzeitlose *Colchicum autumnale*

Wiesensafran, Herbstlilie

Die Herbstzeitlose gehört zur Familie der Liliengewächse. Die Pflanze ist sehr giftig und kommt in Europa und im Vorderen Orient vor. Es handelt sich um eine sehr ausdauernde Pflanze, die mit Hilfe ihrer unterirdischen Knollen überwintert.

Die Wirkung der Herbstzeitlose bei einem akuten Gichtanfall war schon den Ärzten im alten Griechenland bekannt. Ihren Namen verdankt sie der späten Blütezeit bis in den Oktober. Interessant sind auch die vielen volkstümlichen Namen. Die Pflanze wird, über die schon erwähnten Namen hinaus, noch Herbstblume, Zeitlose, Michelwurz und Winterhauch genannt.

Der Hauptwirkstoff der Herbstzeitlose, das Cholchicin, ist ein starkes Zellgift. Es hemmt die Zellteilung und wirkt schmerzlindernd. Der genaue Wirkmechanismus ist nicht geklärt. Wichtig scheint nur zu sein, daß man Cholchicin sofort bei Anfallsbeginn verabreicht. Zurückhaltung wäre hier sicher völlig fehl am Platz. Nebenwirkungen können u. a. Verdauungsstörungen (z. B. Durchfälle) sein. Durch gleichzeitige Gabe einer Opiumtinktur kann man diese aber gut in den Griff bekommen.

Bei Lungenerkrankungen, Asthma und Ödemen sollte die Pflanze wegen der Giftigkeit und der oben genannten Nebenwirkungen nicht mehr verwendet werden.

Vorkommen:	Wiesen, Waldlichtungen; kultiviert
Beschreibung:	*Blüten:* einem Krokus ähnlich, blaß-violett, sechszipfelig; *Fruchtkapseln* mit braun-schwarzen Samen
Offizinelle Teile:	Samenknollen
Wirkstoffe:	Alkaloide (vor allem Cholchicin), Chelidonsäure, Phytosterol
Blütezeit:	August bis Oktober
Sammelzeit:	Sommer; nicht selber sammeln!
Eigenschaften:	die Zellteilung hemmend, durchblutungsfördernd, entzündungshemmend, schmerzstillend
Med. Anwendung:	bei Gichtanfall, entzündlichen Gelenkerkrankungen, bei Krebsleiden
Dosierung und Zubereitung:	unbedingt dem Fachmann überlassen!
VORSICHT!	Die Pflanze ist sehr giftig; Kinder dürfen beim Sammeln auf keinen Fall mithelfen. Vergiftungsanzeichen: Erbrechen, Durst, Übelkeit. Schwangere: keine cholchicinhaltigen Präparate verwenden.

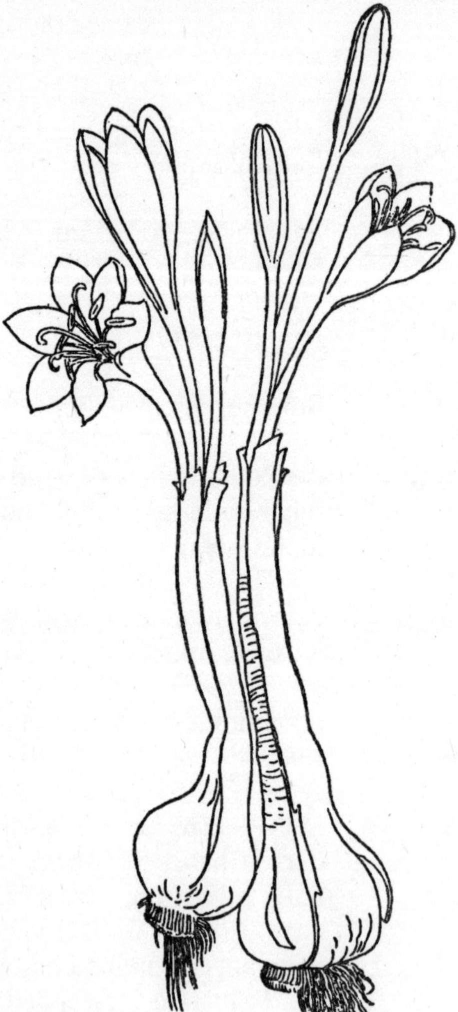

Herbstzeitlose

Himbeere *Rubus idaeus*

Himbeere

Die Himbeere, eine Verwandte der Brombeere, gehört, auch wenn man es nicht glauben will, zur Familie der Rosengewächse. Sie kommt wild vor, ist aber als Nutzpflanze in unseren Breiten bekannter. Die kultivierte Himbeere wird bis zu 2 m hoch. Auf dem ästigen Stengel sitzen viele kleine Dornen. Die gefiederten, gezähnten Blätter sind oben hellgrün, unten weißlich. Bei den Beeren handelt es sich um Scheinfrüchte. Am besten gedeiht die Pflanze im Halbschatten. Die Kultivierung hat erst im Mittelalter begonnen – allerdings wurden schon Himbeersamen aus vorgeschichtlicher Zeit gefunden. Interessant ist auch die Herkunft des Namens. Die Silbe „Him“ bedeutet Hirschkuh. Vermutlich soll hier ausgesagt werden, daß die Himbeere bei dieser Tierart besonders beliebt war.

Die Pflanze wirkt leicht stopfend. Die roh genossenen Beeren helfen bei Vitamin C-Mangel. Der Saft dient zur Geschmacksverbesserung vieler Arzneimittel; er ist auch ein köstlich schmeckendes, durststillendes Getränk. Darüber hinaus hat er sich als vorbeugendes Mittel bei Erkältungskrankheiten bewährt. Zur Entfernung der Körnchen sollte er geseiht werden – anschließend ist ein Einkochen mit Zucker möglich.

Vorkommen:	wild an Waldrändern und Lichtungen; kultiviert in Gärten
Beschreibung:	*Stengel:* ästig, aufrecht, zweijährig; *Früchte:* zusammengewachsene Scheinfrüchte, in Beeren angeordnet, rot, kegelförmiger Fruchtträger; *Wurzelstock* mit weiten Ausläufern; angenehmer *Geruch,* süßer *Geschmack*
Offizinelle Teile:	Beeren, Blätter
Wirkstoffe:	Gerbstoffe, Flavone, Vitamine, Pectin, Säuren, ätherische Öle
Blütezeit:	Mai/Juni
Sammelzeit:	*Blätter* Frühsommer; *Beeren* Spätsommer
Eigenschaften:	stopfend, appetitanregend, blutreinigend
Med. Anwendung:	*Blättertee* zur Blutreinigung, bei Durchfall, Fieber *Gurgelwasser* bei Zahnfleischentzündung
Dosierung und Zubereitung:	*Tee:* 4 g Blätter auf 1 Tasse kochendes Wasser; 15 min ziehen lassen; 2 Tassen täglich *Gurgeln:* 50 g getrocknete Blätter in 1 l Wasser (Tagesgabe) kurz aufkochen; 10 min ziehen lassen; filtern, mit Honig süßen.

Hirtentäschel *Capsella bursa pastoris*

Blutkraut, Herzelkraut

Kaum wird irgendwo ein Erdhügel aufgeworfen, schon ist das Hirtentäschel da. Sobald die Frostzeit vorüber ist, grünt diese Pflanze. Das Hirtentäschel gehört zur Familie der Kreuzblütler. Die blutstillende Wirkung dieser Pflanze wurde erstmals im „Gart' der Gesundheit“ (1485) erwähnt. „Dies Kraut gesotten und damit gegurgelt heilet allerlei halsgeschwer“, schrieb ein Gelehrter ein Jahrhundert später. Nach langer Zeit der Vergessenheit erlebte dieses Kraut in den Kriegsjahren ab 1939 eine Renaissance.

Den Namen hat es von vielen taschenförmigen Schoten, in die nach dem Volksglauben der liebe Gott heilende Kräuter gelegt haben soll. Besonders die blutstillende Wirkung ist landauf, landab bekannt. Bei Nasenbluten kann man sich einen Wisch um den Hals binden. Während des Zweiten Weltkriegs versuchte man damit Kriegsverletzungen zu heilen. Bei Frauen soll es einen übermäßigen Geschlechtstrieb unterdrücken.

Als Geheimrezept bei Glieder- und Muskelschwund gilt, falls andere Therapieformen nicht helfen: mehrmals täglich mit kleingeschnittenem Hirtentäschel, das 10 Tage in Alkohol angesetzt wurde, einreiben. Ergänzend dazu Frauenmanteltee trinken.

Das getrocknete Kraut soll man in dunklen Gläsern aufbewahren.

Vorkommen:	Wiesen, Brachland, frisch geackerte Felder
Beschreibung:	*Stengel:* bis 40 cm, aufrecht; rosettenförmige, bodenständige *Blätter;* schmutzig-weiße *Blüten,* traubenförmig; *Frucht:* dreieckige Schötchen, einer Hirtentasche ähnlich
Offizinelle Teile:	Kraut (ohne Wurzel)
Wirkstoffe:	Cholin, Kalium, Tyramin, Flavone
Blütezeit:	März bis November
Sammelzeit:	April bis September
Eigenschaften:	blutstillend, vasokonstriktiv
Med. Anwendung:	*Tee* bei Blutungen aller Art (auch klimakterischen Blutungen); hohem und niedrigem Blutdruck, Periodenproblemen, Leber- und Gallestörungen *Auflage* bei geschwollenen Brüsten in der Stillzeit
Dosierung und Zubereitung:	*Tee:* 1 g getrocknetes oder 4 g frisches Kraut auf 100 ml kochendes Wasser; 4 min ziehen lassen *Absud:* 4 TL auf 100 ml Alkohol *Auflage:* in Tee getränkte Kompressen *Saft:* bis zu 20 g täglich trinken
VORSICHT!	Bei Darmeinläufen mit Absud sowie bei Leistenbruch nicht ohne ärztlichen Rat anwenden.

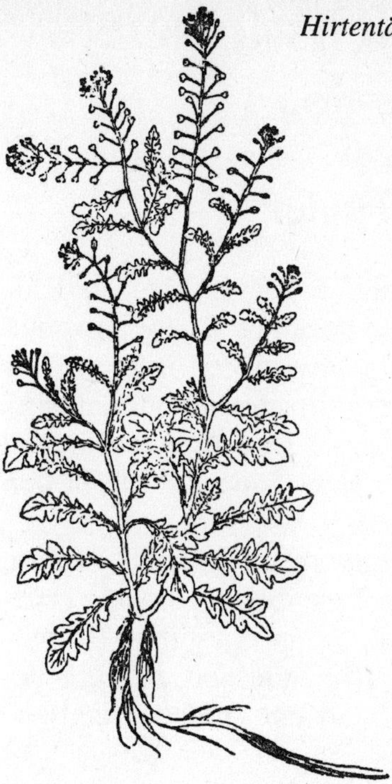

Hirtentäschel

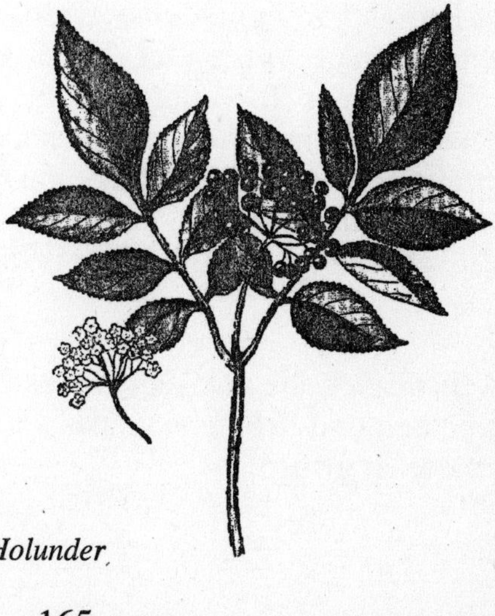

Holunder

Holunder, Schwarzer

Sambucus nigra

Holder, Holler

Vom Holunder ist vieles brauchbar: Blätter, Beeren, Blüten. Die Staude trägt gefiederte, gezähnte Blätter, aus den Blütendolden entspringen die schwarzroten Beeren. Der Strauch gehört zu den wenigen Pflanzen, die schon in vorgeschichtlicher Zeit bekannt waren. Den alten Germanen war er heilig, da man glaubte, eine Göttin würde in den Blüten wohnen.

Als Delikatesse gilt das Holundermus: 1 Pfund Beeren, 250 g Zucker, 25 g Mehl aufkochen; dies ergibt eine erfrischende Mahlzeit. Der Likör sollte nur mit gutem Branntwein hergestellt werden. Die Blütendolden, in Teig getaucht und in Fett gebacken, sind eine nicht alltägliche Leckerei für die Kaffeetafel.

Die Blätter ergeben einen brauchbaren Tee zur Blutreinigung; sie sollten circa 10 Minuten gekocht werden. Diese Kur (3mal täglich eine Tasse) muß allerdings über einen Monat fortgesetzt werden. Mit Honig versetzt schmeckt der Tee allerdings wesentlich besser. Bastrindentee bekämpft Verdauungsschwäche, Blütentee Erkältungen. Abgekochte Blätter kann man sich zur Erfrischung auf die müden Augen legen. Diese Auflage soll auch bei Bißverletzungen helfen; hier ist allerdings Vorsicht geboten.

Achtung: Rohe und ungenügend erhitzte Beeren können Übelkeit und Erbrechen auslösen. Vorsicht: Der Rote Holunder ist giftig!

Vorkommen:	Wälder, Gärten
Beschreibung:	*Höhe:* bis 8 m, Strauch; *Rinde:* am Stamm braun, an den Zweigen grün; *Zweige mit Mark; Blätter:* unpaarig, gefiedert, gezähnt; *Blüten:* gelbweiß, Scheindolden; *Beeren:* schwarz
Offizinelle Teile:	Blätter, Beeren, Blüten
Wirkstoffe:	Gerb- und Bitterstoffe, ätherische Öle, Farbstoffe, Vitamine
Blütezeit:	Juni/Juli
Sammelzeit:	*Beeren:* September/Oktober *Blätter:* April bis Oktober; *Blüten:* Juli
Eigenschaften:	erweichend, harntreibend, sedativ, abführend, das Schwitzen fördernd
Med. Anwendung:	*Blatt-Tee* zur Blutreinigung *Blütentee* bei Erkältungen, Blasenerkrankungen *Blattauflagen* bei müden Augen, Bindehautentzündungen *Kompressen* gegen Abszesse und Hautkrankheiten
Dosierung und Zubereitung:	*Tee:* 2 g Blätter (5 g Blüten) auf 1 Tasse Wasser; 10 min aufkochen und anschließend ziehen lassen *Auflagen:* auf jedes Auge 1 Kompresse, getränkt in Holunderaufguß (50 g Blüten auf 1 l siedendes Wasser), 15 min ziehen lassen; filtern *Kompressen:* Man stellt nach Rezept einen starken Holunderblütentee her, seiht diesen ab und verwendet den Absud für Waschungen, Bäder und Kompressen.

Hopfen *Humulus lupulus*

Hopfen

Der Hopfen gehört zur Familie der Nesselgewächse; er kommt wild vor, wird aber auch in einigen Gegenden kultiviert. Die Ranken sind bis zu 8 m lang, die borstigen Widerhaken klammern sich an den Hopfenstangen fest; sie sind stets rechtswindend. Die gegenständigen Blätter sind drei- bis fünflappig. Von den Weinrebenblättern unterscheiden sie sich durch unterschiedliche Stieldicke. Aus den weiblichen, grün-gelben Blüten entstehen die Hopfenzapfen. Diese sind die Auslöser der Hopfenpflückerkrankheit (Schläfrigkeit).

Wirtschaftlich wird der Hopfen im Brauhandwerk genutzt, wo er wegen der konservierenden und geschmacksverbessernden Wirkung unersetzlich ist; verantwortlich für diese Eigenschaften ist der Bitterstoff Lupulin. Der wilde Hopfen ist wegen des niedrigen Lupulingehaltes nicht zum Bierbrauen geeignet.

Die medizinische Hauptindikation besteht in der schon seit dem Altertum bekannten beruhigenden Wirkung. In Wein abgekochte Blätter sollen bei Wassersucht helfen. Mit Salben vermischt vertreiben die Hopfenzapfen angeblich das Bettnässen. Hopfenauflagen dienen der schnelleren Wundheilung. Wurzelsprossen werden in manchen Gegenden als Gemüse gegessen, junge Hopfenschosse dienen gebietsweise als Würze.

Interessanterweise erfolgt die Vermehrung des Hopfens nicht durch Samen, sondern durch Wurzelableger.

Vorkommen: kultiviert, wild

Beschreibung: *Stengel:* einjährig, rauh, kantig; *Blätter:* gegenständig, fünflappig gezähnt; *Blüten:* hängende, zapfenartige Blütenstände; aromatischer *Geruch,* bitterer *Geschmack*

Offizinelle Teile: weibliche Blüten, Hopfenzapfen

Wirkstoffe: Bittersäuren, Gerbstoffe, Lupulin

Blütezeit: Juli bis September

Sammelzeit: September

Eigenschaften: sedativ, verdauungsfördernd, appetitanregend, krampflösend, schmerzbekämpfend

Med. Anwendung: *innerlich* zur Beruhigung bei Schlafstörungen und zur Linderung von Blähungen und Krämpfen
Auflage bei Entzündungen, Schwellungen

Dosierung und Zubereitung: *Tee:* 5 g = 3 EL Fruchtzapfen auf 1 Tasse Wasser; kurz aufkochen oder aber als Kaltwasserauszug trinken
Auflage: 15 g Hopfenzapfen auf 1 l siedendes Wasser; 10 min ziehen lassen; hiermit die Haut bestreichen oder getränkte Kompressen auflegen
Mehl: mehrmals täglich 1 Gramm

VORSICHT! Bei der Hopfenernte kann die gefürchtete Hopfenpflückerkrankheit auftreten.

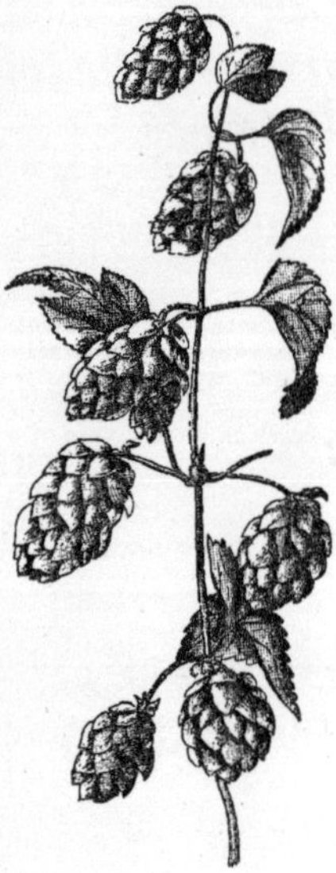

Hopfen

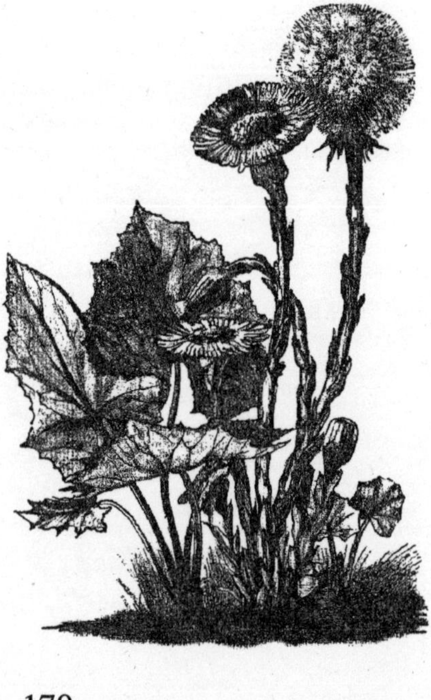

Huflattich

Huflattich *Tussilago farfara*

Roßhub, Fohlenfuß, Eselsfuß

Der Huflattich ist wohl das älteste Hustenmittel. Die alten Griechen inhalierten bei Asthma den Rauch der angezündeten Blätter. Von den Ärzten des Altertums bis zu Pfarrer Kneipp herrscht über den Huflattich einhelliges Lob.

Er gilt außerdem als der erste Frühlingsbote. Seine gelben Blüten kommen vor den Blättern, bereits im März/April, aus der Erde. Die Pflanze gedeiht in großer Zahl an lehmigen Orten.

Der deutsche Name weist auf die Form der Blätter hin; die lateinische Bezeichnung *tussilago* (*tussis* = Husten) besagt, daß die Droge ausgezeichnet bei Erkrankungen der Atemwege wirkt. Der Salat wird wegen des Vitamin-C-Gehaltes geschätzt.

Gedörrte Huflattichblätter ergeben in Mischung mit Minze und Waldmeister einen wohlriechenden und unschädlichen Tabak. Dieser kann bei Atemwegserkrankungen als Zigarette oder in der Pfeife geraucht werden. Für die Sirupzubereitung hat sich folgendes Geheimnis überliefert: Ein mit Huflattichblättern und Zucker gefülltes Glas wird im Garten vergraben. Nach acht Wochen preßt man den Inhalt aus und kocht den Sirup auf.

Da die Blätter leicht schimmeln, müssen sie trocken gelagert und schnell aufgearbeitet werden.

Vorsicht: Huflattichzubereitungen sollen wegen des Pyrrolizidin-Alkaloid-Gehaltes nur kurzfristig und insgesamt nicht länger als 4–6 Wochen im Jahr angewendet werden. Im Zweifel Arzt oder Apotheker fragen!

Vorkommen: auf lehmigen Böden, an Bächen

Beschreibung: *Höhe:* bis 30 cm; grundständige, gestielte, derbe, vieleckige *Blätter;* goldgelbe *Blüten;* aufrechte Blütenschäfte mit rotgrünen Schuppenblättern; *Frucht* mit Haaren

Offizinelle Teile: Blüten, Blätter

Wirkstoffe: Salpetersäure, Vitamin C, Bitterstoffe, Inulin, Gallussäure, Pyrrolizidin-Alkaloide

Blütezeit: März/April

Sammelzeit: *Blüte* Mai; *Blätter* Mai bis Juli

Eigenschaften: schleimlösend, schweißtreibend, sedativ

Med. Anwendung: *Tee* und *Inhalation* bei Erkrankungen der Atemwege
Waschungen bei Wunden und Schwellungen

Dosierung und Zubereitung: *Tee, Inhalation:* 1 1/2 TL auf 1 Tasse kochendes Wasser; 10 min kochen lassen; warm trinken bis zu 2 Tassen täglich bzw. inhalieren
Waschungen: Man übergießt 1 Handvoll Huflattichblätter mit 1/2 l kochendem Wasser, 10 min ziehen lassen, abseihen. Die Flüssigkeit für Waschungen und Umschläge oder als Zusatz zum Fußbad verwenden.

Hundsrose *Rosa canina*

Hagebutte, Heckenrose

Die Scheinfrüchte der Hundsrose sind die bekannten Hagebutten. Der Strauch ist in ganz Europa heimisch. Er wird bis zu 5 m hoch und trägt gefiederte Blätter mit gesägtem Rand. Die Blüten sind rosa. Aus den eiförmigen Früchten entsteht die Hagebutte. Die Hundsrose wächst meist entlang von Hecken und Waldrändern. Man kann mit diesem Strauch aber auch den eigenen Garten verschönern. Sie dient des weiteren zum Veredeln von Kulturrosen.

Die Hundsrose gilt seit alter Zeit als Heilmittel. Am auffälligsten an ihr ist der Vitaminreichtum. Deshalb sollen die Früchte nach Möglichkeit nicht gekocht, sondern schonend getrocknet werden. Aus den Schalen bereitet man den Tee. Eine Handvoll Schalen reicht für ungefähr einen halben Liter Wasser. Das Ganze circa zwei Stunden einweichen, dann kurz aufkochen. Regelmäßig getrunken bietet der Tee fast eine Garantie gegen Erkältungskrankheiten.

Die Konfitüre und der Sirup haben das gleiche Heilspektrum wie der Tee. Die Blätter ergeben ein rasch wirkendes Abführmittel, das in seiner Wirksamkeit manchem chemischem Medikament überlegen ist. Sie fördern außerdem die Narbenbildung.

Die Blätter sollen im Frühjahr an einer schattigen Stelle getrocknet werden. Die Hagebutten sind praktisch unbegrenzt haltbar.

Vorkommen: in ganz Europa

Beschreibung: *Blätter:* gefiedert, mit 5 kahlen, gezähnten ovalen Blättchen; *Blüten:* einzeln oder in Doldenrispen; dreieckige Kelchblätter; rote *Scheinfrucht;* angenehmer *Geruch,* säuerlicher *Geschmack*

Offizinelle Teile: Blätter, Blüten, Knospen, Hagebutten

Wirkstoffe: Pektin, Gerbstoffe, Vitamin A, B, C, D, E, K, Fruchtsäuren

Blütezeit: Juni/Juli

Sammelzeit: Oktober

Eigenschaften: die Verdauung regulierend, tonisch abführend, entzündungshemmend

Med. Anwendung: *Tee* bei Erkrankungen des Urogenitaltraktes, Vitaminmangel, zur Erkältungsprophylaxe, bei Keuchhusten, Rheuma, Gicht
Konfitüre und *Sirup* haben die gleiche Heilanzeige wie der Tee
Blätter bei Verstopfung, mangelhafter Wundheilung

Dosierung und Zubereitung: *Tee:* täglich 3 Tassen
Abkochung: 2–5 g Droge auf 1 Tasse Wasser; kurz aufkochen; ziehen lassen
Sirup: 200 g Hagebutten zer-

drücken; die gleiche Menge Zucker hinzufügen; mehrere EL pro Tag nehmen
Auflage: 50 g Blätter 10 min in 1 l Wasser ziehen lassen; darin Kompressen tränken

VORSICHT! Pflanze steht in der Schweiz unter Naturschutz!

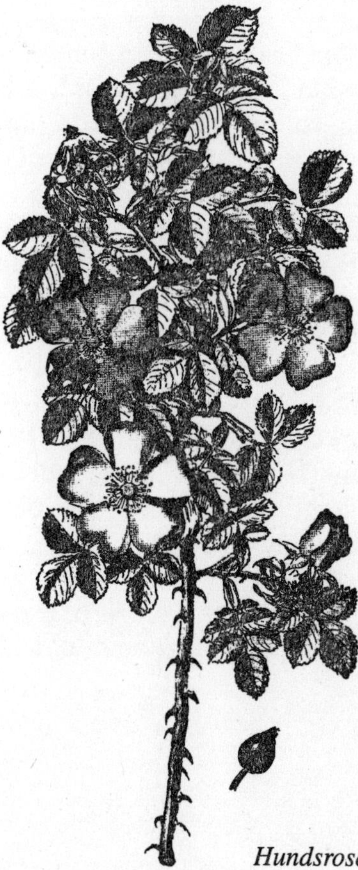

Hundsrose

Isländisch Moos *Cetraria islandica*

Isländisch Moos

Das Isländisch Moos, eine blüten-, blatt- und wurzellose Pflanze, ist eigentlich kein Moos, sondern eine Flechte. Es ist in den Gebirgen Nordeuropas und Nordamerikas heimisch, bei uns wächst es in den Mittelgebirgen.

Das Isländisch Moos ist aus zwei Organismen, einer Algen- und einer Pilzart, aufgebaut. Die Pflanze besteht aus Lappen, die auf der Oberseite dunkel-, auf der Unterseite hellbraun sind. Die Lappen haben fingerförmige Ausläufer, die Ränder sind eingerollt und mit Stacheln besetzt. Bei Feuchtigkeit ist die Flechte glitschig-elastisch, bei Trockenheit spröde und zerbrechlich. Ihr Geruch ist tangartig, der Geschmack bitter.

In Island und Norwegen bereitet man aus der Pflanze ein schmackhaftes Brot. Als Kunst gilt die Geleezubereitung; aber auch Bonbons kann man daraus herstellen.

Das Isländisch Moos hat viele gute Heileigenschaften; es fördert den Appetit und regt die Verdauung an. Daneben hilft es bei Bronchitis und Lungenentzündung. Wegen seiner guten Wirkung bei Hustenreiz wird es in der Kinderarztpraxis genutzt. Da die Flechte sehr bitter schmeckt, sollte man bei der Teezubereitung erst die zweite Abkochung zu sich nehmen.

Vorsicht: Eine Tagesdosis von 4–6 g soll nicht überschritten werden. Bei der Teezubereitung niemals längere Zeit kochen!

Vorkommen:	Nordeuropa, Nordamerika, bis in große Höhen, Moore
Beschreibung:	*Höhe:* bis 15 cm, aus Lappen aufgebaut, mehrfach verzweigt, fingerförmige Ausläufer, eingerollte Ränder, mit Zähnchen besetzt; Oberseite dunkelbraun, Unterseite hellbraun-weiß
Offizinelle Teile:	ganze Flechte
Wirkstoffe:	Schleim- und Bitterstoffe, Säuren, Vitamine
Blütezeit:	April bis Oktober
Sammelzeit:	April bis September
Eigenschaften:	appetitanregend, krampflösend, antitussiv
Med. Anwendung:	*Tee* bei Hustenreiz, Verdauungsschwäche, Schleimhautentzündungen *Auflage* bei Akne
Dosierung und Zubereitung:	*Tee:* 1 Handvoll Flechte 8 Stunden einweichen, abbrühen, Brühwasser wegschütten; von der Substanz 3 TL = 2,5 g auf 2 Tassen Wasser; kurz aufkochen; 10 min ziehen lassen; täglich 2 Tassen trinken *Auflage:* in Tee getränkte Kompressen; abgebrühte Flechte.

Johanniskraut *Hypericum perforatum*

Herrgottsblut, Johannesblut

Zerdrückt man die voll aufgegangene gelbe Blüte des Johanniskrauts, so fließt ein roter Saft heraus, der vom Volksglauben als Blut aus den Wunden Christi gedeutet wurde; und in der Tat ist das Öl aus Johanniskraut ein gutes, heilsames Wundöl. Die Legende sagt weiterhin, daß das Leben des heiligen Johannes durch das Kraut gerettet wurde. Als nämlich Verräter dieses Kraut als Kennzeichen an die Haustüre des Apostels steckten, erblühte es plötzlich wie durch ein Wunder und täuschte die Verfolger.

Im deutschen Volksglauben spielte die Pflanze eine bedeutende Rolle als Hexen- und Gewitterschutzkraut; außerdem sagte man ihm aphrodisische, also die Liebesfähigkeit stärkende Eigenschaften nach. Auch hellseherische Kräfte werden ihm zugeschrieben: In der Johannisnacht werden Zweige auf den Boden gestreut; sie zeigen den jungen Mädchen, ob demnächst eine Hochzeit stattfinden wird.

Das Johanniskraut ist sehr genügsam. Die Blätter sind mit vielen kleinen Öldrüsen durchsetzt und erscheinen im Gegenlicht wie durchlöchert; daher der französische Name Millepertuis, was soviel wie tausendfach durchbohrt bedeutet.

Vorkommen: Äcker, Wald- und Wegränder, Wiesen; bis 2200 m

Beschreibung: *Höhe:* 25–60 cm; runder *Stengel* mit 2 Längskanten; *Blätter:* gegenständig, elliptoid, glattrandig mit schwarzen Punkten; goldgelbe *Blüten,* 5 Kelchblätter; verästelter *Wurzelstock*

Offizinelle Teile: Blätter, Blüten

Wirkstoffe: ätherische Öle, Gerbstoffe, Fett, Mineralstoffe

Blütezeit: Juli bis September

Sammelzeit: Juli/August

Eigenschaften: antiseptisch, sedativ, wundheilend, antidepressiv

Med. Anwendung: Als *Tee* bei nervösen Beschwerden, Nachtwandeln, Bettnässen, unregelmäßiger Periode, Angstzuständen, Stoffwechsel- und Kreislaufstörungen
Öl bei Schrunden und Hexenschuß sowie Sonnenbrand
Umschläge: bei Blutergüssen, Zerrungen, Prellungen, Wunden

Dosierung und g Zubereitung: *Tee:* 4 TL Blüten und Blätter = 3,0 auf 1 Tasse Wasser; kurz aufkochen; warm trinken
Öl: frische Blumen 10–14 Tage in

Oliven- oder Leinöl ansetzen, in die Sonne stellen, Blumen nach dieser Zeit erneuern, und zwar so lange, bis das Öl eine blutrote Farbe annimmt.
Umschläge: Man übergießt 1 Handvoll Johanniskraut mit 1/2 l kochendem Wasser, abkühlen lassen, abseihen; die Flüssigkeit für Waschungen oder Umschläge verwenden

VORSICHT! Besonders bei hellhäutigen Menschen kann Johanniskraut eine Lichtallergie hervorrufen.

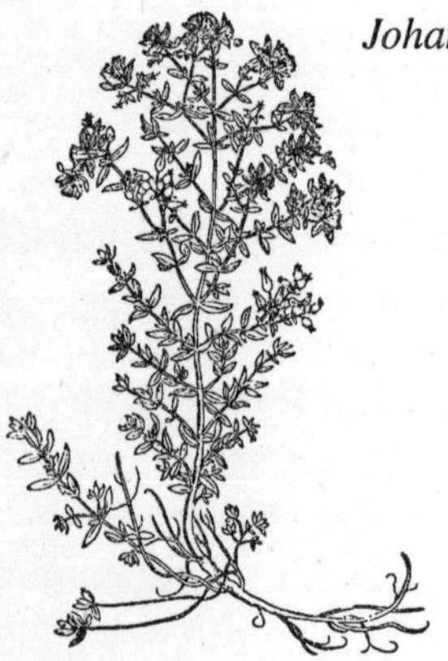

Johanniskraut

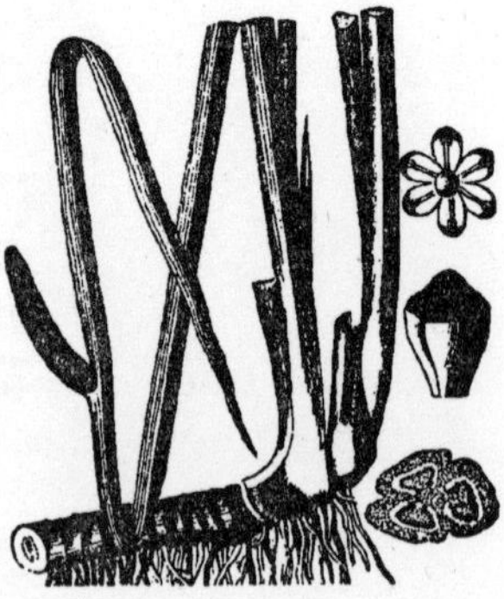

Kalmus

Kalmus *Acorus calamus*

Magenwurz

Diese Pflanze liebt die nasse Umgebung; sie wächst an Verlandungszonen und träge fließenden Gewässern. Der Name kommt vom griechischen *kalmos* = Schilf. Der Kalmus fällt durch die hohen schwertförmigen Blätter und den grün-braunen Blütenkolben auf. Der Wurzelstock wird bis zu 1,20 m lang.

Die Pflanze wurde von den Tataren aus Asien nach Osteuropa gebracht; sie diente bei diesem Volksstamm zur Sauberhaltung des Trinkwassers.

Der Kalmus riecht nach Mandarinen, sein Geschmack ist bitter. Wegen der Bitterstoffe wird er Kräuterlikören und Bitterschnäpsen zugesetzt. Auch Seifen und Parfüms enthalten Kalmusöl.

Mit der getrockneten Wurzel, langsam gekaut, kann man sich das Rauchen abgewöhnen. Der Tee muß zur Erzielung einer Heilwirkung nicht nur Wochen, sondern Monate und sogar Jahre getrunken werden. Pulver, Extrakt und Tinktur gibt es fertig in der Apotheke zu kaufen.

Bei Blähungen und Verstopfungen ist folgende Mischung zu empfehlen: 1 Teil Kalmus, Pfefferminze, Wacholderbeeren und Salbei, 2 Teile Sennesblätter, Süßholz und Schafgarbe, 4 Teile Schlehdornblüten und 6 Teile Kümmel; morgens und abends eine Tasse von diesem Tee hilft bestimmt.

Vorsicht: Nicht bei Magen- und Darmgeschwüren anwenden! Kalmus sollte nicht selbst gesammelt werden, da einige Arten einen Stoff enthalten, der Krebs fördern kann.

Vorkommen:	Tümpel, Sümpfe, Ufer, feuchte Wiesen
Beschreibung:	kräftiger *Wurzelstock;* schwertförmige *Blätter,* zweizeilig; mehrere hundert kleine grünliche *Blüten* an einem langen, aufwärtsstehenden Blütenkolben
Offizinelle Teile:	Wurzel
Wirkstoffe:	Bitterstoffe, Cholin, Glykoside, Harz, Stärke, ätherisches Öl
Blütezeit:	Mai bis August
Sammelzeit:	Oktober
Eigenschaften:	appetitanregend, schweißtreibend, blutstillend, desinfizierend
Med. Anwendung:	*Saft* bei Augenleiden *Wurzeltee* bei Schwäche der Verdauungsorgane, Blähungen, Koliken, zur Abmagerung *Bäder* bei Erfrierungen, bei Nervosität und Schlaflosigkeit
Dosierung und Zubereitung:	*Tee:* 2 g = 1 1/2 TL der geschnittenen Wurzel auf 1 Tasse Wasser als Tagesgabe; kurz aufkochen *Bäder:* 250 g Wurzelpulver auf 1 Vollbad; als Badezusatz 4 EL Kalmus mit 1/2 l Wasser aufkochen lassen, nach 1/4 Stunde abseihen.

Kamille, Echte *Matricaria chamomilla*

Kindbettblume, Lungenblume

Die Kamille gilt weithin als Symbol für Heilung und Linderung schlechthin. Sie ist bei Ärzten ebenso angesehen wie bei Patienten. Die Pflanze gehört zur Familie der Korbblütler.

Der deutsche Botaniker Hieronymus Bock (1498–1554) schrieb: „Die chamill ist der doktor rezipe eins; es ist bei allen menschen kein bräuchlicher kraut in der arztnei als eben chamillenblumen.“ Die Römische Kamille ist in West- und Südeuropa zu Hause; sie wirkt ähnlich wie die Echte Kamille.

Wichtig ist, daß die Wirkstoffe der Kamille direkt mit dem betroffenen Körperteil in Berührung kommen. So ist bei Hämorrhoidalleiden ein Sitzbad viel wirksamer als Tee. Die Kamille kann erst nach dem Kochen ihre ganze Kraft entfalten, da das inaktive Pro-Azulen C erst bei höheren Temperaturen in das wirksame Azulen umgewandelt wird. Überdosierungen müssen vermieden werden; bei starken Verdünnungen (0,005 %) dagegen werden die Bakterien noch abgetötet.

Die Kamillenblüten sollten nur bei trockenem Wetter geerntet und dann rasch, in dünnen Schichten ausgebreitet, getrocknet werden.

Vorkommen:	Europa, Asien; an Äckern, Wegrändern
Beschreibung:	*Höhe:* 10–30 cm; *Stengel:* gefurcht, unbehaart, Verzweigung in mehrere Äste; doppelgefiederte *Blätter;* würzhafter *Geruch,* bitterer *Geschmack; Strahlenblüte* weiß, *Scheibenblüte* gelb
Offizinelle Teile:	Blütenköpfchen ohne Stiele
Wirkstoffe:	ätherische Öle, Pro-Azulen C, Bitterstoffe, Glykoside, Cholin, Säuren, Terpene, Kalium
Blütezeit:	Mai bis August
Sammelzeit:	Juni/Juli
Eigenschaften:	schmerzlindernd, krampfstillend, antiseptisch, menstruationsregulierend
Med. Anwendung:	*Gurgeln* bei Zahnkrankheiten *Tee* bei Kolik, Magengeschwüren, Rheuma, Menstruationsbeschwerden, Nieren- und Blasenschmerzen; bei Magen- und Darmbeschwerden ungesüßt trinken, bei Erkältungskrankheiten und vor dem Schlafengehen kann Honig zugefügt werden *Inhalation* bei Schnupfen, Erkältung, Nebenhöhlenentzündungen *Sitzbäder* bei Hämorrhoiden *Umschläge* bei Entzündungen

Dosierung und Zubereitung:

Tee: 1,5 g = 2 TL auf 1 Tasse kochendes Wasser; kurz ziehen lassen; bis zu 4 Tassen täglich schluckweise trinken
Gurgelflüssigkeit: 1 EL auf 1/2 l Wasser
Bäder: 100 g Blüten mit 1 l Wasser als Aufguß zubereiten, dann abseihen und dem Vollbad zusetzen oder für Waschungen und Kompressen verwenden.

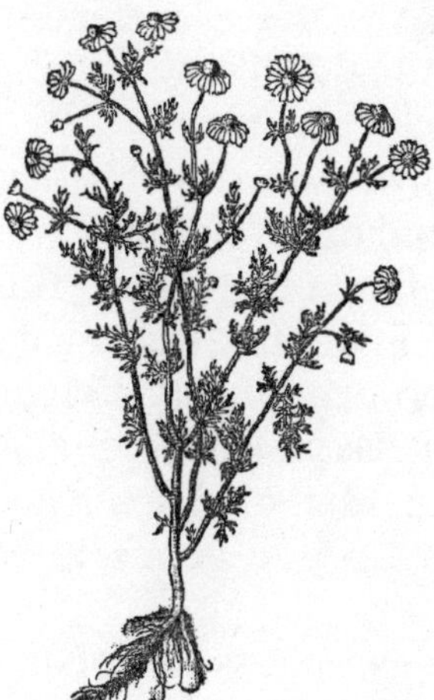

Kamille

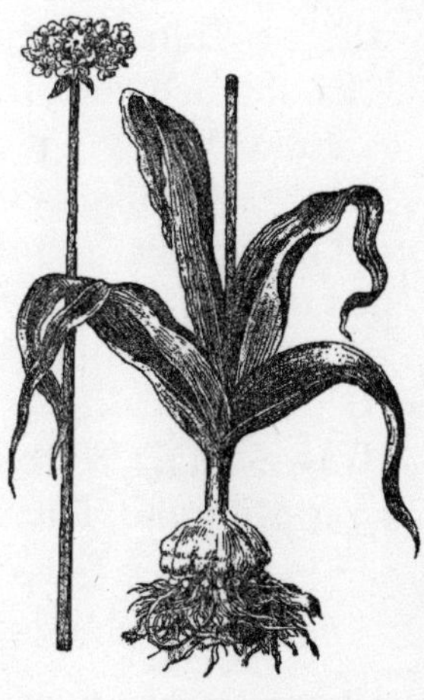

Knoblauch

Knoblauch *Allium sativum*

Knofel

Der Knoblauch (Familie Liliengewächse) kommt ursprünglich aus Indien. Heute wird er in der ganzen Welt kultiviert. Die Zwiebel, von Schalen umgeben, teilt sich in viele kleine Zehen, welche wiederum aus mehreren Schichten aufgebaut sind. Der Knoblauch ist in erster Linie eine Gewürzpflanze. Der Geschmack ist scharf, der Geruch durchdringend.

In den letzten Jahren war diese Pflanze Gegenstand intensiver wissenschaftlicher Forschung. Dabei wurden indirekt die Thesen der alten Naturheiler bestätigt.

Die Substanz, die für den Geruch verantwortlich ist, hat bakteriostatische Wirkung. Während der Weltkriege wurde Knoblauch deshalb als Antibiotikum eingesetzt (Russisch Penicillin). Sie schützt vor Erkältungskrankheiten und fördert die Verdauung. Zur Verminderung des Mundgeruchs nach Knoblauchgenuß hilft das gleichzeitige Kauen von Pfefferminze oder Thymian. Man muß den Knoblauch nicht roh essen, auch unter Speisen gemischt bewahrt er seine Wirkung.

Knoblauchwein, in höheren Mengen genossen (Vorsicht, Alkohol!), ist gut als unterstützende Therapie bei Nierensteinen. Knoblauchöl, in die Ohren geträufelt, nimmt den Schmerz. Das Einreiben der Kopfhaut hilft gegen Schuppen; anschließend sollte man allerdings den Mitmenschen zuliebe mit normalem Shampoo nachwaschen.

Hinweis: Die Werbung für „geruchlose" Knoblauchpillen ist irreführend. Diese Präparate sind oft unterdosiert!

Vorkommen:	kultiviert in Gärten
Beschreibung:	*Zwiebel:* Durchmesser bis 10 cm; *Blätter:* lang, schmal; *Blüten:* weiß
Offizinelle Teile:	Zwiebel
Wirkstoffe:	ätherische Öle (Senföl, Allizin – für den Geruch verantwortlich), Vitamine, Rhodan, Sexualhormone
Blütezeit:	Juli bis September
Sammelzeit:	Oktober
Eigenschaften:	u. a. bakteriostatisch, verdauungsfördernd, erkältungsbekämpfend, keratolytisch, senkt Cholesteringehalt im Blut
Med. Anwendung:	*roh* oder als *Saft* als Zusatztherapie bei Entzündungen, Erkältungen, Verdauungsschwäche, erhöhtem Cholesterinspiegel, Nierenkrankheiten
Dosierung und Zubereitung:	*innerliche Anwendung:* 4 oder mehr Zehen pro Tag *Saft:* 40 g zerkleinerte Zehen 10 Tage in 100 g Alkohol stehen lassen; mehrmals umrühren; überstehende Flüssigkeit abgießen; 3 TL täglich einnehmen *Wein:* 3 zerstoßene Zehen in 100 ml Alkohol zum Kochen bringen; abseihen.

Kümmel *Carum carvi*

Karbei

Die Verbreitung des Kümmels als verwilderte Pflanze ist in jüngster Zeit zurückgegangen. Auf Bergalmen wächst er aber auch heute noch in freier Natur. Der Kümmelsamen ist ein unersetzliches Gewürz. Der Name kommt vom griechischen *Karon,* einer Pflanze, die mittlerweile ausgestorben ist, im wesentlichen aber dieselben Eigenschaften wie unser Kümmel gehabt haben soll. Der Kümmel ist bei den Bauern als gute Futterpflanze beliebt; bei Kühen soll er die Milchbildung positiv beeinflussen. Beim Menschen scheint dies allerdings aufgrund einer anderen Rezeptorenstruktur der weiblichen Milchdrüsen nicht der Fall zu sein. Jedenfalls hat der Kümmel bedeutendere Heilwirkungen, insbesondere der Mutterkümmel (*Carum cyminum*).

Die Heilwirkung des Kümmels ist vielen Menschen nicht bekannt, doch bereits das Kümmelbrot fördert die Verdauung und beseitigt Blähungen. Eine Suppe wirkt bei Bauchschmerzen oft wahre Wunder. Die Kümmelmilch half früher bei Kindern mit Husten. Ein Kümmelwein gegen Würmer sollte allerdings nicht mehr verwendet werden, da es mittlerweile brauchbarere chemische Medikamente gibt. Bei Prostatahypertrophie leistet der Kümmelwein aber immer noch gute Dienste. Gegen die regelmäßige Einnahme eines Kümmelessigs (100 g Kümmel in Weinessig eingelegt) bestehen aus ärztlicher Sicht keine Bedenken.

Vorkommen: in Europa (außer im Süden); auf Wiesen, kultiviert in Gärten

Beschreibung: *Höhe:* bis 70 cm, zweijährige Pflanze; *Stengel:* aufrecht, verzweigt, kahl; *Blätter:* länglich, gefiedert, basal gestielt; *Blüten:* weiß in Dolden mit ungleichen Strahlen; pfahlförmige *Wurzel,* möhrenähnlich; *Früchte:* braun, länglich; aromatischer *Geruch,* scharfer *Geschmack*

Offizinelle Teile: Früchte, Wurzeln

Wirkstoffe: ätherische Öle, Eiweiß, Kohlehydrate, Gerbstoffe, Fettsäuren, Kieselsäuren, Harze

Blütezeit: Mai bis Juli

Sammelzeit: Mai bis September

Eigenschaften: krampflösend, die Menstruation regulierend, verdauungsfördernd, appetitanregend

Med. Anwendung: *Kümmelmilch* bei Husten
Kümmelsuppe bei Bauchschmerzen
Kümmelbrot bei Blähungen und schlechter Verdauung
Kümmeltee bei Blähungen, Krämpfen, Appetitlosigkeit, Gallenleiden; gut für Kleinkinder geeignet
Umschläge und Bäder bei Nervenschmerzen, Rheuma, zur Kräftigung

Dosierung und Zubereitung:

Kümmelmilch: 1 TL Samen auf 1 Glas Milch oder Wasser; aufkochen; abseihen; warm trinken
Kümmelöl: jeweils 3 Tropfen nehmen
Tee: 3 TL Kümmel (für Kleinkinder entsprechend weniger) werden mit 1 Tasse kochendem Wasser übergossen; 10 min ziehen lassen; abseihen
Umschläge und Bäder: 1 Handvoll Kümmel wird mit 1/2 l kochendem Wasser aufgegossen, 10 min ziehen lassen, abseihen. Die Flüssigkeit für Waschungen oder Umschläge verwenden oder ins Vollbad geben

VORSICHT!

Kümmelöl verursacht in hoher Dosierung schwere Gesundheitsschäden!

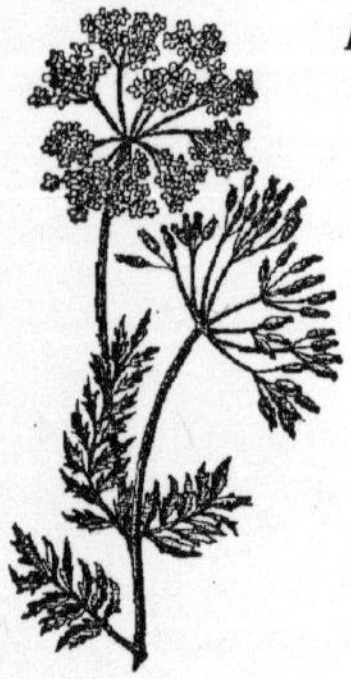

Kümmel

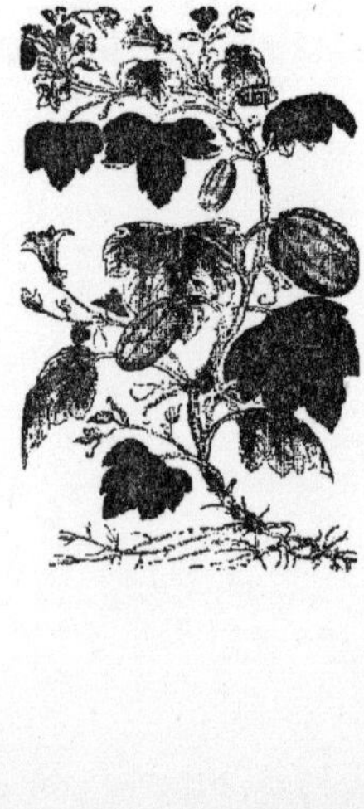

Kürbis

Kürbis *Cucurbita pepo*

Türkenkopf

Der Kürbis kommt auf der gesamten Nordhalbkugel vor. Kultiviert wächst er mit Vorliebe auf humusreichen Böden, beispielsweise Komposthaufen. Der lange Stengel kriecht am Boden, die kugeligen gelben großen Früchte können bis zu 90 kg schwer werden und einen Durchmesser von 60 cm erreichen. Die Frucht ist ein beliebtes Nahrungsmittel; da diese aber einen sehr hohen Wasser- und nur geringen Eiweiß-, Fett- und Kohlehydratgehalt aufweist, ist ihr Nährwert sehr gering. Andererseits enthält sie aber viele Spurenelemente und Vitamine. Da sich die Heilkraft erst nach dem Kochen so richtig entfaltet, ist von einem rohen Genuß abzuraten. Der Kürbis kam übrigens erst im 16. Jahrhundert mit den Konquistadoren nach Europa. Vorher war er in der Alten Welt weitgehend unbekannt.

Der Same wurde früher als Wurmmittel verwendet.

Der Same hilft des weiteren bei Erkrankungen der Urogenitalorgane (z. B. Reizblase bei der Frau oder Vorsteherdrüsenvergrößerung beim Mann). Außerdem unterstützen die Kerne die Leberfunktion. Tip: Mit Erdbeermus vermischt wird der Same leichter eingenommen. Bei Wurmbefall sollte man gleichzeitig noch ein Abführmittel geben, um die geschwächten Würmer auszutreiben.

Vorkommen:	in kultivierter Form auf der ganzen Nordhalbkugel
Beschreibung:	einjährige große Pflanze; *Stengel:* bis 10 m lang; *Blätter:* groß, gelappt, herzförmig, behaart; *Blüten:* groß, gelb; *Frucht:* groß, hohl; *Same:* abgeplattet, oval, weiß
Offizinelle Teile:	Same, Frucht
Wirkstoffe:	Vitamine (B1, B2, B6, C, E), Phytosterine, Mineralien, Spurenelemente, Öle, Pantothensäure
Blütezeit:	Juni bis September
Sammelzeit:	Oktober
Eigenschaften:	abführend, harntreibend, beruhigend
Med. Anwendung:	*Same* bei Prostataadenom, Reizblase *Frucht* bei Reise- und Seekrankheit *Salat* zur Blutreinigung, bei Nierenbeckenentzündung und Diabetes zerquetschtes *Fruchtfleisch* als Heil- und Wundsalbe, bei Durchblutungsstörungen und übermäßiger Fußschweißbildung
HINWEIS:	Bei Prostataleiden sollte immer ein Arzt zu Rate gezogen werden.

Labkraut

Galium verum, Galium aparine, Galium mollugo

Herrgottsstroh

Vom Labkraut gibt es drei Arten: das weiße Labkraut, das wahre Labkraut und das Klettenlabkraut. Letzteres wird als Unkraut bekämpft. Die mit Widerhaken besetzten Früchte des Klettenlabkrautes haften gut an der Kleidung. Durch seine Anhänglichkeit will es, so sagt man, sinnbildlich auf seine Heilkraft aufmerksam machen. Die gelben Blüten duften nach Honig.

Der Hauptwirkstoff, das Labenzym, läßt die Milch gerinnen. Diese Eigenschaft kommt auch im Gattungsnamen *Galium* zum Ausdruck. Das griechische Wort *gala* heißt nämlich Milch. Labkraut wird in der Geburtshilfe verwendet und bei schwieriger Geburt ins Bett gelegt. Daher auch der Name „Bettstroh der Jungfrau Maria".

Bei Zungenkrebs soll es wahre Wunder wirken, wenngleich die Anwendung hier sehr umstritten ist. Bei Nierenleiden empfiehlt sich eine Teekur mit Labkraut, das zu gleichen Teilen mit Waldgoldrute und gelber Taubnessel angesetzt wurde.

Da die Pflanze schnell schwarz wird und ihre Heilkraft verliert, soll sie höchstens einen Monat aufbewahrt werden.

Vorkommen: Wiesen, Hänge, Schutthalden, Heide, Dünen

Beschreibung: *Echtes Labkraut: Höhe:* 30–100 cm; aufrechter, kahler, runder *Stengel; Blätter:* schmal, spitz, in Quirlen angeordnet, Ränder eingerollt; *Blüten:* gelb, in Rispen an der Stengelspitze; *Frucht:* glatt, klein; kriechender *Wurzelstock*

Offizinelle Teile: Kraut mit Blüten

Wirkstoffe: Labenzym, Fette, Vitamin C

Blütezeit: Juni bis September

Sammelzeit: Juni bis Oktober

Eigenschaften: harntreibend, krampflösend

Med. Anwendung: *Tee* bei Nieren-, Leber-, Milz-, Pankreaserkrankungen
äußerliche Anwendung: bei Furunkeln und anderen Hautentzündungen

Dosierung und Zubereitung: *Tee:* 1 g Droge auf 1 Tasse; kurz aufkochen; 5 min ziehen lassen; täglich 2 Tassen zu sich nehmen
Aufguß: 30 g Blüten auf 1 l kochendes Wasser; kurz ziehen lassen
Umschläge: Kompressen in Aufguß tränken.

Wahres Labkraut

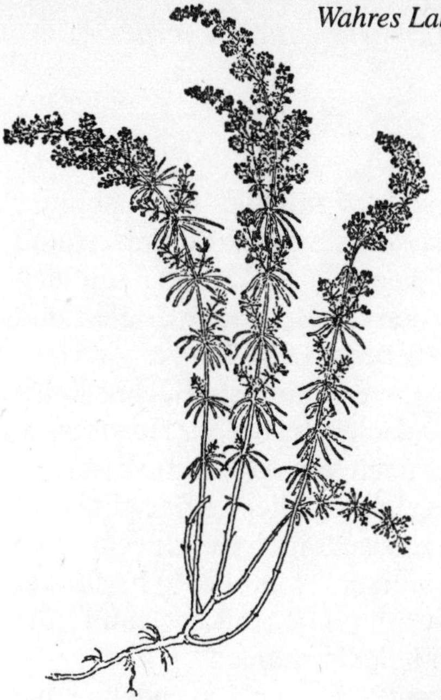

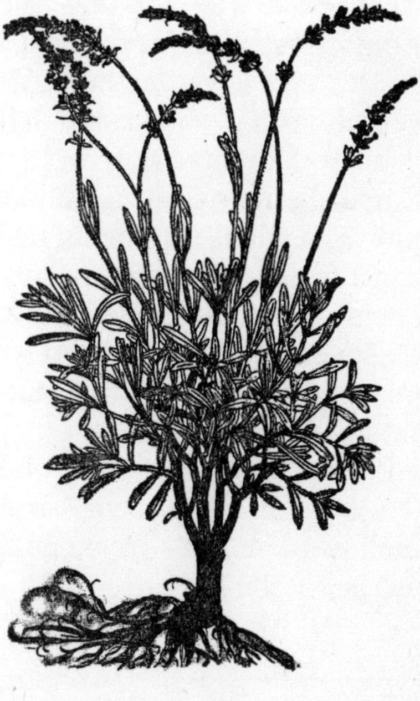

Lavendel

Lavendel *Lavandula officinalis*

Lavendel

Der Lavendel, eine Pflanze der Familie der Lippenblütler und ein Verwandter des Rosmarins, ist im Mittelmeerraum heimisch. Jeder Reisende kennt diese Staude mit den dichtgedrängten Stengeln, den dunkelblauen Blüten und dem aromatisch-würzigen Geruch. Die Pflanze wird teilweise zur Gewinnung von Lavendelöl großflächig kultiviert. Dieses Öl ist eine Grundsubstanz bei der Herstellung von Seifen, Shampoos oder auch von Kölnisch Wasser.

Die heilige Hildegard bezeichnete diese Pflanze als ein Muttergotteskraut, das den übermäßigen Geschlechtstrieb bekämpft. Lonitzer (dt. Botaniker, 1528–1586) betrachtet den Lavendel als ein Wundermittel gegen Läuse und „alle gebresten des hirns, so von kälte kommend".

Die beste Heilwirkung entfaltet der Lavendeltee bei Kopfschmerzen, Nervosität und Schlafstörungen. Ein Aufguß hat eine ausgezeichnete Wirkung bei allgemeiner Nervenschwäche; aber auch Schweißneigung und unangenehmer Körpergeruch werden mit Lavendel bekämpft. Eine Einreibung mit Lavendelöl ist angezeigt bei Hämatomen, Gelenkzerrungen und Stauchungen. Dieses Öl kauft man am besten fertig in der Apotheke. In Essig gekocht, vertreibt Lavendel Zahnschmerzen und Zahnfleischentzündungen. Auflagen aus Blüten wirken bei manchen Menschen mit starken Kopfschmerzen wahre Wunder.

Lavendel ist mit Jod und Eisen unverträglich. Die Blüten sollen noch vor dem Aufblühen gepflückt und gesammelt werden. Zum Trocknen empfiehlt sich ein schattiger, gut belüfteter Ort.

Vorkommen: Mittelmeerraum, sonnige Gegenden, kalkreiche Böden

Beschreibung: *Höhe:* bis 60 cm; Halbstrauch, dicht wachsende *Stengel; Blätter:* schmutzig-grün, eingerollte Ränder; *Blüten:* violett

Offizinelle Teile: Blüten, Blätter

Wirkstoffe: ätherische Öle, Bitterstoffe, Cumarine, Harze

Blütezeit: Juli bis August

Sammelzeit: Juli bis September

Eigenschaften: beruhigend, krampflösend, harntreibend, galletreibend

Med. Anwendung: *Tee* bei Kopfschmerzen, Nervenleiden, Augen- und Ohrenbeschwerden, Schlaflosigkeit, Schnupfen, Anämie, Stoffwechselstörungen
Öl bei Schlafstörungen, Nervosität
Einreibungen bei Hämatomen
Bäder bei schwachen Nerven, Schweißneigung

Dosierung und Zubereitung: *Tee:* 1 g = 1 TL auf 1 Tasse Wasser, bis zu 2 Tassen täglich trinken, am besten vor dem Schlafengehen
Aufguß: 100 g Blüten auf 2 l Wasser
Badezusatz: 100 g Blüten auf 1 l Wasser
Öl: 2mal täglich 5 Tropfen.

Linde *Tilia*

Linde

Man unterscheidet die Sommerlinde (*Tilia platyphyllus*) und die Winterlinde (*Tilia cordata*). Beide Arten erreichen ein hohes Alter (1000 Jahre). Die Blüten der Sommerlinde erscheinen 3 Wochen früher als die der Winterlinde. Wegen des Nektarreichtums werden diese von Bienen bevorzugt aufgesucht. Oft war die Linde Gegenstand von Dichtung und Lied: „Am Brunnen vor dem Tore, da steht ein Lindenbaum". Ihre Schutzfunktion, in Sagen und Mythen oft beschworen, ist unbestritten, auch wenn ein Lindenblatt Siegfried die Unverwundbarkeit genommen hat.

Die Lindenblüte ist eine der wichtigsten Heilpflanzen in unseren Breiten. Der Lindenblütentee reinigt den ganzen Körper und befreit ihn von Giftstoffen; er hilft bei Erkältungen und unruhigen Nerven. Die Behauptung, die schweißtreibende Wirkung des Lindenblütentees komme nur vom heißen Wasser und nicht von den Inhaltsstoffen, stimmt nicht; auch bei kaltem Tee wird der Schweißfluß nachweislich vermehrt.

Weitere Indikationsgebiete sind Verdauungsschwäche und Erkrankungen im Urogenitaltrakt. Die Lindenholzkohle ist wegen ihrer absorbierenden Wirkung bei Vergiftungen angezeigt (ähnlich wie die Aktivkohle).

Die Blüten mit den Hochblättern müssen im Schatten getrocknet und luftdicht aufbewahrt und vor Lichteinwirkung geschützt werden.

Vorkommen	in ganz Europa außer im hohen Norden; Parks, Straßen, Mischwald
Beschreibung:	*Höhe:* bis 35 m; *Stammdurchmesser:* bis 5 m; *Blätter:* herzförmig, gezähnt, gegenständig, Oberseite dunkelgrün, Unterseite blaugrün; *Blüten:* gelbweiß, in mehreren Blütenständen, aus einem Hochblatt heraustretend; 5 Kelchblätter; *Frucht:* kugelig, birnenförmig, klein, geflügelt
Offizinelle Teile:	Blüte mit Hochblatt, Rinde
Wirkstoffe:	ätherische Öle, Gerb- und Schleimstoffe, Farbstoffe, Flavonoide
Blütezeit:	Juni/Juli
Sammelzeit:	*Sommerlinde* Juni, *Winterlinde* Juli
Eigenschaften:	schweißtreibend, schleimlösend, sedativ, die Verdauung fördernd
Med. Anwendung:	*Tee* zur Blutreinigung, bei Erkältungskrankheiten, bei Verdauungsschwäche, bei Harn- und Blasenleiden *Holzkohle* bei Vergiftungen *Absud* zur schnelleren Heilung von Wunden, Verbrennungen und Entzündungen *Bäder* bei Nervosität und Schlafstörungen
Dosierung und Zubereitung:	*Tee:* 2 g = 1 EL Blüten auf 1 Tasse Wasser; kurz aufkochen und ziehen

lassen; mit Honig süßen; warm trinken; täglich 3 Tassen mindestens

Holzkohle: in der Apotheke kaufen; bei Bedarf 2 EL in Milch oder Wasser verrührt

Umschläge und Kompressen: Lindenblütentee zubereiten

Vollbad: 500g Lindenblüten mit 4 l Wasser aufkochen, 1/2 Stunde leise köcheln, dann abseihen und die Flüssigkeit ins Badewasser geben. Man nimmt ein solches Bad 1- bis 2mal wöchentlich vor dem Schlafengehen

HINWEIS: Nicht auf vollen Magen trinken.

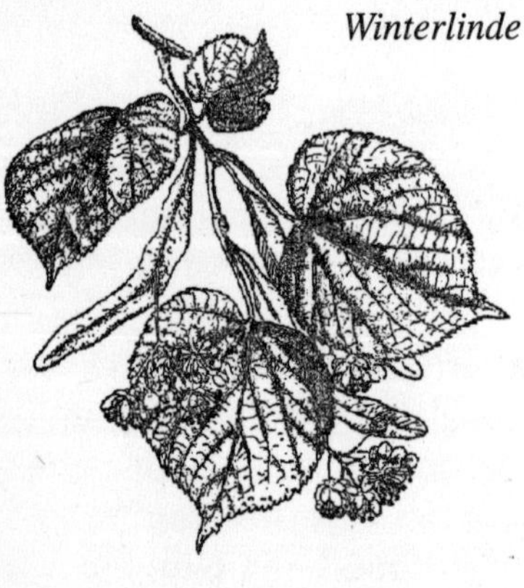

Winterlinde

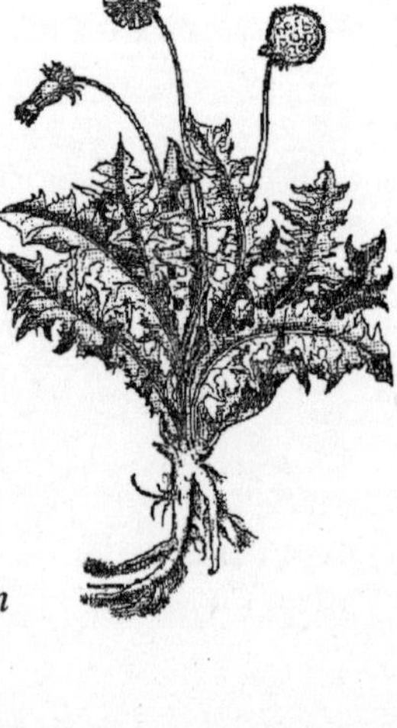

Löwenzahn

Löwenzahn *Taraxacum officinale*

Kuhblume, Pusteblume

Den Löwenzahn kennt wohl jeder, besonders wenn zur Blütezeit die Wiesen gelb sind. Der Löwenzahn gehört zur Familie der Korbblütler. Er wurde erstmals von den arabischen Ärzten Rhazes und Avicenna beschrieben. Auch die alten Griechen schätzten ihn sehr. Eine Blütezeit als Heilpflanze erlebte er im späten Mittelalter.

Sein französischer Name *pissenlit* (Bettnässer) weist auf die stark harntreibende Wirkung hin. Als Blutreinigungsmittel ist der Löwenzahn Bestandteil der Frühjahrskur. Kränkelnden Menschen wird eine 14tägige Einnahme von frischen Löwenzahnstengeln empfohlen; der Stengel hat anfangs einen etwas bitteren Geschmack, der aber bald vergeht. Das Einträufeln von Milchsaft in die Augen ist nur nach vorheriger Rücksprache mit dem Hausarzt ratsam.

Löwenzahn ist in manchen Gegenden ein begehrtes Nahrungsmittel. Als Salat, mit Kartoffeln und gekochten Eiern vermengt, schmeckt er sehr gut. Die geröstete Wurzel dient als Kaffee-Ersatz; ein Löwenzahnsirup auf dem Butterbrot schätzen Kenner als Delikatesse.

Vorsicht: Bei Erkrankungen der Gallenwege, Geschwüren oder Verengungen im Magen-Darmbereich nicht anwenden!

Vorkommen:	nördliche Halbkugel, auch in Höhenlagen; Raine, Wiesen
Beschreibung:	*Höhe:* 20–40 cm; kräftige *Pfahlwurzel*; lange, lanzettförmige, rosettenartig angeordnete *Blätter*; hohle, kahle *Stiele*; gelbe *Blütenköpfe*
Offizinelle Teile:	Blätter, Blüte, Wurzel, Stiel, Saft
Wirkstoffe:	Mineralsalze, Inulin, Xanthophylle, Cholin, Vitamine: B, C, (A); Bitterstoffe
Blütezeit:	April bis Oktober
Sammelzeit:	April *Blätter*; Mai *Stiel* und *Blüte*; Frühjahr und Herbst *Wurzel*
Eigenschaften:	harntreibend, blutreinigend, cholagogisch, abführend, appetitanregend
Med. Anwendung:	*Stengel* bei Diabetes, Hautausschlägen, Drüsenschwellung *Tee* bei Colitis, Stoffwechselstörungen und Hautkrankheiten *Salat* bei Lebererkrankungen *Kompressen* bei Entzündungen
Dosierung und Zubereitung:	*Tee*: 3 g Blätter oder Wurzeln = 1 1/2 TL auf 1 Tasse Wasser; 2 Tassen täglich trinken, gut als Frühjahrskur *Salat*: nach Belieben *Saft*: 2mal täglich 1 EL über 4–5 Wochen *Kompressen*/*Waschungen*: mit Tee.

Mäusedorn *Ruscus aculeatus*

Stechmyrte, Dornmyrte

Der Mäusedorn gehört zur Familie der Liliengewächse. Er gedeiht in warmen Gegenden Süd- und Westeuropas. Auch in Großbritannien ist er vereinzelt anzutreffen. Der kleine, immergrüne Strauch liebt kalkreiche Böden. Die blattähnlichen Kurztriebe (Phyllokladien) wachsen sehr dicht und laufen in einer stechenden Spitze aus. Blüten und Früchte stehen in den Achseln eines Hochblattes. Frost verträgt die Pflanze nicht, wohl aber längere Trockenperioden. Die Heilpflanze Mäusedorn wurde schon in der Antike geschätzt. Der griechische Arzt und Pharmakologe Dioskurides (1. Jh. n. Chr.) hat in seiner Arzneimittellehre die Wirkung des Strauches ausführlich beschrieben.

Wirksame Teile sind die Phyllokladien und der knotige Wurzelstock. Darin stecken auch die Hauptwirkstoffe, die Saponine, welche eine starke Wirkung auf die Gefäße ausüben.

Venenerkrankungen sind deshalb auch das wichtigste Anwendungsgebiet des Mäusedorns. Die Gefäßspannung wird noch stärker als durch die Roßkastanie beeinflußt. Angeblich sollen auch eine erhöhte Durchlässigkeit der Kapillarmembran (Haargefäßbrüchigkeit) und die daraus resultierenden Ödeme (Wasseransammlungen) gebessert werden. Weitere Anwendungsgebiete des Mäusedorns sind Ulzera (offene, geschwürige Wunden) und Hämorrhoiden. Die Behandlung muß allerdings über einen längeren Zeitraum – bis zu drei Monaten – durchgeführt werden!

Vorkommen: sonnenreiche, warme Gegenden bis 1000 m Höhe

Beschreibung: *Höhe:* bis zu 1 m; *Blätter* (Phyllokladien): ledrig, dunkelgrün, wechselständig, eiförmig; *Blüten:* grünviolett; *Früchte:* kugelig rot; *Wurzelstock:* hellgrau mit mehreren Einzelwurzeln; *Geruch* erinnert an Terpentin; *Geschmack* süßlich-bitter

Offizinelle Teile: Phyllokladien, Wurzelstock

Wirkstoffe: Flavonoide, Harze, Spurenelemente, Saponine, ätherische Öle

Blütezeit: Februar bis April, Oktober

Sammelzeit: Oktober

Eigenschaften: die Venen beeinflussend, vasoprotektiv, fiebersenkend, diuretisch, entzündungshemmend

Med. Anwendung: bei venöser Insuffizienz (Venenstau), Krampfadern, Beinschwellung bei postthrombotischem Syndrom, Venenentzündung, offenen Beinen, Hämorrhoiden

Dosierung und Zubereitung: *innerliche Anwendung:* 30 g Wurzeln auf 1 l Wasser; 10 min kochen und 15 min ziehen lassen; täglich 3 Tassen über 4 Wochen trinken

VORSICHT!

Die Pflanze steht in der Schweiz unter Naturschutz!
Grundsätzlich empfiehlt sich der Kauf von Fertigpräparaten aus der Apotheke.

Magenklee *Menyanthes trifoliata*

Fieberklee, Bitterklee

Obwohl beim Magenklee die Blätter immer zu dreien angeordnet sind, gehört er nicht zu den Klee-Pflanzen, wie man das aus seinem Namen vielleicht ableiten könnte. Der Wurzelstock kriecht oft vom Ufer ins Wasser, der Stengel zeigt nach oben. Die weißen, gefransten Blüten und die zartrosa Knospen gleichen denen einer Orchidee. Der Magenklee ist auch eine Bereicherung des Biotops im eigenen Garten.

Der griechische Name bedeutet übersetzt „Monatsblume“, was einen Hinweis auf die Anwendung bei Frauenleiden gibt. Der Magenklee wurde übrigens erstmals im 16. Jahrhundert von dem deutschen Botaniker Hieronymus Bock unter dem Namen „Wysermangold“ erwähnt. Die Bezeichnung Bitterklee verweist auf den bitteren Geschmack der Blätter, und der volkstümliche Name Fieberklee sagt aus, daß die Pflanze gut bei hohem Fieber wirkt.

Der Tee fördert die Verdauung und reinigt das Blut. Mit Wermut, Tausendgüldenkraut und Salbei vermischt, steigt seine Wirkkraft. Die Magentinktur (8–10 Tropfen auf ein Stück Zucker) soll nach reichhaltigen Mahlzeiten eingenommen werden.

Die Blätter müssen rasch im Dunkeln getrocknet werden.

Vorsicht: Umschläge nicht auf offene Wunden legen.

Bei Durchfall, Darmentzündung, Magen-Darm-Geschwüren nicht anwenden.

Vorkommen:	Moor, Ufer, feuchte Böden, Sümpfe
Beschreibung:	*Höhe:* 20–30 cm; *Stengel; Blätter:* langgestielt, rund, glatt; *Blüten:* trichterförmig von weiß-roter Farbe, gefranst; *Wurzel:* kriechend, schuppenartig
Offizinelle Teile:	getrocknete Blätter
Wirkstoffe:	Bitterstoffe, Gerbstoffe, Saponine, Säuren
Blütezeit:	Mai bis Juli
Sammelzeit:	Mai/Juni
Eigenschaften:	appetitanregend, schmerzlindernd
Med. Anwendung:	*Tee* bei Magen- und Darmbeschwerden, Appetitlosigkeit, Sodbrennen *Wein* bei Verdauungsstörungen *Umschläge* bei Entzündungen und Rheuma
Dosierung und Zubereitung:	*Tee:* 1 TL = 1 g auf 1 Tasse kochendes Wasser (als Tagesgabe); 10 min ziehen lassen und trinken *Wein:* 10 g frische Blätter in 1 l Rotwein 10 min kochen lassen *Umschläge:* 20 g Blätter auf 1 l kochendes Wasser; 5 min ziehen lassen *Tinktur:* in der Apotheke kaufen.

Maiglöckchen *Convallaria majalis*

Maiblume

Das Maiglöckchen gehört zur Familie der Liliengewächse. Bereits im 16. Jahrhundert wurde es therapeutisch verwendet, konnte sich aber wegen der Giftigkeit beim Volk (außer in Rußland) nicht so richtig durchsetzen. Man findet das Maiglöckchen oft kultiviert in Ziergärten; dekorativ sehen Maiglöckchen auch in einer Vase aus. Die weißen glockenartigen Blüten verbreiten einen angenehmen Duft.

Dem Maiglöckchen werden darüber hinaus geheimnisvolle Kräfte nachgesagt. Gebietsweise steckten sich die Studenten zu Prüfungszeiten ein Glöckchen in jede Tasche und glaubten, damit könne man nicht durchfallen.

Das Maiglöckchen ist hauptsächlich bei schwachem Herzen (Herzinsuffizienz) angezeigt. Die Inhaltsstoffe haben eine ähnliche Wirkung wie die des Fingerhutes. In jüngster Zeit wurden viele Versuche und Studien mit dieser Pflanze durchgeführt. Dabei wurde die positive Wirkung auf das Herz-Kreislaufsystem bestätigt. Es kristallisierte sich vor allem das Convallatoxin als wichtiger Wirkstoff heraus. Dieses Convallatoxin kumuliert im Körper nicht, es sammelt sich also nicht an; andererseits wird es nur sehr schwer aufgenommen, so daß die manchmal notwendigen hohen Blutspiegel nicht immer erreicht werden. Spezielle Anwendungsgebiete des Maiglöckchens sind angeborene und erworbene Herzklappenfehler, Herzkranzgefäßveränderungen sowie langsamer Pulsschlag (Bradykardie). Das Blütenpulver wird in manchen Gegenden als Schnupftabak verwendet.

Fertigpräparate gibt es in der Apotheke und im Reformhaus zu kaufen.

Achtung: Das Maiglöckchen steht in Deutschland und in der Schweiz unter Naturschutz!

Vorkommen:	in ganz Europa, Japan, nördliches Asien; lichte Wälder, steinige Hänge
Beschreibung:	*Höhe:* bis 30 cm, ausdauernde Pflanze; *Stengel:* blattlos; *Blätter:* paarig, lanzettförmig; *Frucht:* rote Beeren; kriechender *Wurzelstock*, stark verzweigt; süßer *Geruch*
Offizinelle Teile:	Blätter, Blüten
Wirkstoffe:	Glykoside, Saponine, Convallatoxin
Blütezeit:	Mai bis Juni
Sammelzeit:	nicht selber sammeln
Eigenschaften:	herzstärkend, krampflösend, abführend, diuretisch, durchblutungssteigernd
Med. Anwendung:	*Aufguß* bei schwachem Herzen (Herzinsuffizienz), Herzrhythmusstörungen, Herzkranzgefäßveränderungen sowie vielen anderen Herzkrankheiten
Dosierung und Zubereitung:	Tagesdosis i.A. nicht über 0,6 g Maiglöckchenpulver
VORSICHT!	Die Pflanze ist sehr giftig; keine Beeren essen und die Dosierung der Fertigpräparate genau beachten. Den Arzt fragen, ob es zu Wechselwirkungen mit anderen Arzneimitteln kommen kann.

Maiglöckchen

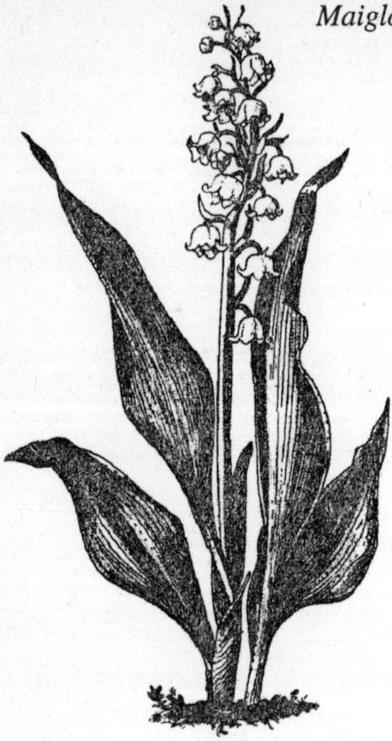

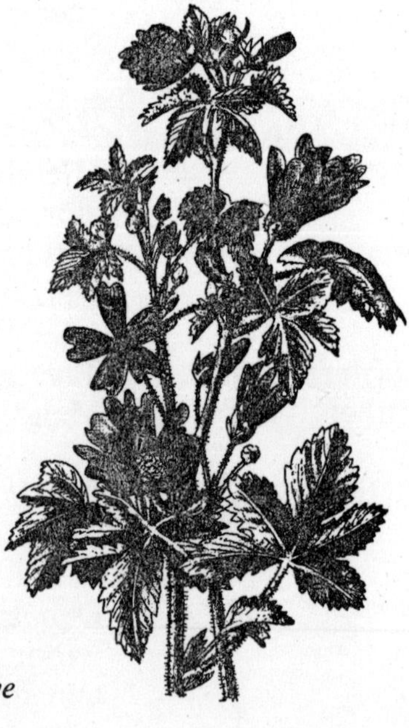

Malve

Malve, Wilde *Malva silvestris*

Käsepappel, Roßpappel

Der volkstümliche Name Käsepappel leitet sich von den Früchten der Wilden Malve her, die wie ein Käselaibchen aussehen. Die alten Römer nannten die Pflanze *omnimorbium,* das heißt Heilkraut für alle Krankheiten. Sie kochten Malve mit Wein und Honig und rieben sich damit zum Schutz vor Erkältungen die Brust ein.

Malven werden manchmal vom Malvenrost befallen. Dieser Pilz überzieht dann die Blätter mit braunen Pusteln. Bei Befall sollte die Pflanze nicht mehr verwendet werden. Die rosa Blüten werden durch das Trocknen blau und bei längerer Lichtexposition weiß. Früher wurden sie zum Färben von Zuckerware verwendet.

Bei Magen- und Blasenentzündungen sowie bei Bronchitis empfiehlt sich eine Suppe aus Malvenblättern und Gerste. Die Malvenblätter sollen dabei erst ganz zum Schluß zugegeben werden, um die Schleimstoffe nicht zu vernichten. Auch beim Trocknen gehen die Schleimstoffe verloren. Deshalb die Pflanze nach Möglichkeit immer frisch verwenden.

Vorkommen:	Wegränder, Schutthalden, in der Nähe von Siedlungen
Beschreibung:	kriechende Pflanze, *Höhe* bis 1 m; *Stengel:* haarig; *Blätter:* langgestielt, rundlich, gezackt; *Blüten:* in den Blatt-Achseln, rosa, fünf Blütenblätter; *Staubbeutel:* hellviolett; *Frucht:* rund-oval, in 9–11 Teilfrüchte zerfallend
Offizinelle Teile:	Blatt, Blüte
Wirkstoffe:	Schleim- und Gerbstoffe, Farbstoff Malvin, Tannin, Vitamine
Blütezeit:	Juni bis September
Sammelzeit:	Juni bis September
Eigenschaften:	schleimlösend, entzündungshemmend, reizlindernd
Med. Anwendung:	*äußerliche Anwendung:* Venenentzündungen, Wunden *Gurgeln* bei Kehlkopfentzündungen *Tee* bei Katarrhen
Dosierung und Zubereitung:	*Tee:* 2–3 TL = 1,5 g auf 1 Tasse heißes Wasser; 1 min kochen; täglich 2 Tassen warm trinken *äußerliche Anwendung:* 4 EL Droge auf 1/4 l Wasser, für Kompressen, Waschungen, zum Gurgeln.

Mariendistel *Silybum marianum*

Milchdistel, Frauendistel

Die Mariendistel, ein Korbblütler, ist im Mittelmeergebiet und im Vorderen Orient zu Hause. Bei uns findet man sie nur ganz vereinzelt und in wilder Form. Die zweijährige, bis zu 1,5 m hohe Pflanze besitzt einen aufrechten, kräftigen Stengel. Die großen, grünen, glänzenden Blätter haben einen dornig gelappten Rand und sind entlang den Adern weißlich verfärbt. Angeblich sollen die weißen Streifen von der Milch der Muttergottes herkommen – daher auch der Name.

Die Mariendistel ist als Nährpflanze beliebt und verbreitet. Aus der „wilden Artischocke" läßt sich ein durchaus schmackhafter Salat zubereiten. Außerdem dient sie als Vieh- und insbesondere als Geflügelfutter.

Die Hauptindikation der Heilpflanze Mariendistel sind Leber- und Gallenleiden sowie Herz- und Kreislaufbeschwerden. Sie hilft bei Leberschäden, die durch Gifte wie Alkohol oder Lösungsmittel verursacht sind. Eine fiebersenkende Wirkung wurde bei Tierversuchen festgestellt. Der beruhigende Einfluß auf das zentrale Nervensystem wird bei Reisekrankheit ausgenutzt. Auch bei Migräne, die ja auf einer Gefäßverengung im Gehirn beruht, hilft die Dämpfung der Gefäßnerven. Die erfolgreiche Bekämpfung von Trigeminusneuralgien beruht vermutlich auf denselben pathophysiologischen Angriffspunkten. Den Geschmack des Tees kann man durch Beigabe von Pfefferminzblättern verbessern.

Der Same soll ohne Haarkrone gesammelt und an einem luftigen, schattigen Ort getrocknet werden.

Vorkommen:	bis 1000 m Höhe; Mittelmeergebiet, Nordafrika, Australien
Beschreibung:	*Stengel:* hohl, aufrecht, gestreift; *Blätter:* entlang den Nerven meist gestreift; *Blüten:* purpur, in halbkugeligen Köpfen stehend; *Hüllblätter* mit dornigen Spitzen; *Früchte:* glänzend, schwarz-gelb; pfahlförmiger *Wurzelstock; Geschmack:* an Artischocken erinnernd
Offizinelle Teile:	Samen
Wirkstoffe:	ätherische Öle, Bitterstoffe, Histamin, Tyramin, Flavone (Silymarin)
Blütezeit:	Juli/August
Sammelzeit:	Spätsommer/Frühherbst
Eigenschaften:	galletreibend, gefäßerweiternd, harntreibend, leberschützend bei toxischen Schäden
Med. Anwendung:	*Tee* bei Migräne, Reisekrankheit *Tinktur* bei mangelnder Gallebildung, Cholezystitis, Gelbsucht, Hepatitis, beginnender Leberzirrhose
Dosierung und Zubereitung:	*Tee:* 1 TL Same mit 200 ml Wasser überbrühen; 15 min ziehen lassen; 3mal täglich 1 Tasse kurz vor den Mahlzeiten zu sich nehmen *Aufguß:* 10 g Körner in 1 Tasse Wasser 12 Stunden einweichen; an-

schließend kurz aufkochen, abseihen, schluckweise trinken

VORSICHT! Pflanze steht gebietsweise unter Naturschutz! Am besten greift man auf standardisierte Fertigpräparate zurück.

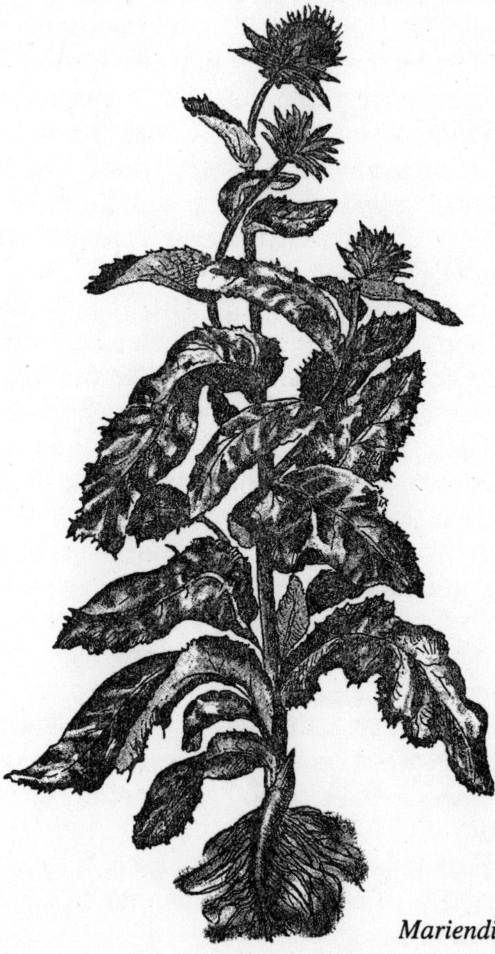

Mariendistel

Meerrettich *Armoracia rusticana*

Löffelkraut, Kren

Der Meerrettich gehört zur Familie der Kreuzblütler. Seine Heimat ist die Ukraine und Westasien. Die Heilkraft ist schon seit dem Mittelalter bekannt. Im deutschen Sprachraum konnte er sich allerdings erst in diesem Jahrhundert so richtig durchsetzen. Der Meerrettich ist ein ausgezeichnetes Gewürz; man findet ihn kultiviert in vielen Gärten. Zu Fleisch- und Fischgerichten paßt seine Würze ausgezeichnet, aber auch zum Einmachen von Gurken wird er verwendet. In der Regel sollte man allerdings nur die frische Wurzel nehmen, und zwar nach gründlicher Säuberung. Im Keller kann man die Pflanze, in Sand gesteckt, bis zu einem Jahr aufbewahren.

In seiner Heilwirkung hat der Meerrettich starke Ähnlichkeit mit dem schwarzen Senf. Die Hauptwirkstoffe sind scharfe ätherische Öle. Wegen der guten Fettlöslichkeit werden diese Öle im Verdauungstrakt ohne weiteres resorbiert. Ein Vertreter dieser ätherischen Öle, das Senföl, ist für den scharfen Geruch und Geschmack verantwortlich.

Der Meerrettich besitzt gute antibiotische Eigenschaften. Deshalb auch seine Anwendung bei Entzündungen im Urogenitaltrakt (z. B. Blasenkatarrh). Daneben eignet er sich bei Atemwegsinfektionen wie zum Beispiel chronischer Bronchitis. Falls diese Bronchitis aber auf einen erhöhten Nikotingenuß zurückzuführen ist, dann liegt es natürlich nahe, vorher mit dem Rauchen aufzuhören und dann erst Meerrettich zu essen. Der Meerrettich zeigt außer gelegentlichen Magen-Darm-Beschwerden praktisch keine Nebenwirkungen; man kann ihn über einen längeren Zeitraum mit gutem Gewissen einnehmen.

Der Meerrettich soll auch virostatische Eigenschaften besitzen; deshalb ist eine Anwendung bei drohender Grippeepidemie zu erwägen.

Vorkommen:	Asien; bei uns kultiviert
Beschreibung:	*Blätter:* bis zu 1 m lang, gekerbt, gewellt, mit langen Stielen; *Blüten:* auf Blütenstengel; *Wurzel:* lang, dick, bräunlichgelb, fleischig, mit vielen Ausläufern, tief in den Boden eindringend
Offizinelle Teile:	Wurzel
Wirkstoffe:	Glykoside, ätherische Öle, Vitamine, vor allem C
Blütezeit:	Mai bis Juli
Sammelzeit:	September bis Februar
Eigenschaften:	antiseptisch, hustenbekämpfend, durchblutungsanregend, harntreibend
Med. Anwendung:	*zerriebene Wurzel* (mit Honig gemischt) zur Drüsenanregung und bei Stoffwechselschwäche *Saft* (innerlich) bei Entzündungen, vor allem der ableitenden Harnwege; Atemwegsinfektionen, bei Verdauungsschwäche, Angina, bei drohender Grippe *Essig* zur Einreibung bei Rheuma, Nervenschmerzen *Wurzelauflage* bei Ischias, Thrombose, schlecht heilenden Wunden
Dosierung und Zubereitung:	*innerliche Anwendung:* Tagesdosis bis 20 g

Absud: 30 g Wurzel auf 1 l Wasser, 10 min kochen lassen, abseihen, jeden Morgen 1 Tasse über 2 Wochen trinken
Essig: 1 EL auf 1 Glas Wasser

VORSICHT! Nicht bei Kindern unter 4 Jahren, während der Schwangerschaft und bei Magen-Darm-Geschwüren, Nierenentzündungen einnehmen!

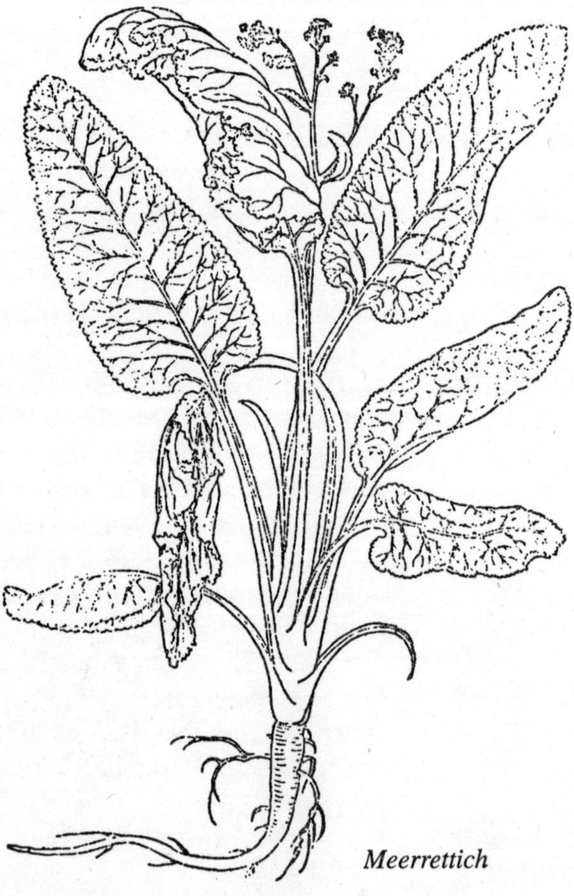

Meerrettich

Melisse *Melissa officinalis*

Zitronenkraut, Herztrost

Die Melisse (Familie Lippenblütler) ist eine alte Gewürz- und Heilpflanze; sie stammt ursprünglich aus dem Orient. In unseren Breiten findet man die Pflanze teilweise kultiviert in Bauerngärten. *Melissa* heißt wörtlich übersetzt Biene; diese Bezeichnung soll den Nektarreichtum der Pflanze charakterisieren. Der Duft ist zitronenartig. Der nur schwach behaarte Stengel trägt gegenständige, ovale, gesägte Blätter. Die weißen Blüten sitzen in den Blattachseln und sind in Scheinquirlen angeordnet.

Der antike griechische Arzt Dioskurides bezeichnete das „Bienenblatt" als Wunderheilmittel gegen Hundebisse und Insektenstiche. Die heilige Hildegard von Bingen war der Meinung, daß die Melisse das Herz freudig macht. Bekannt ist auch der Karmelitergeist, der zunächst von den Karmelitern in Frankreich aus der Melisse hergestellt und später vielfach nachgeahmt wurde.

Der Melissentee dient bei Verdauungsschwäche, psychosomatischen Störungen, Schlafstörungen und unregelmäßiger Menstruation. Man kann die Pflanze mit Gewürznelken und Zimt im Verhältnis 1:2 mischen. Die Araber schätzten den Tee bei Depressionen. Eine äußerliche Einreibung empfiehlt sich bei Fieberbläschen (Herpes simplex), aber auch bei Hämatomen, Verstauchungen und Weichteilrheumatismus. Waschungen mit konzentriertem Tee helfen bei Hautunreinheiten.

Die Blätter sollen rasch getrocknet werden. Der bekannte Melissengeist wird übrigens nicht aus Melisse, sondern aus Zitronellgras gewonnen.

Vorkommen:	Südeuropa
Beschreibung:	*Höhe:* bis 1 m; *Blätter:* kurz gestielt; *Stengel:* aufrecht; *Blüten:* weiß, halb quirlig; bitterer *Geschmack*
Offizinelle Teile:	Blätter
Wirkstoffe:	ätherische Öle, Gerbstoffe, Harze, Cumarine
Blütezeit:	Juli bis September
Sammelzeit:	Mai bis Juni und September bis Oktober
Eigenschaften:	beruhigend, tonisch, verdauungsfördernd, gegen Blähungen, spasmolytisch
Med. Anwendung:	*Tee* bei Verdauungsschwäche, Blähungen, Verstopfung, Brechreiz, Sodbrennen, Schlafstörungen, psychosomatischen Störungen *Einreibung* als Salbe gegen Fieberbläschen *Kompressen* gegen Migräne *Umschläge* bei Quetschungen, Prellungen, zur Vernarbung von Wunden *Bäder* bei Nervosität und Schlaflosigkeit
Dosierung und Zubereitung:	*Tee:* 1 g = 2 TL Blätter auf 1 Tasse Wasser als Aufguß; täglich bis zu 2 Tassen trinken, 1 vor dem Schlafengehen

Kaltauszug: 2 EL Melisse auf 200 ml Wasser; 1/2 Tag ziehen lassen
Einreibungen und *Auflagen:* 3mal täglich
Umschläge und *Waschungen:* starker Melissentee
Vollbad: 3 Handvoll Melisse in 1 l kochendes Wasser, 1/4 Stunde zugedeckt ziehen lassen, abseihen und den Sud ins Badewasser geben. Danach gleich zu Bett gehen

VORSICHT!

Die Melisse steht in der Schweiz unter Naturschutz.
Zahlreiche Fertigpräparate aus der Apotheke enthalten viel reinen Alkohol.

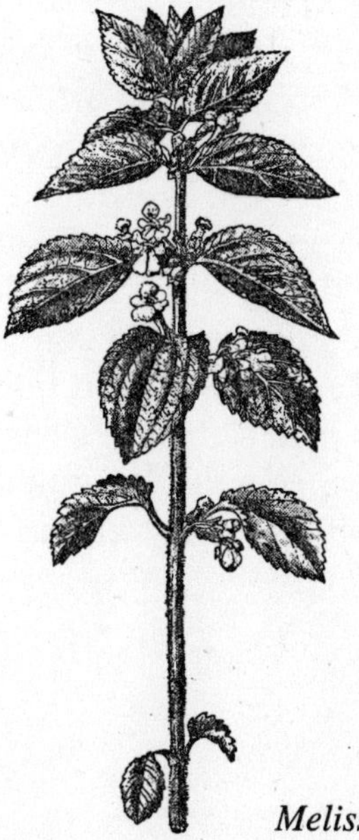

Melisse

Minze *Mentha*

Münze

Von der Minze gibt es viele Arten, zum Beispiel grüne Minze, Ackerminze, Bachminze, Krauseminze, Roßminze. Die bekannteste ist wohl die Pfefferminze *(Mentha piperita)*. Alle Sorten besitzen Heilwirkung. Die Pfefferminze ist eine sehr ausdauernde Pflanze. Sie gehört zur Familie der Lippenblütler und hat sich, aus Großbritannien kommend, in ganz Europa verbreitet. Der bis zu einem Meter hohe Stengel trägt längliche, gezackte, behaarte Blätter. Die kleinen rot-weißen Blüten sind in Scheinähren angeordnet und stehen in den Blattachseln.

Patin für den Namen stand der Sage nach eine griechische Nymphe, die wegen Ungehorsams in diese Pflanze verwandelt wurde. Als Gewürz findet die Minze schon seit dem Altertum Verwendung.

Die Minze gehört eigentlich in jeden Tee; dieser sollte nie gekocht, sondern nur aufgebrüht werden. Er hilft vor allem bei Erkältung und Beschwerden im Bereich von Magen, Darm und Galle. Ein Minzengeist (Pflanze acht Tage in Branntwein ansetzen) tut gute Dienste bei häufiger auftretenden Schwindelanfällen. Ein Pflaster erleichtert die Heilung bei Gelenkverstauchungen. Minzenblätter, in die Schuhe eingelegt, vertreiben den Fußschweiß. Bei Kopfweh (Kater) kann man sich einige frische Minzenblätter in den Nacken legen. Wegen des guten Geruches wird die Minze auch als Mundwasser oder Badezusatz verwendet.

Vorkommen:	feuchte Orte; Pfefferminze oft kultiviert
Beschreibung:	aufrechter *Stengel; Blätter:* schwach behaart, länglich, gezähnt; *Blüten:* rotweiß, in endständigen Scheinähren
Offizinelle Teile:	Blätter
Wirkstoffe:	ätherische Öle, Menthol, Gerb- und Bitterstoffe
Blütezeit:	Juni bis August
Sammelzeit:	Juli
Eigenschaften:	galletreibend, krampflösend, schmerzlindernd
Med. Anwendung:	*Tee* bei Erkältungen und Beschwerden der Verdauungsorgane: Durchfall, Verstopfung, Magenkrämpfe *Öl* bei Husten, Bronchitis, Verdauungsbeschwerden, unregelmäßiger Menstruation *Einreiben* mit Pfefferminzöl bei Verstauchungen, Nervenschmerzen, Rheuma *Bäder* als „Muntermacher“ und gegen Hautunreinheiten
Dosierung und Zubereitung:	*Tee:* 1 g = 2,5 TL auf 1 Tasse Wasser; aufbrühen; 4 Tassen täglich *Öl:* fertig in der Apotheke kaufen; 3mal 4 Tropfen täglich nehmen

Geist: 15 g Blätter auf 500 ml Branntwein; täglich 2 Schnapsgläser trinken
Umschläge und *Waschungen:* Pfefferminztee zubereiten
Vollbad: 3 Handvoll Pfefferminze mit 1 l kochendem Wasser übergießen, 5 min ziehen lassen, abseihen und den Sud ins Badewasser geben

VORSICHT! Der Genuß der Poleiminze ist gefährlich (Vergiftungen).
Pfefferminzöl nicht bei schweren Leber- und Galleerkrankungen anwenden.

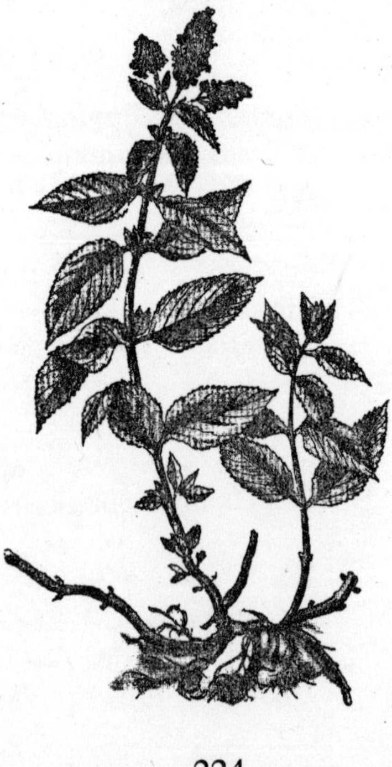

Pfefferminze

Mistel *Viscum album*

Glückszweig, Hexenbesen

Die Mistel ist eine Halbschmarotzerpflanze, die auf den Ästen fremder Bäume wächst. Im Gegensatz zu den echten Schmarotzern baut die Mistel ihre Kohlehydrate selber auf, lediglich das Wasser wird von der Wirtspflanze abgezapft. Die Wurzeln dringen mit Hilfe einer besonderen chemischen Substanz unter die Rinde vor. Der halbkugelige Strauch gewinnt dadurch festen Halt.

Die lederartigen Blätter sind das ganze Jahr über grün, die ledrige Oberfläche schützt vor Erfrieren und Austrocknen. Im Dezember reifen die fleischigen, weißen, erbsengroßen Früchte (zum Verzehr nicht geeignet). Der Samen wird von Vögeln mit dem Kot auf neue Bäume getragen.

Im angelsächsischen Sprachraum dient die Mistel als Weihnachtsschmuck, und wenn ein Junggeselle die Angebetete unter diesem Strauch antrifft, darf er sie – ohne zu fragen – küssen.

Der Misteltee hilft bei verschiedenen neurologischen Erkrankungen, aber auch bei hohem Blutdruck und nervösen Herzstörungen.

Daneben hat die Mistel in jüngster Zeit eine zusätzliche Bedeutung in der Krebstherapie erhalten; bei bestimmten Tumorarten kann man Mistelpräparate in die Haut injizieren. Dies ist aber nur eine unterstützende Therapie; sie darf ausnahmslos nur von einem Fachmann durchgeführt werden, da allergische Reaktionen nicht ausgeschlossen werden können.

Die jungen Blätter sollen vor der Fruchtbildung gepflückt werden. Die Trocknung darf nicht bei hohen Temperaturen erfolgen. Abgebrüht oder gekocht sind die Blätter zum Verzehr ungeeignet!

Vorkommen:	in Europa in gemäßigten Zonen, in Nordamerika
Beschreibung:	Halbstrauch, bis 60 cm Durchmesser; *Blätter:* gegenständig, länglich, fleischig; *Blüten:* hellgrün, in Scheindolden; *Früchte:* beerenartige Scheinfrucht, weiß, glasig; *Wurzelstock* in Baumäste eingewachsen; *Geschmack* bitter; *Geruch* unangenehm
Offizinelle Teile:	Blätter
Wirkstoffe:	Cholin, Alkaloide, Inosit, Xantophyll
Blütezeit:	Februar bis April
Sammelzeit:	März/April
Eigenschaften:	Antihypertensiv, schmerzlindernd, krebshemmend
Med. Anwendung:	*Tee* bei neurologischen Erkrankungen, hohem Blutdruck *Injektionen* (vom Fachmann) zur Schmerzbekämpfung bei Rheuma, Bandscheiben- und Ischiasschmerz; in der begleitenden Tumortherapie
Dosierung und Zubereitung:	*Tee:* 2 TL Blätter auf 1 Tasse kaltes Wasser; 1/2 Tag ziehen lassen; kurz aufkochen; täglich 2 Tassen trinken.

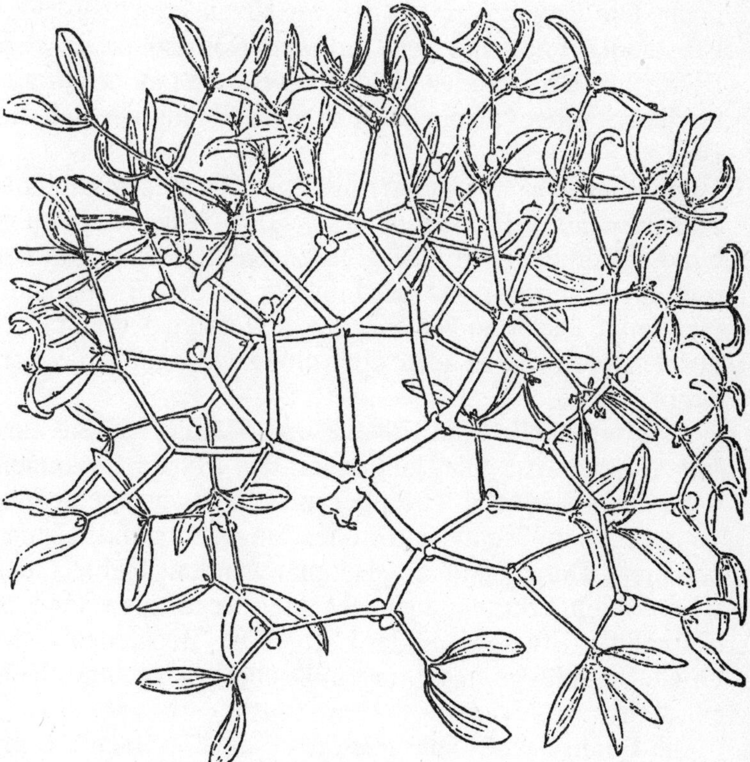

Mistel

Myrte *Myrtus communis*

Brautmyrte

Heimisch ist die Myrte in felsigen Küstenstreifen des Mittelmeerraumes. Der immergrüne Strauch wird bis zu 5 m hoch. Die lanzettförmigen Blätter sitzen kreuzweise gegenständig und sind von ledriger Konsistenz. In den Blattachseln findet man die weißen Blüten mit ihren zahlreichen Staubgefäßen. Blauschwarz und länglich sind die Beeren.

Die Pflanze ist mit vielen religiös-kultischen Vorstellungen verbunden. Sie war sowohl bei den Griechen als auch bei den Römern der Liebesgöttin geweiht. Bräute wurden mit einem Myrtenkranz geschmückt, um dem Ehebündnis eine lange Dauer zu gewähren. Auf Korsika gewinnt man aus den Beeren auch heute noch einen wohlschmeckenden Likör.

Wirksame Teile sind Früchte und Blätter; letztere enthalten ätherische Öle, aus denen das Myrtol gewonnen wird. Dieses Myrtol wird über die Lunge ausgeschieden. Es hat schleimlösende und entzündungshemmende Eigenschaften. Daher sind die Hauptanwendungsgebiete der Myrte auch Erkrankungen der Atemwege, insbesondere Bronchitis, Erweiterung der Luftgefäße (Bronchiektasen) sowie Staublunge und Lungenbläschenerweiterung (Emphysem).

Die Pflanze wirkt aber auch noch „weiter oben", nämlich bei Katarrh und Nasennebenhöhlenentzündung. Allerdings ist zu bedenken, daß sich hinter den sogenannten chronisch unspezifischen Atemwegserkrankungen auch gefährliche Leiden wie beispielsweise ein Lungenkrebs verbergen können! Deshalb ist es ratsam, sich vor Behandlungsbeginn mit Myrte vom Facharzt untersuchen zu lassen.

Vorkommen:	an den Küsten des Mittelmeeres
Beschreibung:	*Blätter:* länglich, glänzend, stiellos, mit Öldrüsen; *Blüten:* einzeln in den Blattachseln, weiß, 5 Kelchblätter; *Beeren:* blauschwarz, rund bis eiförmig; aromatischer *Geruch,* würziger *Geschmack*
Offizinelle Teile:	Früchte, Blätter
Wirkstoffe:	ätherische Öle, Gerbstoffe, Harze, Säuren, Vitamine
Blütezeit:	Mai bis Juli
Sammelzeit:	*Früchte* Oktober, *Blätter* August
Eigenschaften:	schleimlösend, auswurffördernd, entzündungsbekämpfend
Med. Anwendung:	*Absud* bei Lungenleiden, Husten, Bronchitis, Entzündungen im Mund- und Rachenraum, Nasennebenhöhlenentzündung, Staublunge, Bronchiektasen, Emphysem *äußerliche Anwendung* bei Hämorrhoiden, Blutergüssen und Schuppenflechte
Dosierung und Zubereitung:	*Myrtenabsud:* 10 g Blätter auf 1/2 l Wasser; kurz kochen; abseihen, süßen; alle Stunde 1 EL nehmen *Auflage:* Kompressen in Myrtenaufguß (60 g auf 2 l kochendes Wasser; 10 min ziehen lassen) tränken.

Odermennig *Agrimonia eupatoria*

Bruchwurz, Beerkraut

Der Odermennig gehört zur Familie der Rosengewächse. Er gedeiht an trockenen Orten und gleicht aus der Ferne einer Königskerze. Der bis zu 1 m hohe Stengel trägt gefiederte, eiförmige, gezähnte, graugrüne Blätter und gelbe, in einer langen Ähre stehende Blüten. Er riecht leicht aromatisch und schmeckt bitter. Schon die Menschen der Antike, beispielsweise Plinius, kannten die besonderen Kräfte dieser Pflanze. Als Erstbeschreiber gilt König Eupator, der dem Odermennig auch den wissenschaftlichen Artnamen verlieh. Eine Blütezeit als Heilpflanze hatte der Odermennig im Mittelalter, als er bei Heiserkeit gegurgelt wurde.

Der Tee wirkt wahre Wunder bei Verdauungsbeschwerden mit Durchfall und Unwohlsein im Unterleib. Bei Milzleiden sollte er zusätzlich mit Milzkraut getrunken werden.

Blätter unter dem Kopfkissen helfen angeblich bei Schlaflosigkeit. In die Schuhe eingelegt, sollen sie die Bildung von Fußschweiß verhindern; gegen Fußpilz allerdings ist dieses Kraut nicht tauglich.

Die Blüten dienten früher zur Herstellung eines Farbstoffes; die Gerbstoffe wurden in der Lederverarbeitung genutzt.

Achtung: Die Pflanze steht in der Schweiz unter Naturschutz!

Vorkommen:	in Europa in nördlichen Zonen, Weg- und Waldrändern
Beschreibung:	*Stengel:* aufrecht; *Blätter:* oval, gezähnt, oben grün, unten grau; *Blüten:* gelb, klein, in einer langen Ähre; *Kelchbecher* mit Borsten; dicker *Wurzelstock*
Offizinelle Teile:	Blätter
Wirkstoffe:	Gerb- und Bitterstoffe; ätherische Öle; Vitamine
Blütezeit:	Juni bis August
Sammelzeit:	Mai/Juni
Eigenschaften:	entzündungshemmend, wundheilend, harntreibend
Med. Anwendung:	*Tee* bei Durchfall, Verdauungsbeschwerden, Leber- und Milzleiden, Erkrankungen im Urogenitaltrakt *Gurgeln* bei Entzündungen im Mund-Rachenraum
Dosierung und Zubereitung:	*Tee:* 3 TL = 2,5 g auf 1 Tasse; bis zu 2 Tassen täglich trinken Gurgeln mit *Absud:* 100 g Blätter auf 1 l Wasser; 10 min kochen; 4mal täglich gurgeln
VORSICHT!	Durchfall bei kleinen Kindern grundsätzlich durch den Arzt behandeln lassen!

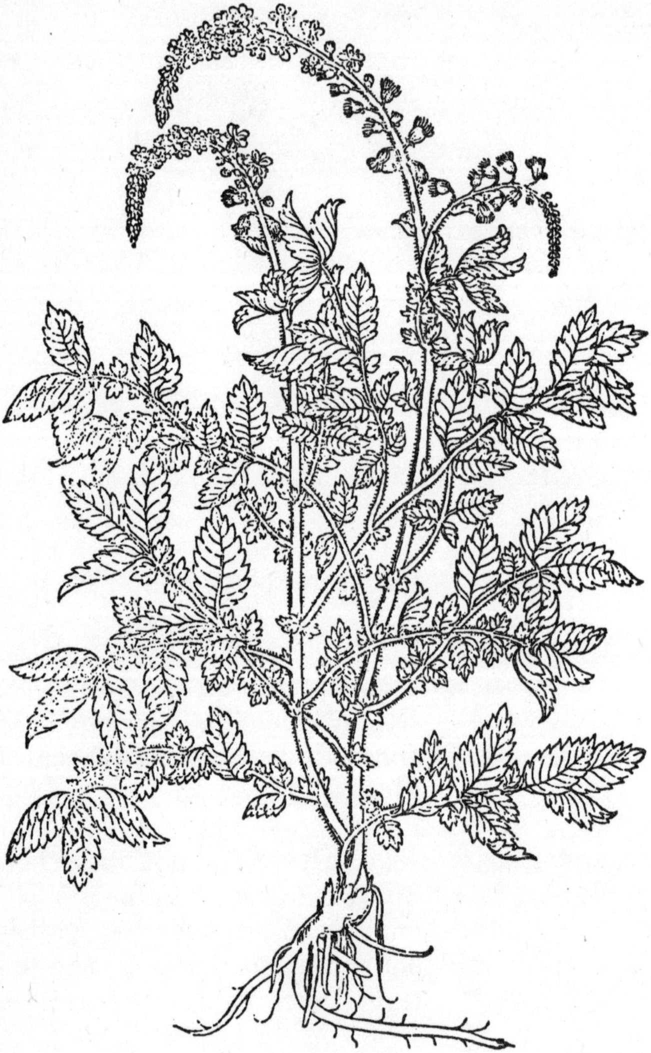

Odermennig

Oleander *Nerium oleander*

Rosenlorbeer

Der Oleander gehört zur Familie der Hundsgiftgewächse und wird bis zu 8 m hoch. Der immergrüne Strauch, der manchmal auch als Baum gedeiht, ist mit den Strophantus-Arten verwandt. Die Blätter sind lanzettförmig und wachsartig-ledrig. Wegen der wohlriechenden farbigen Blüten ist der Oleander häufig als Zierpflanze in Gärten oder Kübeln zu finden.

Hauptwirkstoffe des Oleanders sind die Glykoside, namentlich das Oleandrin, das Neriin, das Neriantin und das Folinerin. Am Froschherzen wirken diese Stoffe noch in einer Verdünnung von 1:10 Millionen.

Der Oleander ist eine stark wirkende Giftpflanze. Vor allem der Genuß von Blüten und Früchten kann tödlich sein. Die Blätter dürfen nicht mit jenen von Gewürz- und Kirschlorbeer verwechselt werden. Vor allem Kinder dürfen Pflanzenteile nicht in den Mund nehmen! Vergiftungsanzeichen sind Übelkeit, Herzrhythmusstörungen und schließlich Herzstillstand.

Oleander fördert die Herzleistung. So kann man das Wirkungsspektrum am besten beschreiben. Dabei gibt es starke Ähnlichkeiten mit dem Fingerhut *(Digitalis)*. Bei der Anwendung von oleanderhaltigen Präparaten sind schwere Nebenwirkungen jedoch besonders häufig. Darum sollte Oleander, wenn überhaupt, nur noch in homöopathischen Verdünnungen eingenommen werden. Von der homöopathischen Verdünnung (D2–D4) soll man 3mal täglich 15 Tropfen nehmen.

Vorkommen:	Mittelmeerraum; in Deutschland nur kultiviert als Zierpflanze
Beschreibung:	*Strauch* oder *Baum,* immergrün; *Blätter:* starker Mittelnerv, in Quirlen stehend, wachsartig, ledrig, dick; *Blüten:* rosa, gestielt, 5 Kelchblätter; wohlriechend
Offizinelle Teile:	Blätter
Wirkstoffe:	Glykoside, ätherische Öle
Blütezeit:	Juli bis September
Sammelzeit:	nicht selber sammeln
Eigenschaften:	herzstärkend, den Harnfluß fördernd
Med. Anwendung:	früher bei Herzschwäche (Herzinsuffizienz), Kardiomyopathie, Herzwasser, Herzenge (Angina pectoris), Hypertonie (hoher Blutdruck), Kreislaufschwäche
Dosierung und Zubereitung:	Hier sollte man sich genau an die Angaben des Beipackzettels bzw. die Anweisung des Arztes halten
VORSICHT!	Blüten und Früchte sind giftig! Bei Anwendung ohne ärztliche Verordnung kann der Tod eintreten.

Olive *Olea europaea*

Ölfeige, Ölbaum

Der Olivenbaum gehört zur Familie der Ölbaumgewächse *(Oleaceae)*. Seine Heimat ist Südeuropa, auch wenn er heutzutage in riesigen Plantagen in Amerika und Australien kultiviert wird. In Spanien soll es 200 Mill. Bäume geben. Die pflaumenförmigen Früchte, die Oliven, bestehen bis zu 60 % aus Öl. Außerdem enthalten sie Wasser, Glykoside, Eiweißstoffe, Mineralsalze, Enzyme und Vitamine. Der Geschmack ist herb-bitter und etwas fad. Angeblich soll die Göttin Athene den Griechen den Baum vor 3500 Jahren geschenkt haben.

Die Olive ist vor allem wegen ihres hohen Gehalts an ungesättigten Fettsäuren ein wertvolles Lebensmittel. Schwarze Oliven sind übrigens nahrhafter als grüne. Das Olivenöl ist gut verdaulich, aber etwas weniger cholesterinsenkend als Sonnenblumen- und Maisöl.

Die Inhaltsstoffe der Olive wirken auf Darm und Leber; so kann man das Anwendungsgebiet umschreiben. Als Abführmittel sollte man das Öl löffelweise essen. Der Arzt kann hier aber auch einen Darmeinlauf (1/2 l) durchführen. Zur Gallensteinaustreibung empfiehlt sich eine Ölkur – über eine Woche täglich 75 g Olivenöl trinken. Des weiteren hilft das Öl ausgezeichnet bei Schnupfen. Bei empfindlichem Magen sollte man mit der Einnahme des Olivenöls vorsichtig sein.

Das Einreiben des ganzen Körpers bei Abgeschlagenheit war schon bei den alten Römern beliebt. Ob sie es allerdings in der Absicht taten, sich vor Sonnenbrand zu schützen, erscheint fraglich.

Vorkommen:	Südeuropa, Nordafrika, Orient, Australien
Beschreibung:	*Höhe:* 10 m; *Baum; Blätter:* hellgrün, länglich fest; *Früchte:* Oliven
Offizinelle Teile:	Olivenöl, Blätter
Wirkstoffe:	Fette, Fettsäuren, Gerb- und Bitterstoffe, Flavone, Glykoside, Vitamine (A, B1, B2), Kalzium
Blütezeit:	April bis Juni
Sammelzeit:	bei Fruchtreife
Eigenschaften:	galletreibend, entzündungshemmend, sedativ, blutdrucksenkend
Med. Anwendung:	*Öl* bei Leber- und Gallenleiden (z. B. Koliken), Verdauungsschwäche, Verstopfung, Enteritiden; aber auch bei Kreislaufschwäche, Bronchitis und Schnupfen
Dosierung und Zubereitung:	bei Koliken 200 g *Olivenöl* über 5 Stunden verteilt zu sich nehmen *Tee:* 1 EL zerriebene Blätter auf 1 große Tasse Wasser; kurz kochen lassen
HINWEIS:	Mit etwas Menthol vermischt (0,2 g) wird der übelkeitserregende Geschmack des Öles gedämpft.

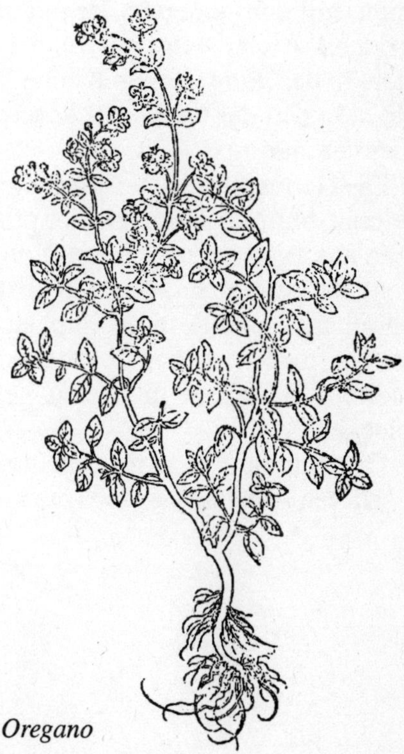

Oregano

Oregano *Origanum vulgare*

Wilder Majoran, Dost

Aus botanischer Sicht unterscheidet man beim Oregano zwei Arten: den *Origanum majoranum* und den *Origanum vulgare;* der letztere wird auch wilder Majoran oder Dost genannt. In ihrer Heilwirkung sind sich beide Arten sehr ähnlich. Der Oregano ist eine sehr genügsame Pflanze. Die Blüten sind purpur bis hellrot, sie stehen in Dolden.

Der deutsche Name leitet sich vom mittelhochdeutschen *doste* = Strauch ab. Im Mittelalter wurden den Dolden magische Kräfte nachgesagt, und darüber hinaus glaubte man, mit dem Oregano Hexen und Kobolde abwehren zu können. Als Gewürz verwendet man den Strauch besonders in der italienischen Küche für Suppen und Braten. Er dient neben der Geschmacksverfeinerung auch der besseren Verdauung.

Die Heileigenschaften umfassen auch die Regulation der Monatsblutung sowie Bekämpfung von Erkältungen. Ein Tee aus Blättern und Blüten, mit Brennesseln vermischt, regt den Appetit an. Gurgeln hilft bei Zahnschmerzen. Zusammen mit Huflattich ergibt sich ein guter Tabak; in pulverisierter Form kann dieser auch geschnupft werden. Bei steifem Hals legt man sich getrocknete Blätter in den Nacken.

Die Blüten sollen im Schatten getrocknet werden, sie verlieren sonst das gute Aroma.

Vorkommen:	in ganz Europa, genügsame Pflanze, häufig als Gewürz angebaut
Beschreibung:	*Höhe:* bis 60 cm; *Stengel:* kantig, behaart; *Blätter:* eiförmig, spitz, gegenständig, kurz gestielt; *Blüten:* violett, in Doldenrispen; bitterer *Geschmack*
Offizinelle Teile:	Blätter, Blüten, Triebspitzen
Wirkstoffe:	ätherische Öle, Gerbstoffe
Blütezeit:	Juli bis Oktober
Sammelzeit:	Juli bis Oktober
Eigenschaften:	verdauungsfördernd, schleimlösend, die Menstruation regulierend
Med. Anwendung:	*Tee* bei Verdauungsbeschwerden, Appetitlosigkeit, Erkältungen *Badezusatz* bei Frauenleiden, Hautausschlag *Salbe* bei Schnupfen
Dosierung und Zubereitung:	*Tee:* 1–2 TL Droge auf 1 Tasse Wasser; kalt ansetzen; nach 12 Stunden kurz aufkochen; täglich 3 Tassen trinken *Salbe:* 25 g Saft mit 100 g Trägersubstanz (Vaseline, Glycerin) mischen; 3mal täglich auftragen *Badezusatz:* Aufguß von 150 g Kraut auf 1 l Wasser; entsprechend verdünnen; jeden 2. Tag ein Bad.

Petersilie *Petroselinum crispum*

Peterlein, Garten-Eppich

Ursprünglich kommt die Petersilie aus dem Mittelmeerraum, ist aber heute in ganz Europa – außer vielleicht im hohen Norden – verbreitet. Bereits bei den Kelten stand die Pflanze in hohem Ansehen. Die Mönche des Mittelalters entwickelten eine spezielle Petersilienkur, um damit über die schweren Tage der Fastenzeit hinwegzukommen.

Den meisten ist die Petersilie als Gewürzpflanze zur Geschmacksverfeinerung bekannt. Sie sollte allerdings erst kurz vor dem Verzehr zugegeben werden, um die Vitamine nicht zu zerstören. Auch die Wurzel verwendet man mancherorts als Gewürz. In vielen Gegenden Rumäniens wird die Petersilie roh aufs Brot gestreut oder mit Schmalzgrieben gegessen. 10 Gramm Petersilie täglich decken den Bedarf an wichtigen Vitaminen. Der wohlbekannte Duft der Pflanze kommt von den ätherischen Ölen.

Die Heilwirkung der Petersilie erstreckt sich auf Leberleiden und Erkrankungen im Urogenitaltrakt. Bei Steinkrankheit, aber auch bei Gelbsucht trinke man 3mal täglich eine Tasse Petersilientee. Bei schwachem Herzen und interessanterweise auch bei Milzerkrankungen hilft Petersilienwein, mit Kandiszucker gesüßt. Einmal täglich ein Schnapsglas am Morgen genügt. Das Öl (2 Tropfen vor dem Schlafengehen) bringt oft erstaunliche Besserung bei Zystitis und Prostatitis. Und so wird das Öl zubereitet: 3 Petersilienstöcke abkochen, dann abseihen und stehen lassen; das Öl schwimmt in Augen obenauf.

Vorkommen:	kultiviert in Gärten
Beschreibung:	*Stengel:* kantig, verästelt, *Blätter:* gefiedert, glänzend; *Wurzel:* rüben- bis möhrenartig; *Blüten:* grün-gelb, in vielstrahligen Dolden
Offizinelle Teile:	das ganze Kraut, Samen, Wurzel
Wirkstoffe:	ätherische Öle, Spurenelemente, Vitamine, Apiol
Blütezeit:	Juli/August
Sammelzeit:	*Kraut* Mai, *Samen* Oktober, *Wurzel* Herbst
Eigenschaften:	harntreibend, entzündungshemmend, steinlösend, herzstärkend, stimulierend, die Menstruation regulierend
Med. Anwendung:	*Tee* bei Leberleiden, Erkrankungen im Urogenitaltrakt, Harnverhaltung, Steinleiden, Ikterus *Wein* bei schwachem Herzen, Milzerkrankungen *roh* bei Vitaminmangel *äußerlich* bei Insektenstichen, zur Klärung des Teints
Dosierung und Zubereitung:	*Tee:* 1 EL Kraut auf 1 Tasse; mit kochendem Wasser übergießen *Wein:* 25 g auf 500 ml Weiß- oder Rotwein

VORSICHT! Aus den Samen gewonnenes Petersilienöl kann bei Überdosierung schwere Nebenwirkungen haben. Schwangere sollten sich mit dem Genuß von Petersilie sehr zurückhalten, ebenso Personen mit Nierenentzündung oder Herz-Nierenödemen.

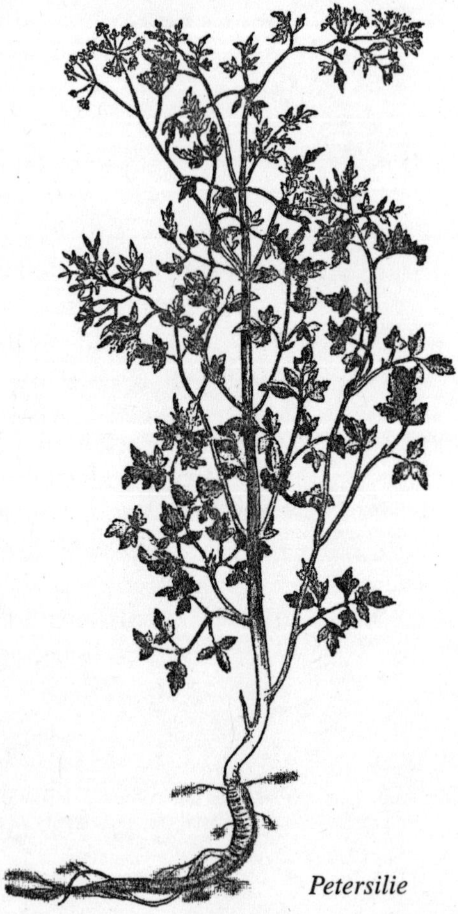

Petersilie

Preiselbeere *Vaccinium vitis-idaea*

Kransbeere

Die Preiselbeere, ein halbstrauchiges Heidekrautgewächs, ist in nördlichen Gegenden ziemlich weit verbreitet. Das niedrige, immergrüne Sträuchlein hat einen kantig verzweigten Stengel und lederartige, dunkelgrün glänzende Blätter, die auf der Rückseite weißlich punktiert sind. Aus den in Trauben hängenden Blüten entwickeln sich die leuchtend roten, säuerlichen Beeren. Wie die Heidelbeere gehört die Preiselbeere zur Gattung *Vaccinium.*

Die Preiselbeere enthält zahlreiche, wissenschaftlich nachgewiesene Wirkstoffe. Der Tee wird bei Stein- und Blasenleiden verwendet; wegen des säuerlichen Geschmacks muß er mit Honig oder Kandis gesüßt werden. Die schweißtreibende Wirkung ist bei Grippe erwünscht. Bei Fieber empfiehlt sich ein erfrischender Trank aus zerquetschten Beeren, vorher unbedingt durchseihen.

Die Früchte müssen in reifem Zustand geerntet werden. Ein Kompott, mit anderen Früchten gemischt, ist sehr schmackhaft. Die lange Haltbarkeit geht auf den hohen Gehalt an Benzoesäure zurück; dieser Stoff ist als Konservierungsmittel weit verbreitet.

Vorkommen:	trockene Böden, Gebirge, Heiden
Beschreibung:	*Höhe:* bis 30 cm; kriechender *Stengel;* kurze, aufgerichtete Zweige; *Blätter:* immer-grün, ledrig, am Rande oft eingerollt; *Blüten:* weiß-rosa; rote *Beeren* mit säuerlichem *Geschmack*
Offizinelle Teile:	Blätter, Beeren
Wirkstoffe:	Gerbstoffe, Säuren, Vitamin C, Pectin, Arbutin, Benzoesäure
Blütezeit:	Mai bis Juli
Sammelzeit:	*Beeren* Juli/August, *Blätter* nach der Fruchtreife
Eigenschaften:	schweißtreibend, appetitanregend
Med. Anwendung:	*Tee* bei Stein- und Blasenleiden, Grippe, Bronchitis *zerquetschte Beeren* bei Fieber *Auflagen* bei Fieber
Dosierung und Zubereitung:	*Tee:* 1 EL Droge auf 1 Tasse Wasser; 3 min kochen und 10 min ziehen lassen; täglich 3 Tassen trinken *Auflage:* Umschläge 5mal täglich im Absud (30 g getrocknete Pflanze auf 1 l Wasser; 5 min kochen und 10 min ziehen lassen) tränken
VORSICHT!	Die Blätter sind in größeren Mengen genossen giftig.

Quecke *Triticum repens*

Schnürgras, Graswurzel

Die Quecke ist ein weitverbreitetes und lästiges Unkraut. Wo sie einmal Fuß gefaßt hat, ist sie nur sehr schwer wieder auszurotten. Und wird irgendwo ein neuer Erdhügel aufgeworfen: Schon ist die Quecke wieder da. Die stark verzweigten Wurzelstöcke erschweren die Ausrottung. Die Quecke ist auf der gesamten nördlichen Halbkugel verbreitet. Sie zählt zur Familie der Süßgräser. Früher war auch die Bezeichnung *Triticum repens*, zu deutsch „kriechender Weizen", geläufig. Dieser Name charakterisiert die Quecke: Stengel und Ähren gleichen dem Weizen. Das Hundsgras mit seinen violetten Ähren wird oft mit der Quecke verwechselt. Die Quecke enthält sehr viele Kohlehydrate (mehr als 50 %). Als Futterpflanze ist sie sehr beliebt. Angeblich soll sie die Tiere widerstandsfähiger gegen Tuberkulose machen. Wissenschaftlich ist das aber bisher nicht erwiesen.

Die Quecke ist eine sehr zähe und ausdauernde Pflanze, und diese Eigenschaften scheinen sich auch auf die Heilkräfte übertragen zu haben. Am wirksamsten sind die Wurzeln, die in vielen Prostata-Präparaten enthalten sind. Besonders eignet sich die Quecke zur Behandlung des Prostata-Adenoms, also der gutartigen Prostatavergrößerung bei älteren Männern. Dank der positiven Wirkung konnte nach längerer Einnahme eines Fertigpräparates schon öfter eine Operation um Jahre hinausgeschoben werden.

Des weiteren schützt die Quecke wegen ihres hohen Schleimstoffgehaltes vor Entzündung, vor allem bei drohendem Magen-Darm-Katarrh. Der Saft wirkt harntreibend und ist daher bei Steinleiden und Stoffwechselstörungen angezeigt. Auch Ödeme geringen Grades können beseitigt werden. Der Saft sollte allerdings nur in frischem Zustand verwendet werden.

Vorkommen:	Europa, Asien, Nordafrika, USA, Kanada; bis 1800 m Höhe
Beschreibung:	*Höhe:* bis 1 m; *Blätter:* länglich, flach, blau-grün, meist mit einer mittelständigen Ader, leicht behaart; *Blüten:* in mehreren grünblauen Ähren (3–5); *Frucht:* länglich, von 2 Blättern eingeschlossen; länglicher, teilweise aufgetriebener *Wurzelstock* mit Seitenwurzeln; süßlicher *Geschmack*
Offizinelle Teile:	Wurzelstock, Saft, Blüten
Wirkstoffe:	Kieselsäure, ätherische Öle, Mineralsalze, Schleimstoffe, Saponin, Kohlehydrate
Blütezeit:	Juni bis September
Sammelzeit:	*Wurzel* Frühjahr und Herbst
Eigenschaften:	harntreibend, blutreinigend, reizlindernd, schweißtreibend, entzündungshemmend
Med. Anwendung:	*Wurzel* bei Prostataleiden *Saft* bei Rheuma, zur Blutreinigung, bei Wassersucht (Ödemen), Stoffwechselstörungen, Verdauungsstörungen, unreiner Haut (Ekzem, Akne)
Dosierung und Zubereitung:	*Tee:* 1 TL = 2 g Wurzeln auf 1 Tasse Wasser, 15 min kochen; an-

schließend schluckweise trinken; Tagesgabe 2 Tassen
Frischer Preßsaft: 3mal täglich 1 EL auf 1 Glas Wasser verdünnen

VORSICHT! Bei Ödemen aufgrund von Herz- oder Nierenschäden sollte die Quecke nicht verwendet werden.

Rainfarn *Tanacetum vulgare*

Wurmkraut

Der Rainfarn gehört zur Familie der Korbblütler. Er kommt auf der gesamten Nordhalbkugel vor. Bevorzugt wächst er an Ufern, Rainen und auf Waldlichtungen. Aus einem Wurzelstock entspringen mehrere Stengel. Charakteristisch sind die gelben, in Trugdolden stehenden Blütenköpfchen.

Rainfarn treibt die Würmer aus; so kann man die Hauptwirkung umschreiben. Er hilft sowohl bei Madenwürmern (Oxyuren), bei Bandwürmern (Tänien) und auch bei Spulwurmbefall (Askariden). Des weiteren nimmt man ihn bei Appetitlosigkeit und Erkrankungen des Magen-Darm-Kanals – sowohl Verdauungsstörungen als auch Entzündungen. Darüber hinaus fördert er eine regelmäßige Menstruation. Ein Gurgelwasser ist bei Erkrankungen und Entzündungen der Mundhöhle angezeigt; einen unangenehmen Mundgeruch vertreibt es leider nicht!

Wegen der stark desinfizierenden Wirkung versucht man mit der getrockneten Pflanze Motten und Fliegen aus dem Haus zu treiben. Diese Wirkung ist aber genauso wie die bei Lausbefall fraglich und sollte mit modernen chemischen Desinfektionsmitteln unterstützt werden.

Aufgrund des hohen Thujongehaltes sind Vergiftungen möglich. Deshalb genau auf die Dosierung achten. Erste Alarmzeichen sind Bauchweh und Erbrechen.

Die Anwendung ist während der Schwangerschaft verboten, ansonsten sollte die Anwendung ärztlich überwacht werden.

Vorkommen:	in Europa, Asien, Nordamerika
Beschreibung:	*Höhe:* bis 1,30 m; *Stengel:* kantig, hohl; *Blätter:* wechselständig, gefiedert, fein punktiert, gezackt; *Blüten:* gelb, abgeplattete Köpfe, in einer Doldenrispe; kurzer *Wurzelstock*; intensiver *Geruch,* bitterer *Geschmack*
Offizinelle Teile:	Samen, blühende Sproßspitzen
Wirkstoffe:	Bitterstoffe, ätherische Öle, Enolin, Harze, Alkaloide (Thujon)
Blütezeit:	Juli bis September
Sammelzeit:	Juli bis Oktober
Eigenschaften:	wurmtreibend, Verdauung und Menstruation regulierend
Med. Anwendung:	*Tee* bei Wurmbefall, schwacher oder fehlender Menstruation, Appetitlosigkeit, Verstopfung, Magenschleimhautentzündung *Gurgeln* bei Zahnschmerzen, Aphten (Mundausschlag)
Dosierung und Zubereitung:	*Wurmkur:* Je 1 TL Blüten und Samen auf 1 Tasse siedendes Wasser, 10 min ziehen lassen und mehrere Tage hintereinander trinken *Gurgeln:* 50 g blühende Sproßspitzen auf 1 l Wasser, kurz aufkochen und 10 min ziehen lassen.

Rettich *Raphanus sativus*

Gartenrettich

Vom Rettich, der zur Familie der Kreuzblütler gehört, gibt es mehrere Sorten: Monatsrettich, Schwarzrettich, wilder Rettich, Radieschen, um nur die bekanntesten aufzuzählen. Wichtiger Bestandteil der Pflanze ist die rübenartige Wurzel.

Bereits Pharao Ramses II. († 1224 v. Chr.) schätzte den Rettich. Er befahl seinen Priestern, die Pflanze im Garten anzubauen. Griechische Tempelpriesterinnen sollen angeblich zur Erhaltung der Jungfräulichkeit einmal pro Monat bei Vollmond ein Glas Rettichsaft getrunken haben.

Als Durstanreger ist die Pflanze jedem Bierfestbesucher bekannt. Wenn man ihn mit Salz zum Weinen bringt, dann schmeckt er noch besser und verliert viel von seiner Schärfe. Wichtig ist, daß die meisten Heileigenschaften direkt unter der Haut liegen; deshalb beim Schälen nicht zuviel wegschaben.

Die Hauptindikationen sind Appetitmangel und Verdauungsstörungen. In Gegenden, in denen viel Rettich als Gemüse oder Saft gegessen wird, soll es angeblich auch weniger Gallenblasenkrankheiten geben als anderswo. Der Rettich hilft auch gut bei Vitaminmangel. Der schwarze Rettich vertreibt darüber hinaus Husten, Bronchitis und Migräne. Für die Dosierung gilt folgende Faustregel: Täglich sollten zwei Rettiche verbraucht werden.

Vorkommen: kultiviert als Gemüse, wild als Unkraut

Beschreibung: *Höhe:* bis 1 m; rübenartiger *Wurzelstock; Blüten:* traubenförmig, weiß-violett

Offizinelle Teile: Wurzel

Wirkstoffe: Senföle, Vitamin C, Zucker

Blütezeit: Mai bis Juli

Sammelzeit: Juli bis September

Eigenschaften: appetitanregend, verdauungsfördernd

Med. Anwendung: *Gemüse* oder *Saft* bei Vitaminmangel, Husten, Bronchitis, Migräne, Akne, Elektrolytverschiebungen

Dosierung und Zubereitung: *Gemüse:* täglich 500 g zerriebene Wurzel, mit Zucker oder Honig gesüßt
Saft: 1/4 l täglich
Sirup: Wurzel waschen und aushöhlen; Rettichfleisch in Zucker zerquetschen; dann wieder in die Höhle zurückgeben; eine Nacht ziehen lassen; vom Inhalt 3mal täglich einen Teelöffel essen

VORSICHT! Bei Gastritis, Magengeschwür und Gallensteinen sollte man keinen Rettich zu sich nehmen.

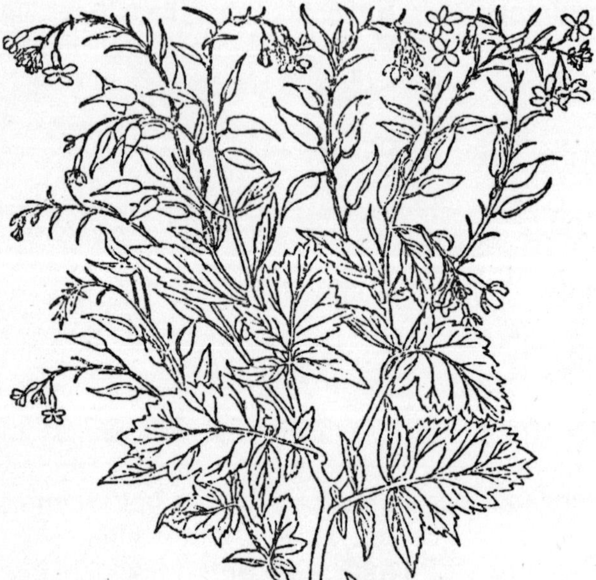

Rettich

Rhabarber *Rheum*

Arzneirhabarber

Der Rhabarber gehört zur Familie der Knöterichgewächse. Er stammt ursprünglich aus Tibet, wird aber inzwischen in vielen Ländern kultiviert. Für medizinische Zwecke ist *Rheum palmatum* und *Rheum officinale* geeignet. Dieser arzneilich gebrauchte Rhabarber ist aber nicht mit den Rhabarbersorten identisch, die im Garten wachsen.

Die Pflanze kann bis zu 25 Jahre alt werden. Auch ihre Geschichte ist sehr alt: Bereits 2000 v. Chr. wurde sie in China benutzt.

Medizinisch wirksame Teile sind Stengel und Wurzel; allerdings sollte nur die Wurzel von mindestens vierjährigen Pflanzen verwendet werden. Diese ist vor dem Gebrauch zu trocknen. Der Rhabarber enthält viel Oxalsäure. Die Blätter können deswegen nicht gegessen werden.

Während der Schwangerschaft und Stillzeit sollte man den Rhabarber meiden. Das gleiche gilt bei Stoffwechselerkrankungen und Steinleiden (Niere, Galle). Die Wirkung dieser Pflanze hängt von der Dosierung ab. In größeren Mengen überwiegen die abführenden Wirkungen der Glykoside und der Oxalsäure. Die Folge ist Durchfall. Kinder und ältere Leute vertragen den Rhabarber gut. Allerdings sollte man die Pflanze nicht über einen längeren Zeitraum einnehmen. Bei Appetitlosigkeit kann man teelöffelweise die Tinktur vor dem Essen schlucken. Der Rhabarber fördert auch die Entleerung der Gallenblase. Er ist Bestandteil vieler Galle- und Leberfertigpräparate. Eine der schmackhaftesten Zubereitungsformen ist das Kompott. Es sollte nicht zu stark gesüßt werden.

Achtung: Als Abführmittel nur kurzfristig anwenden (Abhängigkeit)!

Vorkommen:	kultiviert in Gärten
Beschreibung:	*Stiele:* kräftig, fleischig, grün-rot; *Blätter:* groß, sattgrün; rübenartige *Hauptwurzel;* eigenartiger *Geruch,* bitterer *Geschmack*
Offizinelle Teile:	Stengel, Wurzel
Wirkstoffe:	Gerbstoffe, Oxalsäure, Pektin, Anthrachinonglykoside
Blütezeit:	Juni/Juli
Sammelzeit:	*Stengel* Mai/Juni, *Wurzel* Oktober
Eigenschaften:	abführend, appetitanregend, tonisch, wurmtreibend
Med. Anwendung:	*Stengel* bei Verstopfung *Wurzel* bei Verdauungsstörung, Verstopfung (höhere Dosen 0,5–2,5 g), Appetitlosigkeit, Magenschleimhautentzündung *Sirup* bei Verstopfung *Tinktur* bei Appetitlosigkeit (teelöffelweise), Verstopfung (eßlöffelweise)
Dosierung und Zubereitung:	*Abführmittel:* 1 TL grobpulverisierte Wurzel auf 1 Tasse Wasser; täglich bis zu 2 Tassen *Rhabarberwein:* 50 g Wurzeln in 1 l Wein 2 Wochen ziehen lassen; abseihen; bei Verstopfung 1 Weinglas täglich.

Ringelblume *Calendula officinalis*

Studentenblume, Goldblume

Die Ringelblume gehört zur Familie der Korbblütler. Ursprünglich stammt sie aus dem Mittelmeerraum, ist aber seit 500 Jahren auch bei uns heimisch. Die Ringelblume wird wegen ihrer dekorativen Blüte in vielen Gärten gezogen. Die Blüten öffnen sich nur bei Sonneneinstrahlung; angeblich kann man deshalb von einer am Morgen geschlossenen Blüte auf Regen schließen. Wegen des hohen Farbstoffgehaltes wurde sie früher in der Textilindustrie benutzt. Für die medizinische Anwendung verwendet man die ganzen Blütenköpfe. Das frische Kraut ist etwas weniger wirksam. Der lateinische Name der Blume, *Calendula,* gibt auch zwei Wirkstoffen den Namen: dem Bitterstoff Calendulen und dem Farbstoff Calendulin.

Wird die Zierblume von vielen geschätzt, so wissen nur wenige über deren Heilwirkung genau Bescheid. Äußerlich kann man eine Ringelblumensalbe bei schlecht heilenden Wunden, Verbrennungen, Durchblutungsstörungen und einer Reihe weiterer Erkrankungen verwenden. Die wundheilungsfördernde Wirkung der Ringelblume wurde in medizinischen Versuchsreihen nachgewiesen.

Innerlich nimmt man einen Ringelblumentee bei Verdauungs- und Menstruationsbeschwerden. In diesem Tee kann man auch Umschläge und Kompressen tränken. Eine Tinktur eignet sich bei gynäkologischen Beschwerden, äußerlich bei Hühneraugen. Allerdings ist bei schwachem Magen Vorsicht geboten. Mit Tausendgüldenkraut vermischt kann die Ringelblumendroge aber auch bei Magenschleimhautentzündung eingenommen werden. Bei bösartigen Erkrankungen sollte man auf die Ringelblume lieber verzichten.

Vorkommen:	Mittel- und Südeuropa; Nordafrika; Wegränder, Brachland, Schutthalden; kultiviert in Gärten
Beschreibung:	*Höhe:* bis 50 cm; *Blätter:* behaart, länglich, gezähnt; *Stengel:* behaart, aufrecht, saftig; *Blüten:* groß, sonnengelb
Offizinelle Teile:	Blüten, Kraut
Wirkstoffe:	Bitter- und Schleimstoffe, ätherische Öle, Harze, Farbstoffe, Saponine, Flavone
Blütezeit:	Juni bis September
Sammelzeit:	Juni bis Oktober
Eigenschaften:	antiseptisch, wundheilend, narbenbildend, entzündungshemmend, stoffwechselanregend, schweißtreibend, krampflösend, galletreibend, die Menstruation regulierend
Med. Anwendung:	*Tee* bei Leber- und Gallenleiden, Gelbsucht, Abgespanntheit, Kopfschmerz, unregelmäßiger oder schwacher Menstruation, Schwindel, Fieber, Erbrechen, Schlaflosigkeit, Herzklopfen *Salbe* bei schlecht heilenden Wunden, Sonnenbrand, Verbrennung, Durchblutungsstörungen *Umschläge* bei Ekzem, Intertrigo (Wolf), Erfrierung, Blutergüssen

Tinktur bei Weißfluß, übermäßiger Hornhautbildung
Gurgelwasser bei Entzündungen des Mund- und Rachenraums

Dosierung und Zubereitung:

Tee: 0,5 g = 2 TL auf 1 Tasse Wasser, als Aufguß zubereiten; alle Stunde 1 EL nehmen bzw. bei Entzündungen der Mundschleimhaut den Mund ausspülen
Umschläge: in Tee tränken.

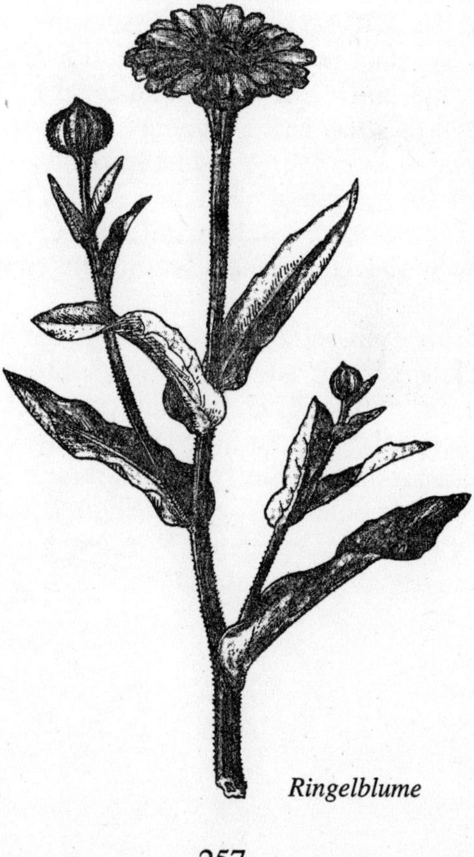

Ringelblume

Rosmarin *Rosmarinus officinalis*

Weihrauchkraut

Der Rosmarin, ein Halbstrauch aus der Familie der Lippenblütler, ist im Mittelmeergebiet zu Hause. Bei uns wird er nur in kultivierter Form als Topfpflanze oder im Kräuterbeet für die feine Küche gezogen. Die verzweigten Stengel tragen nadelartige, immergrüne, filzige Blätter. Die Blüten sind hellblau und duften aromatisch.

Bekannt ist das aus den Blättern gewonnene Rosmarinöl. Es hilft gut bei Rheuma und Gliederschmerzen. Die Zubereitung ist denkbar einfach: Rosmarinblätter in hochwertiges Speiseöl legen. Es dient zum Beispiel zur Luftverbesserung im Hause. Wenn man es langsam verbrennt, so vertreibt es alles, was unangenehm riecht. Daneben ist das Rosmarinöl bei Parfüms und Seifen unersetzlich. Königin Isabella von Ungarn ließ hieraus das bekannte *Aqua Reginae Hungariae* herstellen, um sich bei drohender Müdigkeit während lang dauernder Sitzungen damit einzureiben.

Rosmarin ist ein beliebter Badezusatz, der bei niedrigem Blutdruck angezeigt ist. Allerdings sollte man das Bad nicht am späten Abend nehmen, da sonst schlechter Schlaf die Folge sein könnte. In Salbenform hilft der Rosmarin bei unreiner Haut und Stoffwechselerkrankungen.

Der Tee wirkt belebend bei niedrigem Blutdruck. Er hat außerdem eine stark anregende Wirkung bei Übermüdung sowie bei Durchblutungsstörungen.

Vorkommen: Mittelmeerraum

Beschreibung: *Höhe:* bis 2 m; *Halbstrauch; Stengel:* basal verholzt, verzweigt; *Blätter:* gegenständig, stiellos, nadelförmig, ledrig derb, Rand umgerollt, Oberseite dunkler als Unterseite; *Blüten:* hellblau, gestielt, mit glockigem Kelch

Offizinelle Teile: Blüten, Blätter

Wirkstoffe: Glykoside, ätherische Öle, Saponin, Cholin

Blütezeit: März bis Mai

Sammelzeit: *Blüten* während der Blütezeit, *Blätter* das ganze Jahr

Eigenschaften: verdauungsfördernd, stimulierend, wundheilend, entzündungsbekämpfend, cholagogisch, diuretisch, spasmolytisch

Med. Anwendung: *innerliche Anwendung:* Tee bei niedrigem Blutdruck, Müdigkeit, Nervosität, zur Anregung, bei Appetitlosigkeit und Blutarmut
Wein gurgeln bei Angina
Bad bei Kreislaufschwäche, Erschöpfung
Salbe bei unreiner Haut
Öl bei Gliederschmerzen
Umschläge lindern Quetschungen, Verrenkungen und Verstauchungen

Dosierung und Zubereitung:

Tee: 1,5 g = 1TL auf 1 Tasse Wasser (Aufguß); täglich 2 Tassen schluckweise
Wein: 2 EL Rosmarinblätter auf 1 l Weißwein; 1 Tag stehen lassen; 2mal täglich 1 Weinglas trinken
Bad: 50 g Blätter auf 1 l kochendes Wasser, 30 min ziehen lassen, dem Badewasser zusetzen
Für *Umschläge,* auch zum *Gurgeln:* Tee zubereiten

VORSICHT!

Bei höherer Dosierung und lang dauernder Anwendung.

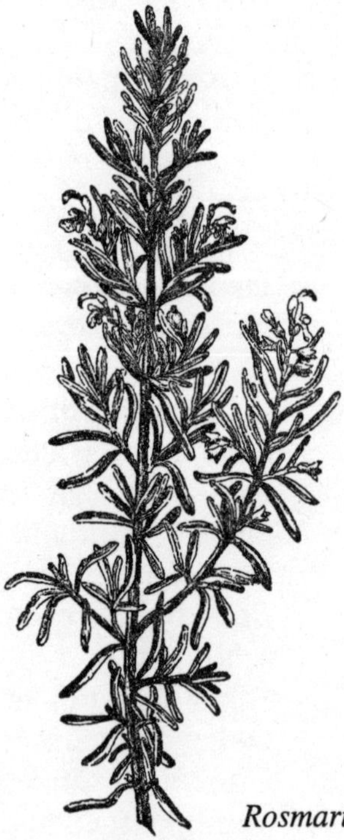

Rosmarin

Roßkastanie *Aesculus hippocastanum*

Roßkesten

Die Roßkastanie kann bis zu 30 m hoch werden und einen Stammdurchmesser von 4,5 m erreichen. Es soll Bäume geben, die über 2000 Jahre alt sind. Ursprünglich stammt sie aus dem Balkan, ist aber seit dem 17. Jahrhundert auch bei uns aus Parks und Biergärten nicht mehr wegzudenken. Der mächtige Stamm, die großen fingerförmigen Blätter und die pyramidenartigen Blütenrispen machen den Baum unverwechselbar. Die Samen der grünen Früchte, die Kastanien, werden von Kindern gerne gesammelt. Nach Entfernen des Bitterstoffes ergeben die Kastanien ein gutes Stärkemehl. Früher wurden sie als Viehfutter verwendet. Zur höherwertigen Eßkastanie besteht übrigens keine Verwandtschaft.

Geröstete Kastanien helfen bei Venenleiden, die abgekochte Rinde bei Verdauungsstörungen. Blüten haben sich früher bei Hämorrhoiden und Frauenleiden bewährt. Für ein Bad zerquetschte man eine Handvoll Blüten und legte sie über Nacht in die gefüllte Badewanne. Auch gemahlene Kastanien entfalten in dieser Hinsicht die gleiche Heilkraft. Das Roßkastanienmehl, mit Wasser angerührt, ergibt ein gutes Pflaster bei Stoffwechselerkrankungen (Gicht, Rheuma). Extrakte helfen bei Krampfadern, Venenentzündungen und Durchblutungsstörungen, aber auch bei Verstauchungen, Prellungen und Blutergüssen. Zur Hautpflege ist eine Auflage mit Kastanienmehl geeignet.

Vorkommen:	in ganz Europa, bis 1500 m
Beschreibung:	*Blätter:* gegenständig, auf langen Stielen mit 5 bis 9 Fingern, gesägter Rand; *Blüten:* weiß-gelb-rot; *Frucht:* bis 7 cm, grün, stachelig, mit einem glänzend-braunen Samen (Kastanie); bitterer *Geschmack*
Offizinelle Teile:	Blüte, Rinde, Kastanien
Wirkstoffe:	Saponine, Flavonoide, ätherische Öle, Stärke, Bitterstoffe, Zucker, Gerbstoffe, Schleim, Enzyme, Aescin
Blütezeit:	April/Mai
Sammelzeit:	*Blüten* April/Mai, *Rinde* Frühjahr, Herbst, *Kastanien* Herbst
Eigenschaften:	entzündungshemmend, vasokonstriktiv
Med. Anwendung:	*innerliche Anwendung:* geröstete Kastanie zur Blutreinigung *Extrakt* bei Entzündungen, Prellungen, Hämatomen *Bäder* bei Frauenleiden, Hämorrhoiden, Krampfadern *Pflaster* bei Stoffwechselerkrankungen (Gicht, Rheuma)
Dosierung und Zubereitung:	*Aufguß:* 1 TL Rinde bzw. zerkleinerte Kastanien mit 1 Tasse siedendem Wasser übergießen

Extrakt: 3mal täglich 10 Tropfen auf 1 Tasse Wasser verdünnt; Tageshöchstdosis 0,7 g

VORSICHT! Wegen der Bitterstoffe kann der Genuß der Kastanie zur Reizung der Magenschleimhaut führen!

Salbei *Salvia officinalis*

Edelsalbei, Schmale Sofie

Der Salbei, eine genügsame, ausdauernde, immergrüne Gewürz- und Heilpflanze, ist im Mittelmeergebiet zu Hause. Es gibt über 20 Arten, aber die meisten Heilkräfte besitzt der echte Salbei. Der Ziersalbei ist in dieser Hinsicht wertlos. Die Pflanze ist äußerst pflegeleicht; sie stellt keine größeren Ansprüche an den Boden. Zur Züchtung braucht man nur einen verholzten Zweig in die Erde zu stecken.

Über die Heilkraft waren auch schon die alten Römer unterrichtet; ein Priester riet damals seinen Zuhörern: „Laßt Salbei im Garten wachsen, und der Tod wird euer Haus nicht betreten!" In Deutschland wurde er zur Zeit der Wittelsbacher erstmals urkundlich erwähnt.

Der Salbei hilft bei vielen Leiden. Das Gurgelwasser kann man selbst leicht herstellen: zerriebene Blätter in Branntwein ansetzen, auf den Ofen stellen und nach einiger Zeit abfiltern; vor der Anwendung noch 1:10 verdünnen. Hauptsächlich findet der Salbei aber Verwendung bei Atemwegserkrankungen, Verdauungsstörungen und Nervosität. Schwangere sollten täglich eine Tasse Tee genießen. Der Salbei schützt außerdem bei drohenden Epidemien, z. B. Grippe. Ob der Salbeitabak auch bei Angina pectoris hilft, wie mancherorts behauptet wird, ist äußerst fraglich.

Wirksame Teile sind die Blätter. Die Blätter soll man nicht während, sondern vor der Blüte und hier auch nur nach längerer Sonneneinwirkung sammeln. Zur Lagerung eignet sich ein luftdicht abgeschlossenes Glas.

Vorkommen: Südeuropa, kalkreiche Böden

Beschreibung: *Höhe:* bis 90 cm, Halbstrauch; *Stengel:* basal verholzt, verzweigt, behaart; *Blätter:* gesägt, fleischig, runzelig, gegenständig, gestielt, länglich bis oval; *Blüten:* violett bis hellblau, ährenartige Blütenstände; aromatischer *Geruch* und *Geschmack*

Offizinelle Teile: Blätter

Wirkstoffe: ätherische Öle, Gerb- und Bitterstoffe, Harze, Spurenelemente, Saponin, Flavonoide

Blütezeit: Juli/August

Sammelzeit: Mai bis Juli

Eigenschaften: blutzuckersenkend, entzündungsbekämpfend, die Menstruation regulierend, stimulierend, verdauungsfördernd, cholagogisch, spasmolytisch, schweißhemmend

Med. Anwendung: *Tee* bei Erkrankungen der Atemwege (Katarrh, Bronchitis, Tuberkulose), Nervosität, Unruhe und Erregtheit, Verdauungsbeschwerden, Leberleiden, Migräne, gegen übermäßiges Schwitzen (Wechseljahre)
Gurgeln bei Angina, Zahnfleischentzündung, Zahnfleischblutungen, Rachenkatarrh, Heiserkeit

Bäder bei Menstruationsbeschwerden, Hämorrhoiden

Dosierung und Zubereitung:

Tee: 1 g = 1 TL auf 1 Tasse Wasser, kurz aufkochen; täglich 2 Tassen zu sich nehmen
Wein: 100 g Blätter 10 Tage in 1 l Alkohol einlegen
für *Umschläge:* Tee zubereiten

VORSICHT!

Bei Überdosierung Vergiftungserscheinungen! (Tagesdosis 4–6 g Salbeiblätter)

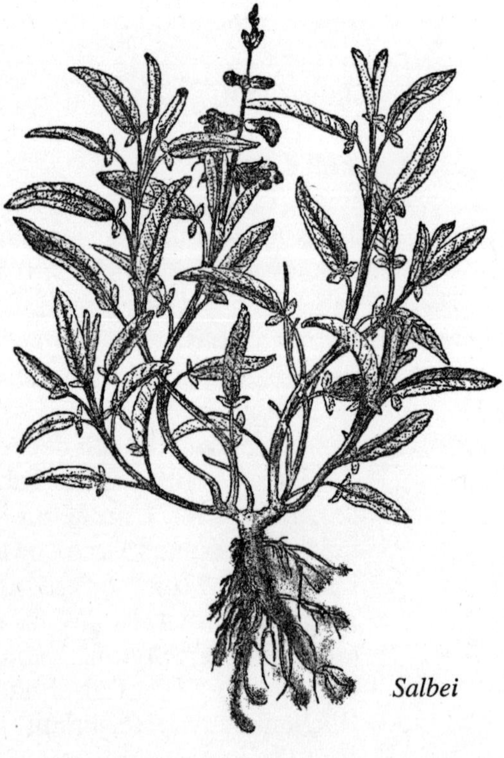

Salbei

Sandbeere *Arctostaphylos uva ursi*

Bärentraube, Harnkraut

Die Sandbeere ist eine immergrüne Heilpflanze aus der Familie der Heidekrautgewächse. Sie ist auf der ganzen Nordhalbkugel heimisch. Der kriechende Strauch mit den roten Beeren soll bei den Bären, als diese noch in unseren Breiten hausten, als Leckerbissen beliebt gewesen sein. Aber auch die Wölfe haben sich offensichtlich von diesen Früchten ernährt.

Die Pflanze, die mit ihrem ausgedehnten Wuchs große Flächen bedeckt, wird in manchen Gegenden zum Gerben von Häuten verwendet. Auch als Tabakersatz in Notzeiten ist sie beliebt. Der Tee eignet sich ausgezeichnet bei Nieren- und Blasenleiden.

Die Glykoside spalten sich im Körper auf und geben langsam eine Substanz frei, die zur Desinfizierung der Harnwege beiträgt. Die Stoffe Arbutin und Methylarbutin wirken erst im alkalischen Harn. Vorsicht ist bei Beschwerden im Verdauungstrakt geboten: Die Gerbstoffe greifen die Magenschleimhaut an. Eine Mischung mit Wiesengeißbart und Engelsüß steigert die Wirksamkeit des Blasentees. Die auftretende Harnverfärbung ist harmlos.

Die jungen Blätter sollen im Schatten und an der Luft getrocknet werden.

Achtung: In der Schwangerschaft nicht anwenden. Die Inhaltsstoffe können nur dann antibakteriell wirken, wenn der Urin leicht basisch ist (pH bei ca. 8,0). Durch Teststreifen überprüfen!

Vorkommen:	Heide, Waldränder, Sandböden, Felsblöcke
Beschreibung:	*Höhe:* bis 40 cm, Zwergstrauch; *Blätter:* eiförmig, ledrig, Oberseite dunkelgrün, Unterseite hellgrün; *Blüten:* fleischfarben, fünfzipfelig, hängende Traube; *Früchte:* purpurrote erbsgroße Beeren
Offizinelle Teile:	Blätter
Wirkstoffe:	Gerbstoffe, Glykoside, Arbutin, ätherische Öle
Blütezeit:	April bis Juni
Sammelzeit:	Mai bis August
Eigenschaften:	antiseptisch
Med. Anwendung:	*Tee* bei infektiösen Nieren- und Blasenleiden, Bettnässen
Dosierung und Zubereitung:	*Tee:* 1 EL getrocknete Blätter auf 1 Tasse Wasser; 10 min kochen und 15 min ziehen lassen; täglich 2 Tassen warm trinken *Absud:* 25 g getrocknete Blätter auf 1 l Wasser; anschließend auf 1/2 l einkochen; diese Menge soll für 3 Tage reichen
VORSICHT!	Bei hoher Dosis und/oder langer Anwendung kann es zu Vergiftungserscheinungen kommen.

Sanddorn *Hippophae rhamnoides*

Stechdorn, Weidendorn

Der Sanddorn wächst bevorzugt an den Küsten Mitteleuropas. Er gehört zu der Gattung der Ölweidengewächse. Und in der Tat ähnelt dieser Strauch einer Silberweide; die Blätter sind lanzettförmig spitz, mit dunkelgrüner Oberseite, die Unterseite ist filzig weiß. Die Äste sind mit Dornen bewaffnet. Die orangeroten, beerenartigen Scheinfrüchte entstehen aus den grün-gelben Blüten. Sie enthalten eine kernförmige Frucht. Der Sanddorn kommt nicht nur wild vor, er wird auch angebaut.

Ob in der Antike bereits die medizinische Bedeutung des Sanddorns bekannt war, ist nicht verbürgt. Vermutlich waren die Mönche des Mittelalters die Erstbeschreiber der Heilpflanze Sanddorn.

Die Heilwirkung des Sanddorns ist in den Scheinfrüchten, den orangeroten Beeren, gesammelt. Diese enthalten viele Vitamine, vor allem Vitamin C. Man sollte täglich 2–3 Eßlöffel mit Honig gesüßt zu sich nehmen, und zwar bei folgenden Beschwerden: Müdigkeit, Vitaminmangel, Abwehr- und Leistungsschwäche, Appetitlosigkeit und Erkältung. Ob er auch gegen vorzeitiges Altern schützt, wie mancher Kräuterpfarrer behauptet, ist äußerst fraglich. Aber ein wohlschmeckendes Mus kann man jedenfalls aus den Beeren kochen.

Wer den Saft nicht selbst herstellen will, der kann ihn auch in der Apotheke kaufen.

Vorkommen:	am Meer, teilweise auch in den Alpen; Sand- und Kiesböden
Beschreibung:	*Höhe:* bis zu 5 m; *Strauch; Äste:* dunkelbraune Rinde; *Blätter:* kurz gestielt, lanzettförmig, wechselständig; *Blüten:* grün, gemeinsam mit Blattwurzel austretend; *Früchte:* orangerote Scheinfrüchte, einen Kern umschließend; säuerlicher *Geschmack*
Offizinelle Teile:	Scheinbeeren
Wirkstoffe:	Vitamine B, C, E, Provitamine, Säuren, Glykoside, Flavonoide
Blütezeit:	März bis Mai
Sammelzeit:	September/Oktober
Eigenschaften:	entzündungsbekämpfend, tonisch, die Verdauung fördernd, adstringierend
Med. Anwendung:	*Saft (Mus, Konfitüre)* bei allgemeiner Müdigkeit, Leistungsschwäche; des weiteren bei Zahnfleischentzündung, Appetitmangel, Vitaminmangel (starke Raucher haben einen erhöhten Vitamin-C-Bedarf); Grippe, Astenie, Skorbut
Dosierung und Zubereitung:	*Saft:* reife Früchte zerdrücken; abseihen; die gleiche Menge Zucker beifügen; 20 min kochen; luftdicht aufbewahren.

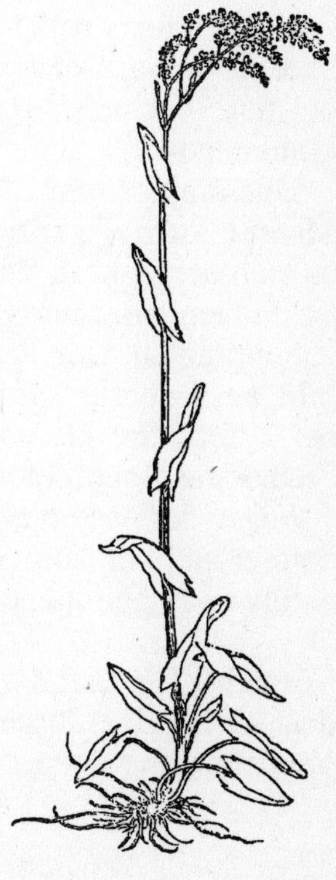

Sauerampfer

Sauerampfer *Rumex acetosa*

Säuerling

Der Sauerampfer ist weit verbreitet; größtenteils kommt er wild vor, teilweise wird er auch in Gärten kultiviert. Der säuerliche Geschmack kommt vom hohen Oxalsäuregehalt. Der Genuß der rohen Pflanze ist nicht ungefährlich. Bei alten Leuten, vor allem aber bei Kindern sind schwere Vergiftungen beobachtet worden. Die Oxalsäure greift nämlich in den menschlichen Stoffwechsel ein. Durch Veränderung des Elektrolytgehalts kommt es zu einer gesteigerten Nervenerregbarkeit; Krämpfe und Lähmungen sind die Folge. Gekochter Sauerampfer dagegen ist ungefährlich. Allerdings sollte man die Pflanze bei Lungenleiden und Verdauungsschwäche nicht verwenden, ebenso nicht bei Stoffwechselerkrankungen (Gicht) und Oxalsteinerkrankungen.

Sauerampfer wird vom Vieh gerne gefressen. Der Mensch kann die frischen Blätter als Salat oder Gemüse zu sich nehmen. In Wasser und Wein gekocht, sind diese bei Frauenleiden und Erkrankungen des Urogenitaltraktes zu empfehlen. Der Tee dient der Blutreinigung. Der Saft hilft bei Leberleiden und Menstruationsbeschwerden; 1 bis 2 Teelöffel hiervon sollen allerdings in einem Glas Zuckerwasser aufgelöst werden.

Wegen der Aufnahme von Spurenelementen darf Sauerampfer nicht in Kupfergeschirren zubereitet oder mit Mineralwasser getrunken werden.

Vorsicht: Der Saft darf nicht in die Augen geträufelt werden. – Eine Überdosierung kann vor allem bei Kindern zu Vergiftungen führen. Nie roh anwenden!

Vorkommen:	Wiesen und Gärten
Beschreibung:	*Höhe:* bis 80 cm; *Stengel:* hohl, verzweigt, bodennahe Teile rötlich tingiert; *Blätter:* länglich, pfeilförmig, fleischig, gestielt; *Blüte:* rötlich, in Quirlen angeordnet; *Wurzelstock:* braun-schwarz
Offizinelle Teile:	ganze Pflanze
Wirkstoffe:	Eisen, Vitamine, Oxalsäure
Blütezeit:	Juni
Sammelzeit:	Frühjahr
Eigenschaften:	blutreinigend, harntreibend
Med. Anwendung:	*Tee* bei Blutunreinheiten *Saft* bei Leberleiden, Menstruationsbeschwerden *Absud* bei Frauenleiden, Erkrankungen des Urogenitaltraktes *Auflage* bei Verstauchungen
Dosierung und Zubereitung:	*Tee:* 10 g auf 1 l Wasser; 5 min kochen; 5 min ziehen lassen *Saft:* 1–2 TL in Zuckerwasser auflösen; 2 Gläser täglich genießen *Absud:* 20 g geschnittene Wurzel auf 1 l Wasser; 5 min kochen und ziehen lassen; innerhalb von 2 Tagen trinken *Auflage:* Umschläge von gekochten und zerquetschten Blättern.

Schafgarbe *Achillea millefolium*

Blutkraut, Wundkraut

Die auf Wiesen, Berghängen und an Rainen wachsende Schafgarbe gehört zur Familie der Korbblütler. Von diesem genügsamen Kraut findet man in der Schweiz über 20 Arten; die besten wachsen in den Höhenlagen.

Die französische Bezeichnung für Schafgarbe lautet volkstümlich *herbe à charpentier* (Zimmermannskraut) oder *herbe de St. Joseph* (Kraut des heiligen Josef). Angeblich wurde der heilige Josef, als Jesus sich mit dem Beil eine kleine Wunde zuzog, auf die Wirkung der Schafgarbe als Wundkraut aufmerksam.

Der Wortteil „garbe“ heißt soviel wie heilen, und *millefolium* bedeutet tausendblättrig. Ein altes Sprichwort meint: „Schafgarb’ im Leib tut gut jedem Weib.“ Anknüpfend an diese Spruchweisheit meinte Pfarrer Kneipp: „Viel Unheil bliebe den Frauen erspart, wenn sie ab und zu mal zur Schafgarbe greifen würden.“ In der Tat hilft diese Pflanze jungen Mädchen mit unregelmäßigen Monatsblutungen genausogut wie bei Beschwerden in den Wechseljahren. Lungenkrebs, wie mancherorts behauptet, heilt sie natürlich nicht.

Die Blüten sollen nur nach längerer Sonneneinstrahlung gepflückt und im Schatten getrocknet werden. Nach alter Überlieferung soll Schafgarbe im Weinfaß den Wein haltbar machen.

Vorkommen:	gemäßigte Zonen, sonnige Berghänge, Wiesen, Feldränder
Beschreibung:	*Höhe:* 25–30 cm, *Stengel;* gestielte, abwechselnd stehende, doppeltgefiederte, haarige *Blätter; Blüte:* weiß und rosa, Körbchen mit Zungenblüten; kriechende *Wurzeln;* herber, aromatischer *Duft*
Offizinelle Teile:	Blüte, Kraut
Wirkstoffe:	ätherische Öle, Azulen, Bitterstoffe, Inulin, Harz, Kieselsäure
Blütezeit:	Juni bis September
Sammelzeit:	Juni bis August
Eigenschaften:	adstringierend, antiseptisch, windtreibend
Med. Anwendung:	*Tee* bei Frauenleiden, Schwindel, Sodbrennen, Übelkeit, Nasenbluten, Schlaflosigkeit, Anämie, Appetitlosigkeit, Funktionsschwäche von Leber und Galle *Gurgeln* bei Zahnweh *Salbe* bei Hämorrhoiden *Bäder* bei Rheuma, Gicht und Nervenschmerzen
Dosierung und Zubereitung:	*Tee:* 2,0 g = 2 TL auf 1 Tasse Wasser; bis zu 2 Tassen täglich trinken *Saft:* 3mal täglich 1 EL *Gurgeln:* mit kaltem Tee

Auflage: Kompressen in Tee tränken
Salbe: kauft man am besten in der Apotheke
Badezusatz: 2 Handvoll Schafgarbe mit 1 l kochendem Wasser übergießen, zugedeckt bis zum Abkühlen ziehen lassen, dann abseihen und die Flüssigkeit ins Badewasser geben

VORSICHT! Längere Anwendung nicht ohne ärztlichen Rat. – Unbedingt die photosensibilisierende Wirkung des frischen Saftes beachten. Wenn eine Allergie gegen Korbblütler besteht, die Schafgarbe nicht anwenden!

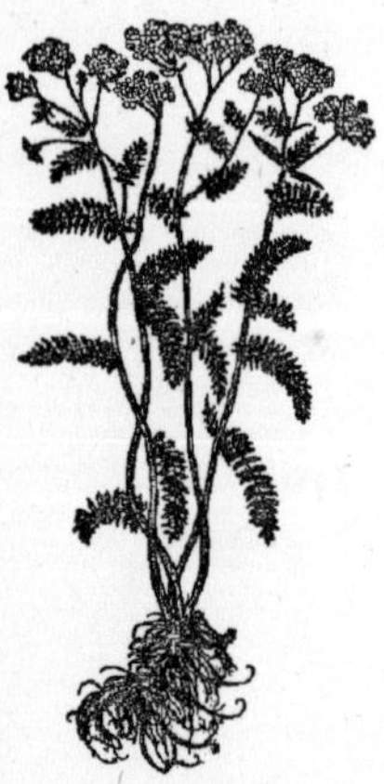

Schafgarbe

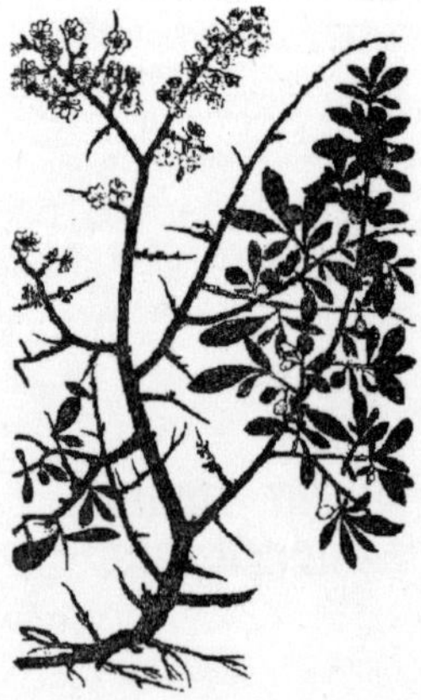

Schlehe

Schlehe *Prunus spinosa*

Schwarzdorn, Schlehdorn

Die Schlehe gehört zur Familie der Rosengewächse. Sie liebt kalkhaltige, steinige Böden und wächst in Wäldern und Gebüschen. Die weißen Blüten erscheinen noch vor den Blättern; sie haben einen mandelartigen Geruch und werden wegen ihres Nektarreichtums von den Bienen umschwärmt. Die Äste sind anfangs noch behaart, in der Peripherie erscheinen sie dann kahl und schwarz. Daher auch der volkstümliche Name Schwarzdorn.

Insgesamt gesehen ist die Schlehe ein sehr zähes, ausdauerndes Gewächs. Sie ist mit der Zwetschge und der Kirsche verwandt. Die herb schmeckenden Früchte werden meist erst nach dem ersten Frost genießbar. Aus ihnen wird der wohlschmeckende und bekannte Schlehensirup hergestellt. Auch Wein kann man daraus machen. Im Volksglauben früherer Zeiten spielte der Schlehenbaum eine große Rolle in Hexenabwehr und Heilzauber.

In erster Linie verwendet man die Schlehe als mildes Abführmittel. Darüber hinaus wirkt sie krampflösend, schmerzstillend und harntreibend. Die beste Applikationsform ist der Tee. Eine Essenz ist bei Spasmen (Krämpfen) im Bauchraum und bei schmerzhafter Menstruation angezeigt. Der Sirup hat auch noch eine gute Wirkung bei rheumatischen Erkrankungen. Frühzeitig eingenommen schützt er vor einer drohenden Grippe. Zu diesem Zweck sollte er mit Kamillen- und Holunderblüten gemischt werden. Wer will, kann auch einen Saft herstellen. Dieser hat eine stark erfrischende Wirkung und hilft bei Gallenblasenschwäche und Gelbsucht. Die Schlehenmarmelade schmeckt nicht nur ausgezeichnet, sie regt auch den Appetit an.

Vorsicht: Überdosierung von Schlehe vermeiden!

Vorkommen:	in ganz Europa
Beschreibung:	dornige *Äste; Rinde* schwarz-braun; *Blätter:* kurz gestielt, oval, gesägt, klein, mit Nebenblättern; *Blüten:* weiß, gestielt, klein, mit 5 Kelchblättern; *Frucht:* mit Stein
Offizinelle Teile:	Früchte, Blüten
Wirkstoffe:	Blausäure, Glykoside, Flavone, Vitamine, Gerb- und Bitterstoffe
Blütezeit:	März/April
Sammelzeit:	*Blüten* zur Blütezeit, *Früchte* nach dem ersten Frost
Eigenschaften:	abführend, schweißtreibend, die Verdauung regulierend, krampflösend, entzündungshemmend
Med. Anwendung:	*Tee* bei Verstopfung, unreinem Blut *Essenz* bei Krämpfen *Sirup* bei Stoffwechselstörungen mit Steinbildung, Erkrankungen aus dem rheumatischen Formenkreis *Spülung* (mit Tee) bei leichten Entzündungen der Mund- und Rachenschleimhaut
Dosierung und Zubereitung:	*Tee:* 2 g = 3 TL Früchte auf 1 Tasse siedendes Wasser; morgens und abends je 1 Tasse *Essenz:* 1mal täglich 15 Tropfen in einem Glas Wasser nehmen.

Schlüsselblume *Primula veris*

Himmelsschlüssel, Primel

Die Schlüsselblume gehört zur Familie der Primel-Gewächse. Aus einer bodenständigen Blattrosette entspringt der unverzweigte Stengel, auf dem die gelben, in Dolden angeordneten Blüten sitzen. Die ganze Pflanze hat ein filzig-samtenes Aussehen. Sie gilt als untrüglicher Frühlingsbote.

Es gibt verschiedene Arten der Schlüsselblume, die man anhand der Blütenfarbe unterscheidet; Alpenschlüsselblume und Flaumprimel sind weitere besondere Unterarten. „Je stärker der Duft, desto heilkräftiger die Art", sagt Pfarrer Künzle. Der Name der Blume kommt von der Blütendolde, die einem Schlüsselbund ähnlich ist.

Die Schlüsselblume wirkt schleimlösend und beugt Erkältungen und Entzündungen vor. Wegen ihrer harntreibenden Eigenschaft setzte man sie früher als zusätzliche Therapie bei Herz- und Bauchwassersucht ein. Den besten Tee hierfür gewann man aus ganz frischen Blumen. Auch zur Likörherstellung ist die Pflanze geeignet; in manchen Gegenden werden auch Bonbons aus ihr produziert.

Wenn man die Schlüsselblume sorgfältig trocknet, verliert sie nichts an Heilkraft. Ein fraktioniertes Vorgehen scheint sich durchzusetzen: einen Tag dörren, vier Wochen lagern, nochmals einen Tag dörren. Die Aufbewahrung darf nicht luftdicht erfolgen.

Die Wurzel kauft man am besten im Fachhandel, um mit dem Gesetz nicht in Konflikt zu geraten, denn die Pflanze steht in Deutschland, Österreich und der Schweiz unter Naturschutz.

Vorkommen:	in Europa, angebaut in Parks und Gärten, aber auch wild; sonnige Standorte
Beschreibung:	*Höhe:* bis 20 cm; *Stengel:* filzig, aufrecht; *Blätter:* samtig, runzelig, gestielt, eiförmig bis länglich; *Blüten:* gelb, in Dolden angeordnet; süßlicher *Geruch*
Offizinelle Teile:	Wurzel, Blüten
Wirkstoffe:	ätherische Öle, Mineralsalze, Glykoside, Flavonoide, Vitamin C
Blütezeit:	April/Mai
Sammelzeit:	März bis Mai; *Wurzel:* Winter
Eigenschaften:	schleimlösend, harntreibend, fiebersenkend, spasmolytisch, beruhigend
Med. Anwendung:	*innerliche Anwendung:* bei Bronchitis, Erkältung, Husten, Wassersucht, Gicht, Kopfschmerzen *äußerliche Anwendung:* Wurzelauflage bei Stoffwechselstörungen und unreiner Haut, Bäder gegen Rheuma
Dosierung und Zubereitung:	*Tee:* 2 TL = 1 g getrocknete Blüten auf 1 Tasse Wasser; 10 min kochen; täglich 2 Tassen warm trinken *Extrakt:* pro Stunde 10 Tropfen *Auflage:* Kompressen in Absud (100 g Wurzeln auf 1 l Wasser) tränken

Badezusatz: 2 Handvoll Schlüsselblumen mit 1 l kochendem Wasser übergießen, bis zum Abkühlen ziehen lassen, danach abseihen und die Flüssigkeit ins Badewasser geben.

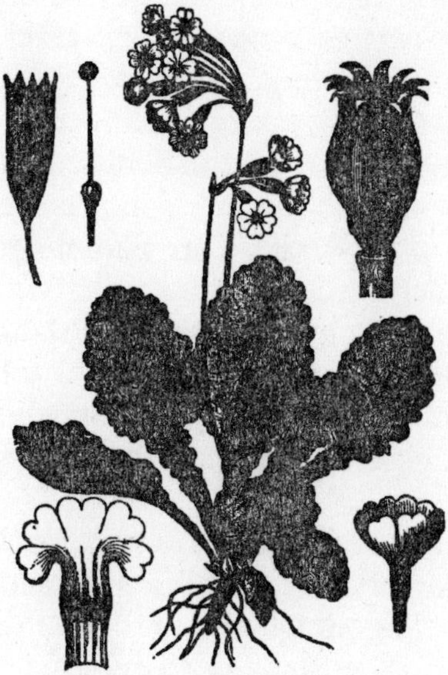

Schlüsselblume

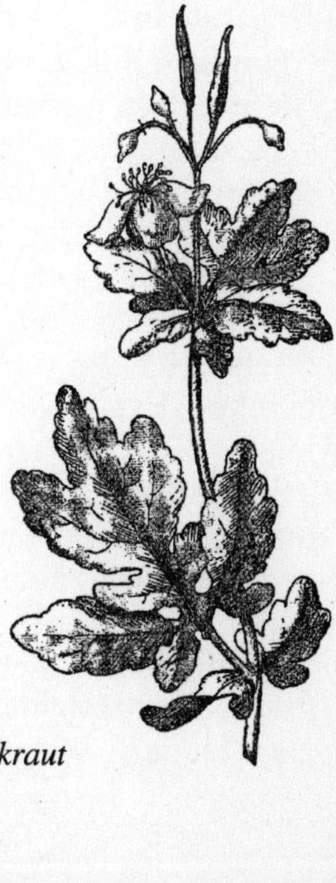

Schöllkraut

Schöllkraut *Chelidonium majus*

Wasserkraut, Maikraut

Das Schöllkraut gehört zur Familie der Mohngewächse. Es ist der einzige Vertreter der Gattung *Chelidonium*. Genauso wie der Schlafmohn besitzt es einen orange-gelben Milchsaft. Das Kraut ist stark verzweigt, die Blätter gefiedert. Berühmt wurde es wegen der schmerzlindernden Wirkung. Sie ist aber nicht so stark wie beim Schlafmohn.

Verwenden kann man vom Schöllkraut den frischen Milchsaft, die Blätter und die Wurzel. Das Sammelgut sollte bei ca. 70 °C getrocknet werden. Achtung, der Wurzelstock wird beim Trocknen schwarz. Da die Pflanze stark giftig ist, dürfen Kinder beim Sammeln nicht mithelfen; Erwachsene sollen die notwendigen Vorsichtsmaßnahmen beachten. Am besten kauft man aber Fertigpräparate in der Apotheke.

Das Schöllkraut ist sehr genau erforscht. Viele der Wirkstoffe sind in medizinischen Versuchen auf ihre Wirksamkeit getestet worden. Das Alkaloid Chelidonin lähmt die motorischen Endplatten, also die Stelle der Übertragung eines Nervenimpulses auf einen Muskel; es löst aber auch Krämpfe der glatten Muskulatur. Diese Wirkung benutzt man bei Magen-Darm-Koliken und Gallenblasenkrampf. Wichtig für die praktische Anwendung ist, daß man nur frisches Kraut verwendet. Bei älteren Zubereitungen nimmt die Heilkraft deutlich ab! Des weiteren fördert die Pflanze den Fluß des Gallen- und Pankreassaftes. Wenn man den Milchsaft regelmäßig auf Warzen träufelt, so können diese sich bei längerer und regelmäßiger Anwendung zurückbilden.

Innerlich darf man das Schöllkraut nur in Abstimmung mit dem Arzt einnehmen. Es sind bereits viele schwere, auch tödliche Vergiftungen beschrieben worden.

Vorkommen:	Haine, Mauern, Schutthalden
Beschreibung:	*Höhe:* bis zu 1 m; *Stengel:* rund, behaart, zerbrechlich; *Blätter:* eichenlaubähnlich, oben hell-, unten dunkelgrün; *Blüten:* goldgelb, in Dolden; dicker *Wurzelstock;* abstoßender *Geruch,* bitterer *Geschmack*
Offizinelle Teile:	Milchsaft, Wurzeln, Blätter
Wirkstoffe:	Alkaloide, Säuren, ätherische Öle, Saponine, Farbstoffe, Histamin
Blütezeit:	Mai bis September
Sammelzeit:	*Kraut* März bis Mai, *Wurzeln* Herbst
Eigenschaften:	krampflösend, die Verdauung regulierend, blutdrucksenkend, schmerzstillend, galletreibend, herzleistungssteigernd, blutzuckersenkend
Med. Anwendung:	*innerliche Anwendung* (Wurzel und Kraut, Tee): bei Leber- und Galleerkrankungen (Cholezystitis, eingeklemmter Gallestein, Gallestau, Gelbsucht), bei starken Schmerzen, Rheuma, Menstruationsbeschwerden, katarrhalischer Dünndarmentzündung *Umschläge* und *Bäder* bei Hämorrhoiden, Hautleiden, Warzen
Dosierung und Zubereitung:	*Tee:* 1/2 g = 1/2 TL auf 1 Tasse Wasser (als Tagesgabe) *Tinktur:* 10 Tropfen 3mal täglich.

Sellerie *Apium graveolens*

Epf, Eppich

Erst im zweiten Jahr wächst aus den langgestielten Blättern ein bis zu 1 m hoher, kahler Stengel. Die Blüten sind in sechs- bis zwölfstrahligen Doppeldolden ohne Hüllblätter angeordnet. Der kultivierte Sellerie kommt in zwei Arten vor: Knollen- bzw. Wurzelsellerie *(Varietät rapaceum)* und Bleich- oder Stielsellerie *(Varietät dulce)*. Beide Formen wurden aus dem wild wachsenden echten Sellerie kultiviert. Seit alters her werden Kraut und Wurzel als Gemüse verwendet. Die Knolle kann man als Salat essen, die Blätter dienen zur Verfeinerung von Fleisch, Soßen und Suppen. In rohem Zustand ist der Sellerie allerdings schlecht verdaulich.

Ursprünglich kam diese Pflanze aus Italien zu uns. Erstmals wurde sie übrigens von Homer in der Odyssee erwähnt.

Die Hauptwirkung des Selleries beruht auf einer Steigerung des Harnflusses. Besonders der Sirup ist harntreibend; dieser wird aus Wurzelsaft unter Zugabe von Zucker und anderen Heilkräutern gewonnen. Der Steinabgang kann möglicherweise durch reichliches Trinken dieses Sirups erleichtert werden – diese Therapie bitte nur in enger Abstimmung mit dem Arzt durchführen. Den Saft kann man fertig in der Apotheke kaufen; er hilft bei Schwächezuständen und wegen des Vitamin E-Gehaltes auch bei Impotenz. Eine Kur – 2 gekochte Sellerieknollen pro Tag über 2 Monate – wird bei Stoffwechselerkrankungen (Rheuma, Gicht) empfohlen.

Vorkommen:	kultiviert in Gärten, salzhaltige feuchte Böden
Beschreibung:	*Stengel:* aufrecht, rund, hohl, verzweigt; *Blätter:* gestielt, gefiedert, gezähnt; *Blüten:* klein, weißlich in Doppeldolden; *Früchte:* grau-kahl; *Pfahlwurzel:* kräftiger *Geruch*, aromatischer *Geschmack*
Offizinelle Teile:	Wurzel, Blätter, Früchte
Wirkstoffe:	ätherische Öle, Harz, Vitamine (B, C, E), Stickstoff, Cumarin, Zucker, Aminosäuren
Blütezeit:	Juli bis Oktober
Sammelzeit:	*Blätter* Mai bis Oktober, *Wurzeln* Oktober
Eigenschaften:	harntreibend, schleimlösend, schmerzlindernd
Med. Anwendung:	*Wurzelknollen* bei Gicht, Rheuma, Nieren- und Blasenerkrankungen, zur Blutreinigung, bei Entzündungen der Atemwege, Husten
Dosierung und Zubereitung:	frischer *Preßsaft:* 3 EL täglich *Salat:* nach Belieben
VORSICHT!	Bei akuten Nierenentzündungen nicht anwenden! Selleriefrüchte können Gichtallergien auslösen.

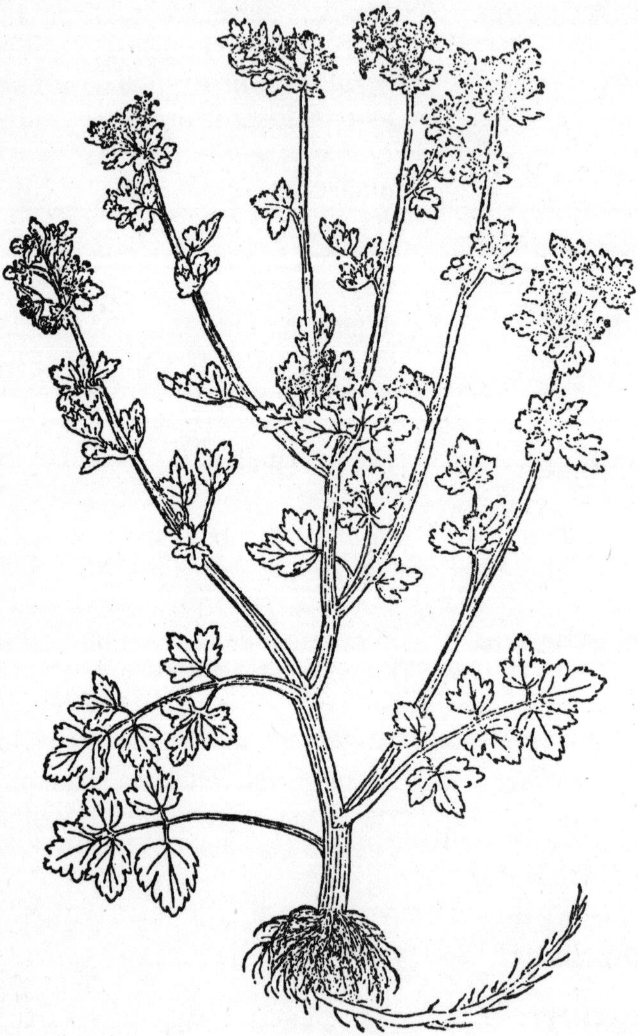

Sellerie

Sennes *Cassia angustifolia*

Senna, Kassie

Der Sennes stammt ursprünglich aus Ostafrika und dem Gebiet des Jemen. Der kleine Halbstrauch wächst hauptsächlich am Rand von Trockengebieten und Wüsten. Botanisch gesehen steht er den Schmetterlingsblütlern nahe. Mit dem gebräuchlichen Begriff *Folia Sennae* bezeichnet man die abgetrennten Fiedern eines Blattes.

Der Sennestee kann gut mit den Früchten des Fenchel und der Rinde des Faulbaums gemischt werden. Der Gebrauch dieser Pflanze ist allerdings mit einigen Vorsichtsmaßnahmen verbunden. Während der Schwangerschaft und Stillzeit ist die Einnahme verboten, und längerfristiger Gebrauch ist nur mit Zustimmung des Arztes erlaubt. Bei Überdosierung kommt es zu dauerhaften Störungen der normalen Darmbewegung, es besteht die Gefahr der Abhängigkeit.

Hauptwirkstoffe des Sennes sind Antrachinonglykoside. Diese wirken vorwiegend auf den Dickdarm. Weinsaure Salze hemmen die Flüssigkeitsresorption im Darm. Daraus erklärt sich, daß der Sennes ein sicher wirkendes, noch dazu recht kräftiges Abführmittel ist. Man sollte es aber nur bei akuter Verstopfung und nicht bei chronischer Darmträgheit verwenden. Manchmal, vor allem bei höheren Dosen, ist die abführende Wirkung mit starken Leibschmerzen verbunden.

Die Sennesfrüchte (Schalen) wirken milder als die Blattdroge. Am besten nimmt man ein Mazerat zu sich, da auf diese Weise die schlecht verdaulichen Harze in Lösung gehen. Bei empfindlichem Darm sollte man überhaupt nur entharzte Sennesblätter verwenden.

Vorkommen:	Südindien, Zentralafrika, Arabien
Beschreibung:	*Höhe:* bis 2 m; Halbstrauch; *Blätter:* wechselständig, gefiedert (5-paarig), lanzettförmige Fiederblätter; *Blüten:* langgestielt, gelb, in Trauben angeordnet; *Früchte* mit nierenförmigen, tiefbraunen Hülsen
Offizinelle Teile:	Samenschalen, Fiederblättchen
Wirkstoffe:	Antrachinonglykoside, Emodine
Blütezeit:	März bis Oktober
Sammelzeit:	geographisch unterschiedlich
Eigenschaften:	stark abführend
Med. Anwendung:	*innerliche Anwendung:* bei akuter Verstopfung, aber auch zur präoperativen Darmreinigung; zur Blutreinigung
Dosierung und Zubereitung:	*Tee:* 1 TL Sennesblätter = 0,5 g auf 1 Tasse Wasser als Kaltwasserauszug (mehrere Stunden stehen lassen), täglich 1 Tasse Bei Kindern eignet sich am besten ein *Mus*
VORSICHT!	Nur kurzfristig für den Bedarfsfall anwenden! Wenn Herzmittel eingenommen werden, vor der Anwendung von Sennes mit dem Arzt sprechen!

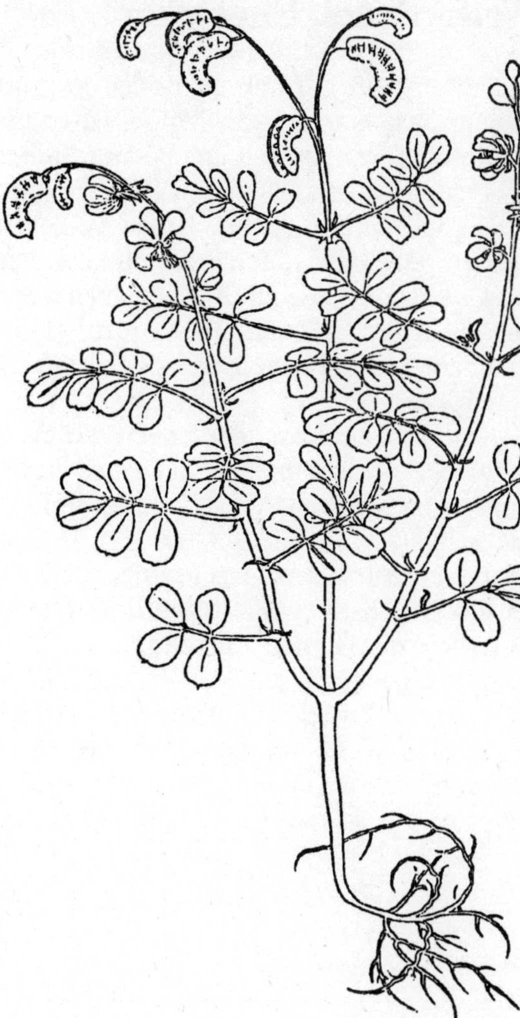

Sennes

Silberdistel *Carlina acaulis*

Wetterdistel, Eberwurz

Die Silberdistel wächst oft auf kargen Böden in großen Höhen und ist sehr ausdauernd. Der Stengel ist so kurz, daß die Blüten direkten Kontakt mit den bodenständigen, rosettenförmig angeordneten stacheligen Blättern haben. Die gelben Blütenköpfe sind von einem Kranz weißer Blütenblätter umgeben. Die fleischigen Blütenböden gelten mancherorts als Delikatesse. Die Hüllblätter legen sich bei Regen schützend über die Blütenköpfe. Da man glaubte, hieraus das Wetter ablesen zu können, nannte sie der Volksmund auch Wetterdistel.

Der Name *Carlina* geht auf Karl den Großen zurück. Die Pflanze galt zu seiner Zeit als Wundermittel gegen die Pest. Im 20. Jahrhundert ist sie vom Aussterben bedroht und steht deswegen in vielen Ländern (Österreich, Deutschland, Schweiz) unter Naturschutz. Aus der Wurzel der Silberdistel kann ein Milchsaft gepreßt werden. Der Geschmack ist säuerlich, der Geruch stinkend.

Der Tee hingegen eignet sich gut bei Verstopfung, Nierenleiden und Nervenschwäche. Auflagen (abgekochte Wurzel, mit Essig oder Wein vermischt) verhindern wulstige Narbenbildung.

Vorkommen:	trockene Gebirgswiesen, kalkreiche Böden, bis in Höhen von 2000 m
Beschreibung:	*Stengel:* kurz, teilweise fehlt er völlig; *Blätter:* stachelig, fiederspaltig, Wurzelblätter rosettenförmig angeordnet; *Blüten:* bis 12 cm groß, gelb-weiß-rot, weiße Hüllblätter; *Wurzel:* dick
Offizinelle Teile:	Wurzel
Wirkstoffe:	Gerbstoffe, ätherische Öle, Harze
Blütezeit:	Sommer
Sammelzeit:	Herbst
Eigenschaften:	galle- und harntreibend, magenwirksam, die Verdauung fördernd
Med. Anwendung:	*Tee* bei Verdauungsbeschwerden, schwachen Nieren, Nervenleiden *Auflage* bei wulstiger Narbenbildung
Dosierung und Zubereitung:	*Tee:* 1–2 EL 6 Stunden kalt ansetzen; anschließend kurz erhitzen *Auflage:* 20 g abgekochte Wurzeln auf 1 l Wasser; mit Essig oder Wein mischen; damit Kompressen tränken
VORSICHT!	Die Pflanze steht gebietsweise unter Naturschutz.

Sonnentau *Drosera rotundifolia*

Himmelstau, Gideonswurzel

Den Sonnentau findet man vorzugsweise in Mitteleuropa; er bevorzugt feuchte, kalkfreie Böden; besonders liebt er Moore. Auffällig sind die rosettenartig angeordneten runden Blätter; in der Mitte strebt ein kahler Stengel nach oben. Die roten Drüsenhaare der Blätter sondern ein Sekret ab, das bei entsprechendem Lichteinfall hell glitzert. Daher auch der Name. Der Sonnentau ist eine fleischfressende Pflanze. Verfängt sich ein Insekt in den feinen, klebrigen Drüsenhaaren, dann krümmen sich die Blätter nach innen und verdauen die Beute mit Hilfe eines Enzyms, das den Verdauungssäften des Magens ähnlich ist. Die Pflanze braucht das fremde Eiweiß für die eigene Ernährung, da der Boden, auf dem sie wächst, meist nichts hergibt. Durch den starken Rückgang der Moore in unseren Breiten ist die Pflanze selten geworden, so daß sie unter Naturschutz gestellt wurde.

Die beste Heilwirkung aus der Familie der Sonnentau-Gewächse hat der rundblättrige Sonnentau. Seine Wirkstoffe sind sehr genau erforscht. Die älteren Naturheiler verwendeten die Pflanze zum Vorbeugen bei Gefäßverkalkung. Der hohe Gehalt an Droseron erklärt die guten Effekte bei Asthma und Keuchhusten. Außerdem hat dieser Stoff antibiotische Eigenschaften. Er tötet also Bakterien und Pilze ab. Diese Wirkung erstreckt sich auch auf die Tuberkelbakterien, daher der Einsatz bei Tuberkulose. Mit die wichtigste Indikation des Sonnentaus ist der Keuchhusten bei Kindern. Bevor man hier zu Chemikalien greift, empfiehlt sich ein Therapieversuch mit dieser Pflanze. Die oft gehörte Behauptung, der Sumpfporst wirke hier genauso gut, stimmt nicht.

Nach Genuß der Pflanze kann eine Dunkelfärbung des Harnes auftreten; diese ist aber harmlos.

Vorkommen:	in ganz Europa, außer in südlichen Zonen; feuchte Böden
Beschreibung:	*Höhe:* bis 20 cm, ausdauernde Pflanze; *Stengel:* grün-rot, aufrecht; *Blätter:* gestielt, rosettenartig, mit drüsenartigen Haaren; *Blüten:* in Trauben angeordnet, weiß; *Same:* geflügelt; *Wurzelstock:* dünn; bitterer *Geschmack*
Offizinelle Teile:	Kraut
Wirkstoffe:	Naphthochinone, Gerbstoffe, Säuren, Quercetin, Farbstoffe, Flavone, eiweißspaltende Enzyme, Droseron
Blütezeit:	Juni bis August
Sammelzeit:	Mai bis September
Eigenschaften:	auswurffördernd, krampflösend, antibiotisch, hustenbekämpfend
Med. Anwendung:	*Extrakte* bei Erkrankung der Atemwege, Reiz- und Keuchhusten, Asthma, Bronchitis, Tbc *Tinktur* bei rheumatischen Schmerzen, Nervenschmerzen *Saft* innerlich bei Arteriosklerose (vorbeugend), äußerlich bei Warzen
Dosierung und Zubereitung:	*Tinktur:* 2–3 mal täglich 15 Tropfen *Extrakt:* 1/2 g = 1 TL auf 1 Tasse heißes Wasser; mit Honig süßen, täglich 1 Tasse trinken.

Süßholz *Glycyrrhiza glabra*

Lakritzenwurzel

Die Süßholzstaude gehört zur Familie der Schmetterlingsblütler. Beheimatet ist sie im Mittelmeerraum, bei uns wird sie nur ganz vereinzelt kultiviert. Der hohle, gestreifte, aufrechte Stengel erreicht Höhen von einem Meter. Die gefiederten Blätter sind auf der Unterseite klebrig. Die lilafarbenen Blüten zeigen sich in langgestielten Trauben, welche in den Blattachseln stehen. Der wirksamste Teil ist die gelbe, holzige Wurzel. Hauptbestandteil in der Wurzel ist das Glycyrrhizin, das in etwa ähnliche Eigenschaften wie das Saponin besitzt.

Wie der volkstümliche Name sagt, wird aus der Wurzel ein verdickter Saftauszug gewonnen, aus dem die Lakritze, gebietsweise auch Bärendreck genannt, hergestellt wird. Die Lakritze kann auch zum Süßen von beispielsweise bitterem Tee verwendet werden. Der Ausdruck „Süßholz raspeln“ bedeutet dasselbe wie „Honig ums Maul schmieren“, also jemandem mit schönen Worten schmeicheln.

Die Wirkung der Süßholzstaude ist in etwa mit der von Kortison (entzündungshemmend, schmerzlindernd) vergleichbar. Deshalb sollte sie immer nur nach Befragung des Arztes eingenommen werden.

Am besten kauft man die Droge fertig in der Apotheke. Der Saft hilft bei Erkrankungen der Atemwege (Erkältung, Husten, Heiserkeit), Grippe, Schnupfen, aber auch bei Geschwüren des Magens und des Zwölffingerdarms. Lakritze wird auch vielen Arzneien zur Geschmacksverbesserung beigegeben.

Vorkommen:	in Südeuropa bis 1200 m Höhe
Beschreibung:	aufrechter *Stengel; Blätter:* unpaarig, gefiedert, gestielt, mit bis zu 19 ovalen, klebrigen Blättchen; *Blüten:* lila; süßer *Geschmack*; verzweigte, holzige *Wurzel*
Offizinelle Teile:	Wurzel
Wirkstoffe:	Zucker, Flavonoide, Glycyrrhizin
Blütezeit:	Juli
Sammelzeit:	März, September, Oktober
Eigenschaften:	schleimlösend, diuretisch, antitussiv, spasmolytisch, entzündungshemmend
Med. Anwendung:	*Saft* bei Erkrankungen der Atemwege (Erkältung, Husten, Heiserkeit), Schnupfen, Magen- und Zwölffingerdarm-Geschwür *Tee* bei Bronchitis, Rippenfellentzündung
Dosierung und Zubereitung:	*Tee:* 1 TL = 2 g auf 1 Tasse Wasser; Tagesdosis 2 Tassen; mit Honig gesüßt, warm trinken *Absud:* 50 g Wurzeln auf 1 l Wasser; kurz kochen; 12 Stunden ziehen lassen; diese Menge reicht z. B. bei Magengeschwüren für 1 Tag *Saft:* in größeren Mengen nur in Absprache mit dem Arzt einnehmen

VORSICHT! Glycyrrhizinsäure kann Blutdruckerhöhung verursachen.
Bei langfristiger Einnahme kommt es zu Wassereinlagerungen im Gewebe (Gesicht, Gelenke). Bei Einnahme von Herzmitteln den Arzt fragen.

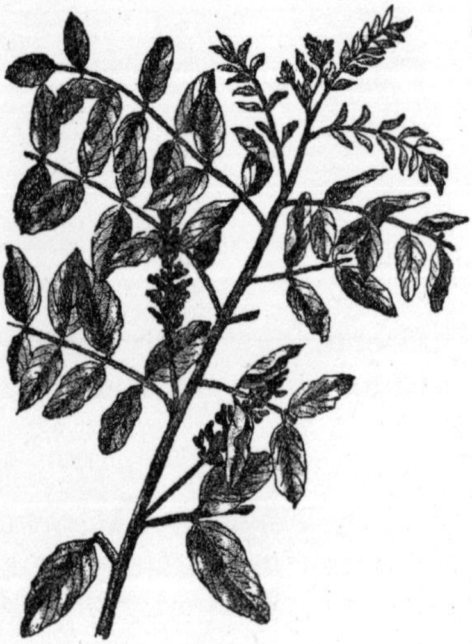

Süßholz

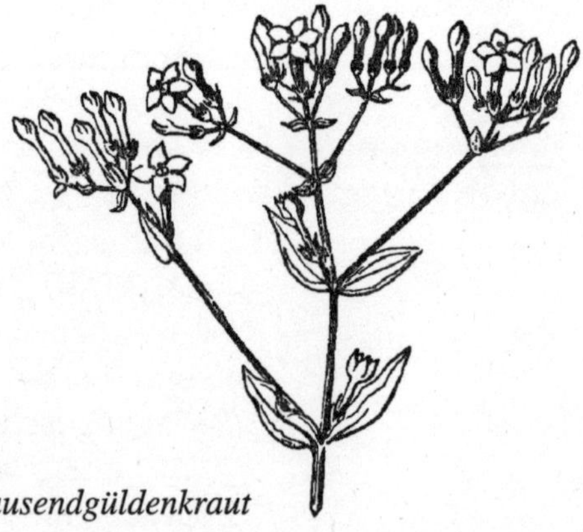

Tausendgüldenkraut

Tausendgüldenkraut

Erythraea centaurium

Magenkraut, Fieberkraut

Das Tausendgüldenkraut gehört zur Familie der Enziangewächse und ist in Europa, Asien und Afrika heimisch. Die Pflanze zeichnet sich durch eine bodenständige Blattrosette und lanzettförmige, spitze Blätter aus. Die hellroten Blüten sind als Trugdolden angeordnet. Bei Regen verschließen sich diese auch am Tage und öffnen sich erst wieder bei Temperaturen über 20 Grad Celsius.

Seinen botanischen Namen erhielt das Kraut zu Ehren des arznei- und kräuterkundigen Zentauren Chiron, einem Wesen der griechischen Mythologie, halb Mensch und halb Pferd. Das deutsche Wort erklärt sich folgendermaßen: *centum* (hundert) wurde fälschlicherweise mit tausend übersetzt, *aurum* (Gold) wurde als „gülden" aufgefaßt; *erythraios* heißt rot.

Das Tausendgüldenkraut schmeckt wie der gelbe Enzian sehr bitter. Doch ein altes Sprichwort sagt: „Bitter dem Mund, dem Magen gesund." Die *Tinctura amara* ist fertig in der Apotheke zu kaufen; sie hilft ausgezeichnet bei Verdauungsstörungen. Der Tee soll nur unmittelbar vor den Mahlzeiten, nicht danach getrunken werden; bei unreiner Haut ist eine Zubereitung mit Salbei anzuraten. Einer alten Tradition folgend, darf er nur mit Wein und Honig, nie mit Zucker gesüßt werden.

Das Kraut ist im Schatten zu trocknen.

Vorsicht: Überdosierung vermeiden (höchstens 6 g täglich). Die Pflanze steht in einigen Ländern unter Naturschutz.

Vorkommen:	Wegränder, Schutthalden
Beschreibung:	*Höhe:* Stengel 20–40 cm, vierkantig; *Blätter:* lanzettförmig-spitz, gegenständig, fünfnervig; *Frucht:* längliche Kapsel
Offizinelle Teile:	blühendes Kraut
Wirkstoffe:	Bitterstoffe, ätherische Öle, Säuren, Mineralsalze, Glykoside
Blütezeit:	Juni bis Oktober
Sammelzeit:	Juni bis Oktober
Eigenschaften:	appetitanregend, die Verdauung regulierend
Med. Anwendung:	*Tee* bei Verdauungsstörungen, Sodbrennen, Appetitlosigkeit, Magenschleimhautentzündungen *Umschläge:* Entzündungen, Hautkrankheiten
Dosierung und Zubereitung:	*Kaltauszug:* 1 g = 1 TL auf 1 Tasse kaltes Wasser; 6–10 Stunden ziehen lassen; vor den Hauptmahlzeiten eßlöffelweise einnehmen *Tee:* 1 TL Kraut auf 1 Tasse siedendes Wasser *Umschläge:* in Kaltauszug tränken *äußerliche Anwendung:* rohe, zerstoßene Blätter auf die Wunde legen Bei Magen- oder Darmgeschwüren nicht anwenden!

Thymian *Thymus vulgaris*

Thymel, Bienenkraut

Der Thymian gehört zur Familie der Lippenblütler. Ursprünglich stammt dieser Halbstrauch aus der Levante, ist aber jetzt im ganzen Mittelmeergebiet und sogar in den USA anzutreffen. Es hat nicht an Versuchen gefehlt, die Pflanze auch in unseren Breiten heimisch zu machen; sie ging aber regelmäßig beim ersten Schneefall ein. Versucht man dennoch, sie zu kultivieren, so ist sie unbedingt vor Frost zu schützen.

Die Öle des Thymians, das Thymolin und das Carvacrol, haben eine stark desinfizierende Wirkung. Daher ihre Beliebtheit sowohl in der Medizin als auch in der kosmetischen Industrie.

Thymiantee, in Zeiten knappen Geldes als Schwarztee-Ersatz getrunken, umfaßt ein breites Heilspektrum: Hauptindikation sind Entzündungen im Magen-Darmtrakt, in den ableitenden Harnwegen und den Atmungsorganen. Die beste Wirkung bei Schnupfen entfaltet der Thymian in Verbindung mit der Kamille; deshalb einem Kamillentee nach Möglichkeit immer mehrere Tropfen Thymianöl zufügen. Diese Kombination kann man sowohl trinken als auch inhalieren. Seine Heilkraft behält der Thymian ebenso, wenn man ihn als Gewürz zu Fleisch oder Soßen gibt. Ob ein Kraut, das man sich auf den Kopf legt, Schlaflosigkeit und Alpträume vertreibt, wie mancherorts noch behauptet, erscheint sehr fraglich.

Vorkommen: Mittelmeerraum, Afrika, USA, sonnige Gegenden

Beschreibung: *Höhe:* bis 20 cm; *Halbstrauch; Blätter:* einander gegenüberstehend, stiellos, oval, glatte eingerollte Ränder, Oberseite dunkelgrün, Unterseite weißlich-filzig; *Blüten:* weiß-rosa, unscheinbar, in den Blattachseln stehend, aromatisch duftend; bitterer *Geschmack*

Offizinelle Teile: Blätter, Blüten

Wirkstoffe: ätherische Öle, Gerb- und Bitterstoffe, Harze

Blütezeit: Mai bis September

Sammelzeit: April bis Oktober

Eigenschaften: bakterientötend, desinfizierend, infektionsbekämpfend, krampflösend, die Menstruation regulierend

Med. Anwendung: *Aufguß* bei Angina, Katarrh, Verschleimung der Atemwege, schlechter Verdauung, Gastritis, unregelmäßiger oder verspäteter Menstruation, Blutarmut
Auflagen bei Erfrierungen, kalten Fingern
Bad bei Schnupfen

Dosierung und Zubereitung: *Aufguß:* 1 TL Droge mit 1 Tasse siedendem Wasser überbrühen – nicht kochen; täglich 2 Tassen, bei Husten und Erkältungskrankheiten mit Honig süßen

Bad: Abkochung mit 50 g Droge auf 1/2 l Wasser zufügen, 2mal wöchentlich

Auflagen: Kompressen in Abkochung tränken; mehrmals täglich wechseln

VORSICHT! Schilddrüsenfunktion kann beeinflußt werden.

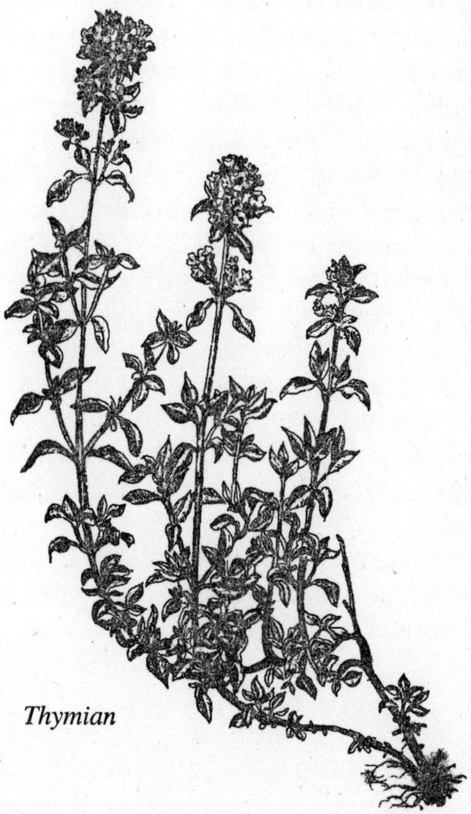

Thymian

Tormentill *Potentilla erecta*

Ruhrwurz, Blutwurz

Der Tormentill gehört zur Familie der Rosengewächse. Es handelt sich hierbei um eine sehr genügsame Pflanze, die auch auf mageren Wiesen und in größeren Höhen gedeiht. Der braune Wurzelstock ist dick, knollig und kaum verzweigt. Schneidet man ihn auf, so werden die Schnittstellen schnell rot – daher der volkstümliche Name Blutwurz. Der Stengel erreicht eine Höhe von ca. 30 bis 40 cm. Die Blüten weisen jeweils vier Kelch- und Kronblätter auf. Die grundständigen Blätter sind gestielt, die oberen Blätter sitzen direkt am Stengel. Früher wurde der Tormentill aufgrund des hohen Gerbstoffgehaltes zum Gerben von Tierhäuten in der Lederindustrie verwendet.

Der lateinische Name – *potens* = mächtig – weist auf die starke Heilwirkung hin. In medizinischer Hinsicht ist die antiseptische und desinfizierende Wirkung interessant. Die Wurzel enthält dabei hauptsächlich zwei Wirkstoffe: Tannin und Tormentillrot. Sie wird nach dem Trocknen meist als Pulver verwendet. Gurgeln mit Tormentill-Wasser hat sich bei Entzündungen aller Art im Mund- und Rachenbereich bewährt. Daneben soll man das Pulver auch in offene Wunden streuen können. Aus wissenschaftlichen Gesichtspunkten ist aber wegen des Infektionsrisikos davon abzuraten.

Tormentill sollte nicht in Verbindung mit Eisen gebracht werden. Von einer Mischung mit Römischer Kamille ist dringend abzuraten.

Vorkommen:	in ganz Europa, Nordafrika, Asien; bis 3500 m Höhe
Beschreibung:	*Stengel:* anfangs kriechend, dann aufrecht, verzweigt, dünn, reich beblättert; *Blätter:* gezähnt, fingerförmig; *Blüten:* einzeln gestielt, gelb; *Wurzel:* knollig, dick; kein *Geruch*, adstringierender *Geschmack*
Offizinelle Teile:	Wurzelstock
Wirkstoffe:	Saponine, Farbstoffe, Stärke, Gerbstoffe, Tormentillrot, Spurenelemente, Säuren, ätherisches Öl
Blütezeit:	Mai bis Oktober
Sammelzeit:	Sommermonate
Eigenschaften:	den Durchfall bekämpfend, entzündungshemmend, spasmolytisch, bakterientötend, narbenbildend
Med. Anwendung:	*Pulver* oder *Tee* bei Durchfall, Dünndarmentzündung *Gurgeln* bei Angina, Zahnfleischentzündung, Heiserkeit *Auflagen* bei Hämatomen, unreiner Haut, Pilzbefall, Blutergüssen
Dosierung und Zubereitung:	*Tee:* 1 TL Pulver = 2,5 g auf 1 Tasse kochendes Wasser, kurz aufkochen, 5 min ziehen lassen, dann schluckweise trinken; zwei bis drei Tassen zwischen den Mahlzeiten

Tinktur: 1 Teil Wurzel und 12 Teile Weingeist; mehrere Wochen stehenlassen; täglich 20 Tropfen nehmen
Auflagen: hierzu die Tinktur verwenden

VORSICHT! Durchfall bei kleinen Kindern unbedingt vom Arzt behandeln lassen!

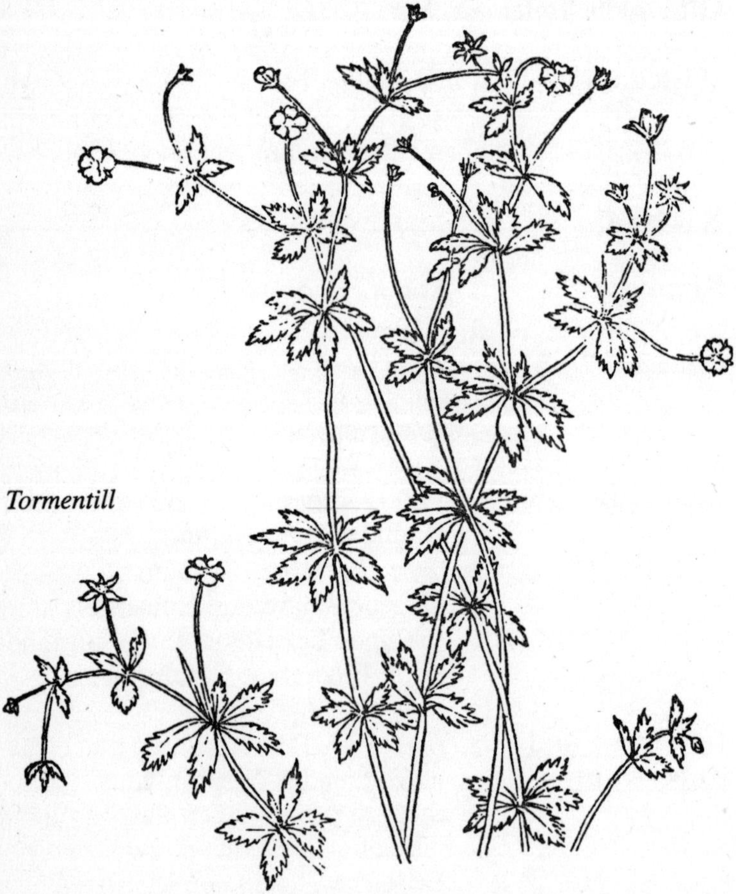

Tormentill

Veilchen *Viola odorata*

Märzveilchen

Das wohlriechende Märzveilchen ist eine bekannte Frühlingsblume. Sie wird oft besungen und in der Beliebtheit nur von der Rose übertroffen. Trotz seiner Bescheidenheit verrät es sich durch seinen Duft. Der kriechende Stengel sendet Ausläufer in alle Richtungen, und sobald diese wieder den Boden berühren, bildet sich eine neue Pflanze. Das Märzveilchen blüht violett, das Hundsveilchen tiefblau und das Waldveilchen violett-weiß.

Die unscheinbare Blume besitzt viele Heileigenschaften. Bereits der griechische Arzt Hippokrates (um 460–370 v. Chr.) verordnete Veilchenauszüge. Auch Götterbilder wurden mit einem Veilchenkranz geschmückt. In der Neuzeit gilt Pfarrer Kneipp als innigster Verehrer dieser Blume.

Der Tee hilft ausgezeichnet bei Entzündungen der Luftwege und des Urogenitaltraktes. Bei Zahn- und Halsschmerzen sollte mit ihm gegurgelt werden. Die medizinische Wirkung begründet sich wissenschaftlich im hohen Gehalt an Saponin und Salicylsäure. Auflagen haben sich bei Gelenkzerrung, Knochenhautreizung und Blutergüssen bewährt.

Vorkommen:	Wälder, Büsche
Beschreibung:	*Höhe:* bis 10 cm; *Ausläufer:* bis 20 cm, teilweise mit eigener Wurzelbildung; *Blätter:* gestielt, herzförmig; *Blüten:* violett, 5 Kelchblätter; angenehmer *Geruch*
Offizinelle Teile:	Blätter, Blüten, Wurzelstock, Samen
Wirkstoffe:	Saponine, Salicylsäure, ätherische Öle, Schleimstoffe, Farbstoffe
Blütezeit:	März/April
Sammelzeit:	Frühjahr
Eigenschaften:	auswurffördernd, schweißtreibend, sedativ
Med. Anwendung:	*Tee* aus Blüten, Blättern: Entzündungen der Atemwege und des Urogenitaltraktes, Schlaflosigkeit, Nervosität *Gurgeln* bei Angina und Zahnschmerzen *Auflagen* bei Blutergüssen, Verstauchungen, Gicht
Dosierung und Zubereitung:	*Tee:* am besten gleiche Teile Blätter, Blüten und Wurzel; Blätter und Blüten (jeweils 1 TL pro Tasse) werden aufgekocht; Wurzeln im Kaltauszug 12 Stunden ansetzen und erst am Schluß kurz erhitzen; abschließend

mischen; Erwachsene 3mal täglich 1 Tasse; bei Husten mit Honig süßen
äußerliche Anwendung:
5 g Droge auf 250 ml Wasser; oder frisch zerstoßene oder abgebrühte Blätter

VORSICHT! Wurzeltee erzeugt Brechreiz.

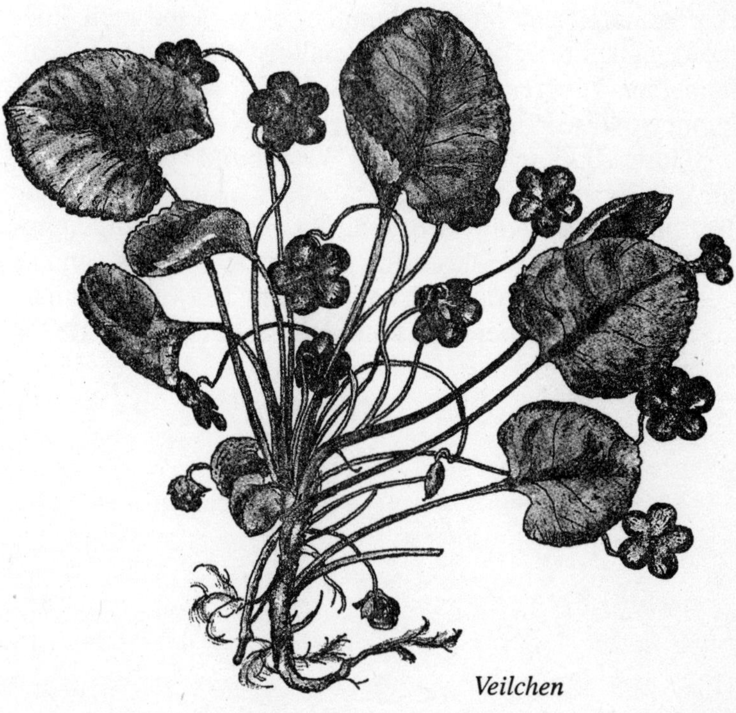

Veilchen

Venuskraut *Verbena officinalis*

Eisenkraut, Träne der Juno

Das Venuskraut wird bis zu 1 m hoch und ist durch seinen aufrechten, drahtig verzweigten Stengel und die unscheinbaren weiß-violetten Blüten unverwechselbar. Es wächst mit Vorliebe in der Nähe von menschlichen Siedlungen.

Alle Völker der Frühzeit kannten die verschiedenen Venuskrautarten. Bei den alten Römern wurde es als heilig angesehen. Daher auch der Name Venuskraut oder Träne der Juno. Die Bezeichnung *Verbena* weist darauf hin, daß es bei religiös-kultischen Handlungen benutzt wurde. Bei den Germanen gehörte es zum festen Bestandteil der Hochzeitsfeier, denn sie glaubten, es verleihe dem Ehebund mehr Festigkeit. Im Mittelalter wurden damit Zaubersalben zubereitet, aber auch Altäre geschmückt. Bekannt ist diese Pflanze noch unter dem Namen Eisenkraut.

Blätter, zu gleichen Teilen in Wasser und Wein gekocht, lindern Beschwerden der Atemwege, Leber und Nieren. Bei Steinleiden soll bevorzugt ein Wurzeltee eingenommen werden. Bei Haarausfall hilft ein Öl, gewonnen aus geröstetem Eisenkraut. Eisenkraut, mit Schweineschmalz zu einer Salbe zubereitet, kann auf erkrankte Hautstellen aufgetragen werden.

Vorkommen:	Wege, Zäune, Wiesen
Beschreibung:	*Stengel:* vierkantig, rauh, verästelt, aufrecht; *Blätter:* länglich, gesägt, gegenständig; *Blüten:* weiß, am Rand violett gefärbt, in Dolden
Offizinelle Teile:	blühendes Kraut, Wurzeln, Blätter
Wirkstoffe:	Glykoside, Gerb- und Schleimstoffe, Bitterstoffe
Blütezeit:	Juli bis September
Sammelzeit:	Juni bis August
Eigenschaften:	schweißtreibend, diuretisch, krampflösend, adstringierend, auswurffördernd
Med. Anwendung:	*Tee* bei Leber- und Nierenleiden, Gallenblasenbeschwerden, Erkrankungen der Atemwege, Fieber, Nervosität *Tropfen* bei Ohrenschmerzen *Gurgeln* bei Halsentzündungen und Mundgeruch *Auflage* auf müde Augen und schlecht heilende Wunden, bei Flechten und Geschwüren *Sitzbäder* bei Hämorrhoidalleiden
Dosierung und Zubereitung:	*Tee:* 1 g Wurzel auf 1 Tasse Wasser *Aufguß:* 30 g auf jeweils 500 ml Wasser und Wein; kurz aufkochen und ziehen lassen

Öl: geröstetes und gemahlenes Kraut auf 1/2 l Olivenöl
Auflagen: 50 g frische Blätter in Essig kochen, bis fast keine Flüssigkeit mehr vorhanden ist; dann auflegen und mit Binden umwickeln

VORSICHT! Die Verwendung zur Förderung der Milchproduktion bei Stillenden nur mit ärztlicher Erlaubnis. Schwangere sollten kein Eisenkraut anwenden.

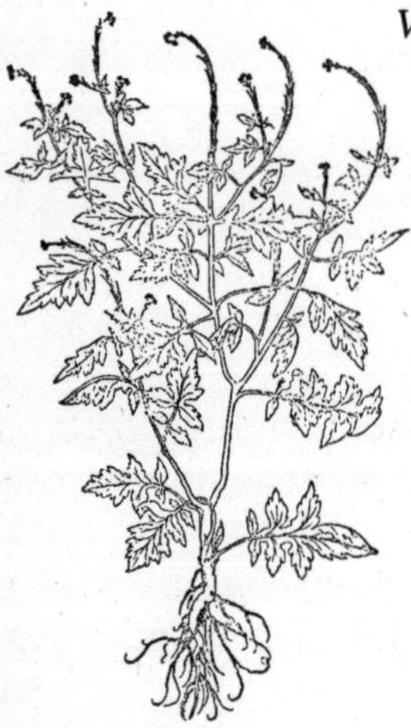

Venuskraut

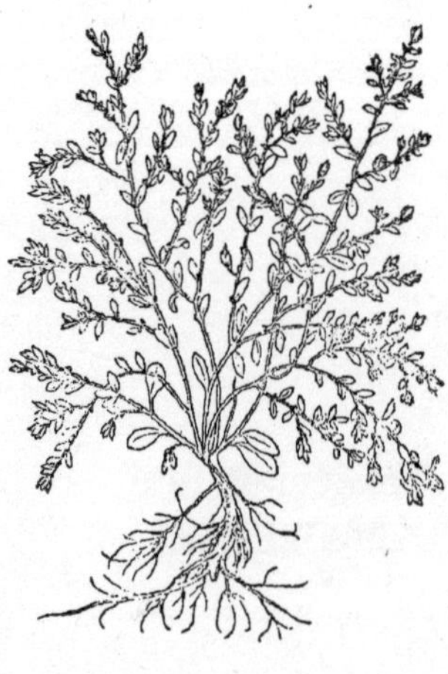

Vogelknöterich

Vogelknöterich *Polygonum aviculare*

Wegtritt, Vogelgras

Der Vogelknöterich ist eine sehr weitverbreitete Pflanze; er kommt sozusagen auf der ganzen Welt vor. Seine Wirksamkeit war bereits in der Antike bekannt; bei den Römern hieß er *Sanguinaria* – ein Hinweis auf die blutstillende Wirkung der Pflanze. Das Kraut sieht unscheinbar aus, es wird daher oft nicht beachtet oder einfach zertreten. Die Stengel kriechen am Boden dahin, nur die freien Enden ragen nach oben.

Häufig wird der Vogelknöterich mit dem Wasserpfeffer verwechselt. Die Pflanze ist mit dem Schlangenknöterich und dem Sauerampfer verwandt. Von Schafen wird sie gerne gefressen; die Vögel schätzen den Samen – daher auch der volkstümliche Name Vogelgras.

Der Vogelknöterich ist bei Bronchitis und in der Nachbehandlung der Lungenentzündung angezeigt. Die Kieselsäure bewirkt nämlich einen Anstieg der weißen Blutkörperchen (Leukozyten), was die Infektabwehr erheblich erleichtert. Die Flavone besitzen eine stark blutstillende Wirkung. Des weiteren werden Verdauung und Nierentätigkeit angeregt. Wegen der durststillenden Wirkung gibt man den Vogelknöterich auch bei Diabetes mellitus. Gerb- und Schleimstoffgehalt rechtfertigen eine Anwendung bei Magen-Darm-Katarrh.

Umstritten ist dagegen der Gebrauch bei Wassersucht (Ödemen). In der Behandlung der Tuberkulose spielt die Pflanze heute keine Rolle mehr.

Vorkommen:	Brachland, Kiesgruben, Böschungen, Straßen- und Ackerränder, trockene Böden
Beschreibung:	*Höhe:* bis 70 cm; *Stengel:* anfangs kriechend, später aufrecht, stark verzweigt, kahl; *Blätter:* wechselständig, klein, stiellos, länglich mit häutiger weißer Blattscheide; *Blüten:* klein, rosa, in den Blattachseln stehend; dünne, stark verzweigte *Wurzel;* zusammenziehender *Geschmack*
Offizinelle Teile:	Blätter
Wirkstoffe:	ätherische Öle, Flavone (Quercetin), Schleim- und Gerbstoffe, Harze
Blütezeit:	Mai bis November
Sammelzeit:	August/September
Eigenschaften:	blutstillend, sedativ, wundheilend, die Abwehrkraft steigernd
Med. Anwendung:	*Tee* bei entzündlichen Magen- und Darmerkrankungen, Durchfall, Bronchitis
Dosierung und Zubereitung:	*Teemischung:* 2 Teile Vogelknöterich und Haferstroh sowie 3 Teile Ginster und Zinnkraut; täglich auf nüchternen Magen 1 Tasse.

Wacholder *Juniperus communis*

Krammetsbeerenbaum

Der Wacholder (Familie Zypressengewächse) ist in ganz Europa heimisch, sozusagen von der Sonne Spaniens bis zum Schnee Skandinaviens. Er kann bis zu 500 Jahre alt werden. Es gibt ihn in zwei Arten: in alpiner Lage als kriechenden Zwergstrauch und in fruchtbaren Ebenen teilweise als bis zu 10 m hohen Baum. Die in Quirlen angeordneten Nadeln sind stechend spitz und schützen die Pflanze gegen „Eindringlinge". Die alten Römer gaben dem Wacholder den Namen *Juniperus,* das heißt Beeren der Juno.

Wacholder wirkt ausgezeichnet bei Verdauungsschwäche (Aufstoßen, Völlegefühl, Sodbrennen). Das Mus fördert die Blutreinigung und beseitigt Ödeme. Wacholderöl, in heißem Wasser verdampft, sollte bei Erkältungen inhaliert werden. Der Genuß des Wacholders ist mit einigen Vorsichtsmaßnahmen verbunden: Schwangere Frauen dürfen die Beeren nicht essen. Bei bestehender Nierenkrankheit kann es zu einer akuten Verschlechterung kommen; deshalb vorher den Arzt fragen. Beeren können zu einer Reizung der Nieren führen. Deswegen nicht über 4 Wochen anwenden!

Eine längere Aufbewahrung der getrockneten Zweige ist wegen des Verlustes an Heilkraft nicht ratsam. Während der Trocknung, in dünnen Schichten, ist häufiges Wenden erforderlich.

Vorkommen:	trockene Böden, Heidelandschaft
Beschreibung:	buschige *Äste; Nadeln:* grün-weiß; *Blüten:* gelb, unauffällig, in Quirlachsen; *Frucht:* Scheinbeeren, in reifem Zustand tiefblau
Offizinelle Teile:	Früchte, Zweige (Holz)
Wirkstoffe:	Kohlehydrate, Säuren, Harze, ätherische Öle, Spurenelemente
Blütezeit:	April/Mai
Sammelzeit:	September bis November
Eigenschaften:	die Verdauung fördernd, harntreibend, schleimhautreizend
Med. Anwendung:	*Tee* und *Beeren* bei Appetitlosigkeit, Bronchitis, Blasenleiden, Gicht, Rheuma, Verdauungsstörungen *Mus* bei Stoffwechselerkrankungen *Kompressen* bei Gicht, Rheuma, Geschwüren und Kopfschmerzen
Dosierung und Zubereitung:	*Kur:* 1. Tag 4 Beeren, 2. Tag 6, 3. Tag 7 usw. bis 11. Tag = 15 Beeren, dann täglich wieder 1 Beere weniger, bis zum 22. Tag *Tee:* 1 TL Beeren oder Holz auf 1 Tasse Wasser *Mus:* täglich 1 EL *Sirup:* täglich 1 TL *Kompressen:* Tee verwenden.

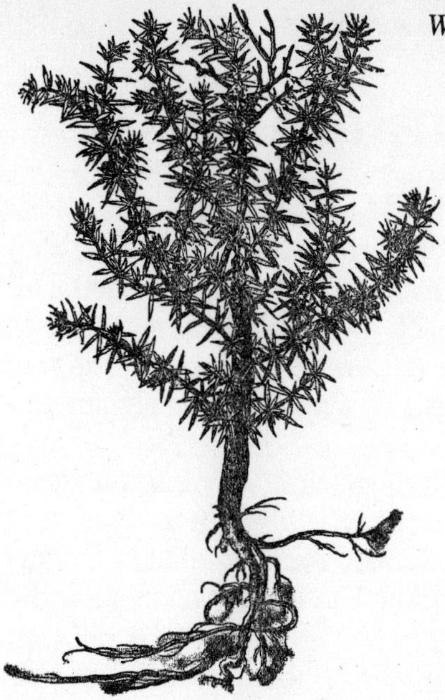

Wacholder

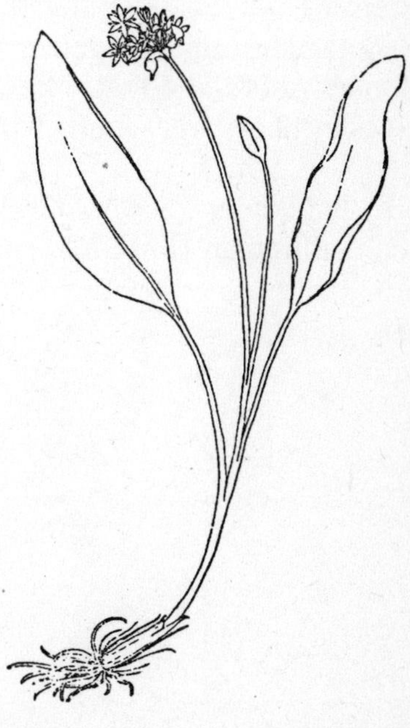

Waldknoblauch

Waldknoblauch *Allium ursinum*

Bärlauch, Hexenzwiebel

Der Waldknoblauch teilt im wesentlichen die Eigenschaften unseres Knoblauchs. Wegen seines Geruchs läßt er sich sicher von der giftigen Herbstzeitlosen unterscheiden. Die Bären sollen angeblich nach dem Winterschlaf dieses Kraut suchen, um Magen, Darm und Blut zu reinigen. Auch beim Menschen eignet es sich zu Entschlackungskuren und bei Wurmkrankheiten.

Die Blätter müssen frisch verwendet werden, da sie in trockenem Zustand an Heilkraft einbüßen. Zur Geschmacksverfeinerung werden sie manchmal aufs Butterbrot gelegt und ersetzen in der Küche teilweise auch die Petersilie.

Über die Vorteile des regelmäßigen Genusses äußert sich Pfarrer Künzle: „Die jungen Leute würden aufblühen wie Rosenspalier und aufgehen wie ein Tannenzapfen in der Sonne. Leute, die fast schon im Grab lagen und von den Hühnern hervorgescharrt wurden, gesundeten ganz plötzlich."

Es hat keinen Zweck, die Blätter zu trocknen: Sie verlieren dadurch an Heilkraft.

Vorkommen: humusreiche feuchte Wiesen, Felder

Beschreibung: *Höhe:* bis 30 cm; glatter heller *Stengel* mit weißer *Blütenkugel; Blätter:* hellgrün, lanzettartig; *Zwiebel:* von weißer, durchsichtiger Haut umgeben

Offizinelle Teile: Blätter, Zwiebel

Wirkstoffe: Mineralstoffe, Vitamine, Öle, Chlorophyll

Blütezeit: Mai/Juni

Sammelzeit: *Blätter* April/Mai, *Zwiebel* Herbst

Eigenschaften: abführend, entschlackend

Med. Anwendung: *Blätter* bei Bluthochdruck und Arterienverkalkung,
Salat bei chronischen Hautkrankheiten, Magen-Darm-Störungen
als *Essenz* bei Gedächtnisschwäche, Bronchitis

Dosierung und Zubereitung: *Blätter:* als Salat nach Belieben
Essenz: kleingeschnittene frische Blätter in 1 l Alkohol 14 Tage in der Wärme stehenlassen; täglich 10 Tropfen mit Wasser einnehmen

VORSICHT! Nicht mit der giftigen Herbstzeitlosen verwechseln.

Waldmeister *Galium odoratum*

Maikraut

Der Waldmeister ist ein bekanntes Kraut, das durch seine in Quirlen stehenden lanzettförmigen Blätter und die weißen, in Scheindolden angeordneten Blüten auffällt. Blütezeit ist das späte Frühjahr.

Frischer Waldmeister wird seit dem 9. Jahrhundert der „Maibowle“ zugegeben; er gibt ihr das gute würzige Aroma. Der angenehme Geruch kommt erst so richtig beim Trocknen zur Geltung.

Einen guten Tee (bei Leberschwäche) erhält man, wenn getrocknete Waldmeisterblätter zu gleichen Teilen mit Ehrenpreis, Erdbeerblättern, Gundermann und Melisse gemischt werden. Andere Naturheiler empfehlen die Zugabe von Schlüsselblume und Vogelkraut. Eine Tasse von diesem Tee, jeden Morgen getrunken, beruhigt und verleiht Kraft und Gesundheit.

Gedörrter Waldmeister kann auch geraucht werden. Zusammen mit Huflattich und Minzenblättern ergibt sich ein guter Tabak. Die Pflanze wird beim Trocknen schwarz. Ein Wisch, in den Kleiderschrank gelegt, soll die Motten vertreiben.

Vorkommen:	schattige Buchen- und Mischwälder in Mitteleuropa
Beschreibung:	*Höhe:* bis 30 cm; aufrechter vierkantiger *Stengel; Blätter:* lanzettförmig, in Quirlen angeordnet; *Blüten:* klein, weiß, wohlriechend, in Scheindolden; dünner kriechender *Wurzelstock*
Offizinelle Teile:	Blätter
Wirkstoffe:	Cumaringlykosid, Vitamin C, Farbstoffe
Blütezeit:	Mai/Juni
Sammelzeit:	Mai/Juni
Eigenschaften:	galle-, harn-, schweißtreibend; krampflösend, beruhigend
Med. Anwendung:	*Tee* bei Wassersucht, Bauchschmerzen, Leberschwäche, zur Beruhigung *äußerliche Anwendung:* Blattauflage bei Kopfschmerzen
Dosierung und Zubereitung:	*Tee:* 2 TL pro Tasse im kalten Ansatz 8 Stunden ziehen lassen; anschließend erwärmen; jeden Morgen 1 Tasse genießen *Wein:* 40 g mit 20 g Zucker und einigen Orangenscheiben 1/2 Tag in 1 l Weißwein ziehen lassen; abseihen; weitere 12 Stunden ziehen lassen; abschließend filtern

äußerliche Anwendung: Breiumschläge mit frischen zerdrückten Blättern

VORSICHT! Bei unsachgemäßer Zubereitung des Tees können Vergiftungserscheinungen auftreten.

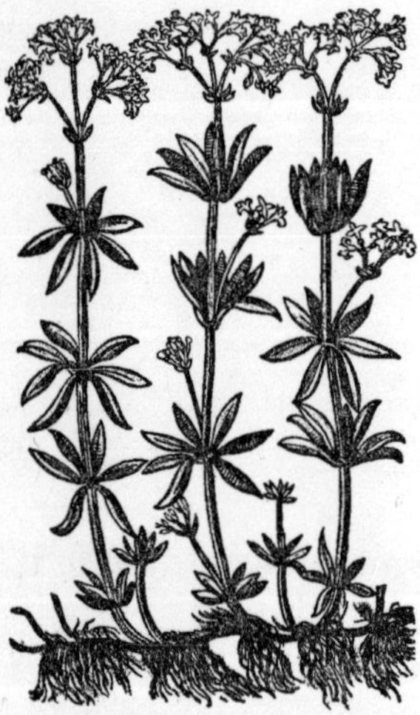

Waldmeister

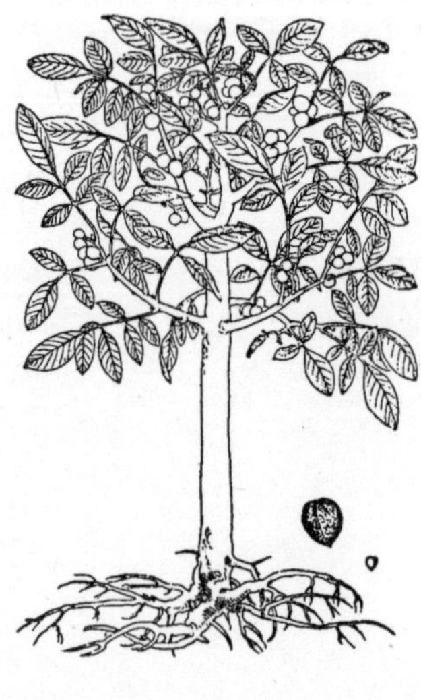

Walnuß

Walnuß *Juglans regia*

Welsche Nuß

Die Walnuß, ein Kätzchenblütler, stammt ursprünglich aus dem Vorderen Orient, ist aber mittlerweile auch bei uns heimisch. Der Baum kann bis zu 20 m hoch und über 300 Jahre alt werden. Aus dem Holz werden teure Möbelstücke gefertigt; die Maserung ist ein Schmuck für jeden Schrank. Die Härte prädestiniert überdies zur Verwendung bei Gewehrschäften.

Die Blüten, lange dünne Kätzchen, ähneln denen der Haselnuß. Nur aus den weiblichen Stempelblüten entwickeln sich die Nüsse. Die schwarzbraunen Schalen brechen bei der Reifung auf.

Das Walnußöl ist ein wertvolles Nahrungsmittel. Wegen seines Eiweiß-, Kohlehydrat- und Vitamingehaltes (A, B1, B2, B5, C, E) ist es sehr beliebt. Als Schonkostzugabe wird es in der Rekonvaleszenzphase empfohlen. Leider verdirbt es sehr schnell und wird dann ranzig.

Der Blättertee hilft bei Durchfall, Verdauungsschwäche und Stoffwechselerkrankungen. Dürre Blätter, in Wein eingelegt, sind zur unterstützenden Therapie der Gelbsucht geeignet. Die äußerliche Einreibung verhindert ein Fortschreiten des Haarausfalls.

Folgende Vorsichtsmaßnahmen müssen unbedingt beachtet werden: Die Droge darf nicht gleichzeitig mit Isländisch Moos oder Chinarinde eingenommen werden. Ohne ärztliche Anordnung sind weitere Medikamente verboten.

Vorkommen:	Gärten, Plantagen, Parks
Beschreibung:	*Blätter:* gefiedert, glattrandig; *Blüten:* schwarz-braun; *Früchte:* Nüsse, von schwarzbraunen Schalen umgeben
Offizinelle Teile:	Früchte, Blätter, Schalen
Wirkstoffe:	Inosit, Kalzium, ätherische Öle, Gerbstoffe, ungesättigte Fettsäuren
Blütezeit:	Mai/Juni
Sammelzeit:	*Blätter* Mai, *Schalen* August, *Früchte* bei Reife
Eigenschaften:	antiseptisch, blutreinigend, die Verdauung hemmend
Med. Anwendung:	*Schalen-* und *Blättertee* bei Durchfällen *Blattauflagen* bei Hautflechten, Ekzemen, Akne *Einreiben mit Öl* bei Sonnenbrand
Dosierung und Zubereitung:	*Tee:* 2 TL = 2 g auf 1 Tasse Wasser; täglich 2 Tassen trinken *Öl:* am besten fertig in der Apotheke kaufen; Dosierung nach Beipackzettel *Auflagen:* Blätter mit wenig Wasser kochen; auch rohe zerstoßene Blätter sind geeignet.

Wegerichgewächse *Plantaginaceae*

Straßenbraut, Wegtritt

Der Gattungsname Wegerich umfaßt folgende Arten: 1. Mittlerer Wegerich (*Plantago media*); 2. Breitwegerich (*Plantago major*); 3. Spitzwegerich (*Plantago lanceolata*). Alle drei Arten sind in ihrer Wirkungsweise ähnlich. Am wirksamsten soll allerdings der nur in großen Höhen vorkommende Bergwegerich sein. Die Silbe -rich kommt vom lateinischen *rex* = König; der Wegerich beherrscht also Straßen und Wege. „Auf dir Wegerich fuhren Wagen, auf dir ritten Bräute; allen widerstandest du; so hilf denn auch uns."

Der Bauer liebt den Wegerich nicht, denn er nimmt den besseren Futterpflanzen den Boden weg. Die Fruchtähren des Breitwegerichs dienen als Vogelfutter.

Der Spitzwegerich wurde früher zur „Blutreinigung" verwendet; sein Hauptanwendungsgebiet heute sind allerdings Erkältungskrankheiten. Bei der Wundheilung ist er beliebt und hilft bei Hunde- und Schlangenbissen. „Wenn du von einer Hornisse gestochen wirst, so eile zum Wegerich; es wird dir geholfen." Kneipp schreibt in *So sollt ihr leben*: „... die Wunde wird ausgewaschen, einige Spitzwegerichblätter werden geknetet und der Saft in die Wunde gepreßt ... noch Spitzwegerichblätter auflegen; so heilt sie rasch zusammen."

Vorkommen: Wege, sauerstoffarme Böden

Beschreibung: *Höhe:* 10–70 cm; grundständige Blattrosette; *Blätter:* parallelnervig, bei 1 elliptoid, bei 2 eiförmig breit, bei 3 lanzettförmig; *Blüten:* walzige Ähren

Offizinelle Teile: Saft, Blätter

Wirkstoffe: Kohlehydrate, Schwefel, Mineralsalze

Blütezeit: April bis Oktober

Sammelzeit: Mai bis Ende August

Eigenschaften: adstringierend, wundheilend, sekretolytisch,

Med. Anwendung: *innerliche Anwendung:* Erkältungen; Zahn-, Kopf- und Ohrenschmerzen
äußerliche Anwendung: Hautentzündungen, Thrombosen
Augenwasser bei müden Augen
Wundbehandlung: Auflegen der Blätter

Dosierung und Zubereitung: *Tee:* 3 g = 3 TL auf 1 Tasse Wasser; bis zu 3 Tassen täglich
Saft: 1–2 TL auf nüchternen Magen; *äußerlich:* einige Tropfen in die Wunde träufeln
Augenbad: 80 g auf 1 l siedendes Wasser; 20 min ziehen lassen, sorg-

fältig filtrieren und immer nur für eine einmalige Anwendung zubereiten

VORSICHT! Bei Pollenallergie sollte man mit der Anwendung sehr zurückhaltend sein.

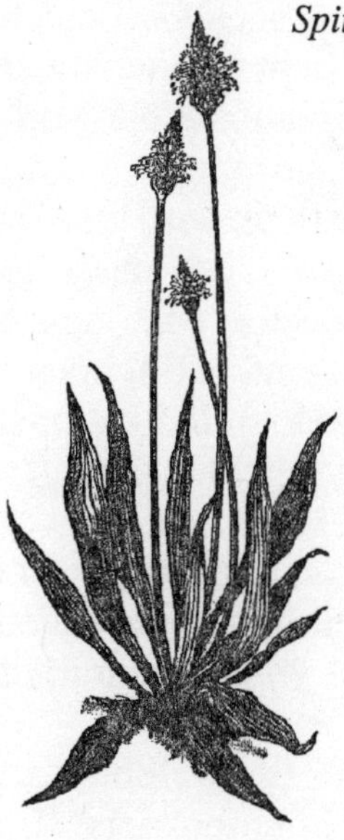

Spitzwegerich

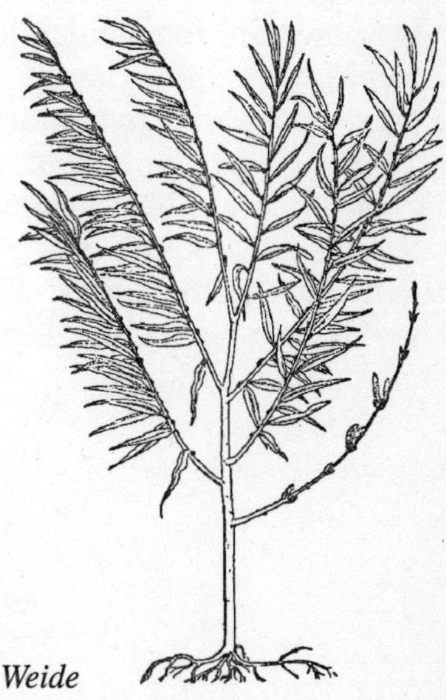

Weide

Weide *Salix*

Silberweide, Korbweide

Von der Weide gibt es circa 300 Arten; sie kommt als Strauch, aber auch als Baum in ganz Europa vor. Angeblich werden die Bäume bis zu 200 Jahre alt.

Die Blütenkätzchen wachsen getrennt nach Geschlecht auf verschiedenen Bäumen. Die Weide liebt feuchte Standorte. Die Zweige sind wegen ihrer Biegsamkeit bei Korbflechtern beliebt.

Der Hauptwirkstoff der Weide, das Salicyl, wird im Körper in Salicylsäure umgewandelt. Diese Säure, auch Bestandteil vieler Medikamente, beispielsweise von Aspirin, wirkt fiebersenkend, entzündungshemmend und schmerzstillend. Hieraus erklären sich auch die Hauptindikationen der Heilpflanze Weide. Daneben hilft sie bei Erkältungen, bei Stoffwechselerkrankungen und bei Entzündungen verschiedener Art. Menschen, die auf Salicylate allergisch reagieren, dürfen Weidenrindenpräparate nicht anwenden. Bei Magen-Darm-Beschwerden ist die Weide kontraindiziert. Nicht bei Kindern anwenden!

Die Abkochung hilft bei übermäßiger Schweißbildung; Hand- und Fußbäder sollen einmal täglich erfolgen. Ein Rindenkonzentrat beseitigt übermäßige Hornhautbildungen und Hühneraugen. Blatt- und Rindenabkochungen verhindern bei regelmäßiger Kopfwäsche eine übermäßige Schuppenbildung.

Vorkommen:	an Ufern, in Wäldern, feuchte Gegenden
Beschreibung:	*Höhe:* bis zu 35 m; *Baum; Rinde:* mit länglichen Rissen; *Zweige:* geschmeidig; *Blätter:* länglich, kurz gestielt, Rand leicht gezackt, Unterseite filzig, *Blüten:* gelb-grün, Kätzchen; *Same:* behaart; bitterer *Geschmack*
Offizinelle Teile:	Blätter, Rinde, Kätzchen
Wirkstoffe:	Gerbstoffe, Mineralstoffe, Salicyl
Blütezeit:	April/Mai
Sammelzeit:	April bis August
Eigenschaften:	sedierend, spasmolytisch, fiebersenkend, antirheumatisch
Med. Anwendung:	*innerlich* bei Entzündungen, Fieber, Schmerzen aller Art, Krämpfen *Bäder* bei übermäßiger Schweißbildung
Dosierung und Zubereitung:	*Tee:* 10 g Rinde auf 1 Tasse Wasser; kalt ansetzen; 6 Stunden ziehen lassen; kurz aufkochen; morgens und abends eine Tasse warm trinken *Bäder:* 3mal pro Woche; 50 g auf 1/2 l Wasser; entsprechend verdünnen.

Weidenröschen

Epilobium roseum, E. montanum, E. angustifolium

Feuerkraut

Das Weidenröschen gehört zur Familie der Nachtkerzengewächse. In Mitteleuropa wachsen mehrere Arten, die sich allerdings untereinander kreuzen können. Man unterscheidet unter anderen das kleinblütige Weidenröschen (*Epilobium roseum/Epilobium montanum*) und das schmalblättrige Weidenröschen (*Epilobium angustifolium*). Das kleinblütige Weidenröschen war früher als Unkraut verpönt; man findet es hin und wieder im Garten zwischen Gemüsepflanzen. Alle Weidenröschenarten besitzen nektarreiche Blüten. Das schmalblättrige Weidenröschen zeichnet sich durch wechselständige Blätter und einen nach unten zeigenden Griffel aus; es wächst bevorzugt an Waldrändern.

Das kleinblütige Weidenröschen gilt als Heilmittel bei Prostatahypertrophie. In verschiedenen Abhandlungen werden diesbezüglich wahre Wundertaten berichtet. Einige Tassen Weidenröschentee brachten den Harnfluß wieder in Gang. Ist bereits eine Operation durchgeführt worden, so verschwindet bei Teegenuß das postoperative Brennen.

Besonders bewährt hat sich diese Pflanze auch als Gurgelwasser nach Zahnextraktionen. Die jungen Blätter, als Salat zubereitet, sind sehr schmackhaft.

Vorkommen:	Europa (außer Mittelmeerregion); Waldränder, Waldwege; Gemüsebeete
Beschreibung:	*kleinblütiges Weidenröschen:* lanzettartig gezackte Blätter, *Höhe* 80 cm; rosa *Blüten* *schmalblättriges Weidenröschen: Höhe* bis 160 cm; unverzweigter rötlicher *Stengel;* lanzettförmige glattrandige *Blätter; Blüten:* rosa, in endständiger Traube; *Griffel* mit vierteiliger *Narbe,* kriechender *Wurzelstock*
Offizinelle Teile:	Blätter, Blüten, Wurzelstock
Wirkstoffe:	Schleimstoffe, Pektin
Blütezeit:	Juni bis Oktober
Sammelzeit:	August bis Oktober
Eigenschaften:	den Harnfluß anregend, entzündungshemmend
Med. Anwendung:	*Tee* bei Prostatahypertrophie *Umschläge* bei Entzündungen *Gurgeln* nach Zahnextraktionen
Dosierung und Zubereitung:	*Aufguß:* 30 g getrocknete Blätter auf 1 l kochendes Wasser; kurz ziehen lassen *Tee:* 1,5 g auf 1 Tasse *Umschläge:* Binden in Aufguß tränken; Wunden mit Absud (30 g Wur-

zeln 10 min in 1 l Wasser kochen) 5mal täglich waschen

HINWEIS: Eine Prostatavergrößerung soll immer ärztlich überwacht werden.

Weißdorn *Crataegus oxyacantha*

Hagedorn, Mehlbeere

Der Weißdorn gehört zur Familie der Rosengewächse. Der bis zu 3 m hohe Strauch kann ein biblisches Alter von 500 Jahren erreichen. Die Zweige sind mit Dornen besetzt, sie tragen dreilappige, auf der Unterseite hellere Blätter. Zur Blütezeit sieht er wie überschneit aus; daher auch der Name Weißdorn. Grund hierfür sind die vielen weiß-rosa Doldenblüten, die in kleinen Sträußchen zusammengefaßt sind. Aus ihnen entstehen die runden, roten Scheinfrüchte, die bekannten Mehlbeeren. Der aasartige Geruch der Blüten lockt Fliegen zur Bestäubung an. Das harte Holz wurde früher zur Herstellung von Werkzeugen verwendet.

Die Hauptindikation des Weißdorns sind Herz- und Kreislauferkrankungen. Eine Herzinsuffizienz kann sich bessern, der erhöhte Blutdruck wird gesenkt. Angeblich soll der Weißdorn bei Herzschwäche die Wirkung von *Digitalis* (Fingerhut) übertreffen.

Achtung: Nicht als Ersatz für ärztlich verordnete Herzmittel anwenden!

Der Tee kann zu gleichen Teilen mit Ackerschachtelhalm und Mistel gemischt werden. Zur vollen Entfaltung der Heilwirkung soll man die Beeren 12 Stunden in warmem Wasser aufweichen; dann das Wasser filtern und anschließend aufwärmen: Der Tee ist fertig. Die Mehlbeer-Konfitüre hat einen etwas eigenartigen, aber guten Geschmack; mit Zitronensaft läßt sich das Aroma verbessern. Vor dem Schlafengehen kann man, um Alpträumen vorzubeugen, täglich ein Glas Weißdornlikör trinken. Hier verbessern Melissenblätter den Geschmack.

Vorkommen:	Gärten, Waldränder
Beschreibung:	*Blätter:* gelappt, fein gesägt; *Blüten:* weiß-rosa, 5 Kelchblätter; *Geruch:* aasartig; *Geschmack*: süßlich
Offizinelle Teile:	Beeren, Blüten, Blätter
Wirkstoffe:	Gerbstoffe, ätherische Öle, Säuren, Flavone, Histamin
Blütezeit:	Mai/Juni
Sammelzeit:	*Blüten* im Knospenzustand, *Früchte* im September
Eigenschaften:	blutdrucksenkend, harntreibend, fiebersenkend, spasmolytisch, beruhigend
Med. Anwendung:	*Tee* bei Gefäßerkrankungen, hohem Blutdruck, Herzinsuffizienz, Druck- und Beklemmungsgefühl in der Herzgegend, Atemnot, Schlafstörungen, Gereiztheit *Bad* zur Straffung der Haut
Dosierung und Zubereitung:	*Tee:* 2 TL Blüten, Blätter oder Früchte auf 1 Tasse Wasser; 3mal täglich 1 Tasse trinken *Tinktur:* 3mal täglich 10 Tropfen über 3 Wochen nehmen *Bad:* 2 Handvoll Weißdornblüten mit 1 l kochendem Wasser übergießen, 10 min ziehen lassen, abseihen und dem Badewasser zufügen.

Wermut *Artemisia absinthium*

Wurmkraut, Absinth

Der Wermut gehört zur Familie der Korbblütler. Er ist auf allen Kontinenten heimisch. Der Halbstrauch wird bis zu 1,5 m hoch. Die gefiederten, filzigen Blätter schimmern grau-silbrig. Die Blüten sind gelb und in einer Rispe angeordnet. Sein aromatischer Duft ist unverwechselbar. Das Kraut ist leicht zu kultivieren, es bedarf keiner besonderen Pflege.

Der Wermut erfreut sich seit dem Altertum einer ununterbrochenen Beliebtheit als Heilpflanze. Bereits 2000 vor Christus wird er erwähnt. Wegen seines bitteren Geschmackes gilt er aber auch als Symbol für Krankheit und Leiden. Der Absinth-Likör führte zu vielen schweren Vergiftungen, so daß das Brennen in Deutschland 1923 verboten wurde.

Wermut hilft gut bei Störungen des Magen-Darm-Traktes, beispielsweise bei Sodbrennen oder Appetitlosigkeit. Wie der volkstümliche Name Wurmkraut besagt, wurde er früher bei Darmparasiten eingenommen – eine Indikation, die sicher heutzutage nicht mehr gegeben ist. Der Tee schmeckt sehr bitter und „wehrt“ sich hartnäckig gegen Versüßungen. Ein Säcklein mit Wermut-Kräutern unter dem Kopfkissen vertreibt die Schlaflosigkeit.

Zur Bewahrung des Aromas soll die Pflanze im Schatten getrocknet werden. Vorsicht bei der Einnahme, denn eine Überdosierung kann zu Elektrolytverschiebungen und schweren Krämpfen führen. Von einer Einnahme über einen längeren Zeitraum ist generell abzuraten!

Vorkommen:	steinige Böden; oft auch kultiviert; bis 2000 m
Beschreibung:	*Stengel:* grün, weiß, filzig; *Blätter:* gefiedert, grau-silbrig, länglich; *Blüten:* gelb; aromatischer *Geruch,* bitterer *Geschmack*
Offizinelle Teile:	Kraut
Wirkstoffe:	ätherische Öle, Gerb- und Bitterstoffe, Vitamine, Spurenelemente, Thujon (Giftstoff)
Blütezeit:	Juli bis Oktober
Sammelzeit:	Mai bis Juli
Eigenschaften:	antiseptisch, verdauungsfördernd, appetitanregend
Med. Anwendung:	*innerliche Anwendung:* bei Verdauungsstörungen *äußerliche Anwendung:* bei Schmerzen und Entzündungen, bei unreiner Haut
Dosierung und Zubereitung:	*Pulver:* 1 Messerspitze vor den Hauptmahlzeiten *Tee:* 0,5 g = 1 TL in 1 Tasse Wasser (als Tagesgabe) aufbrühen äußerlich: *Aufguß:* 10 g Blätter und blühende Sproßspitzen in 1 l Wasser 10 min ziehen lassen
VORSICHT!	Die Pflanze steht in einigen Ländern

(jedoch nicht in der Bundesrepublik) unter Naturschutz.

Überdosierungen unbedingt vermeiden!

Wermut nicht in Schwangerschaft und Stillzeit verwenden! Auch nicht bei Magen- und Darmgeschwüren.

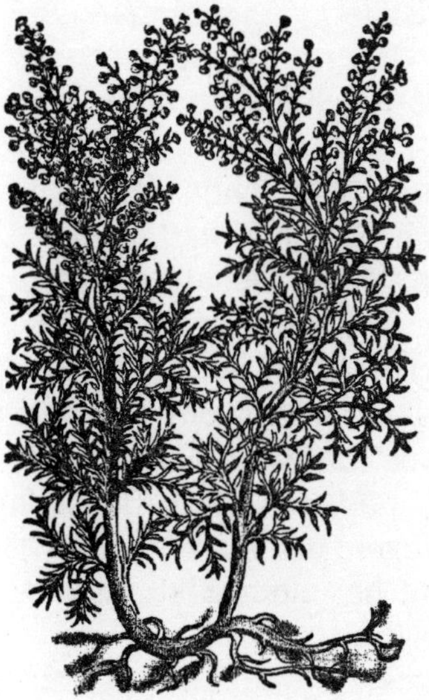

Wermut

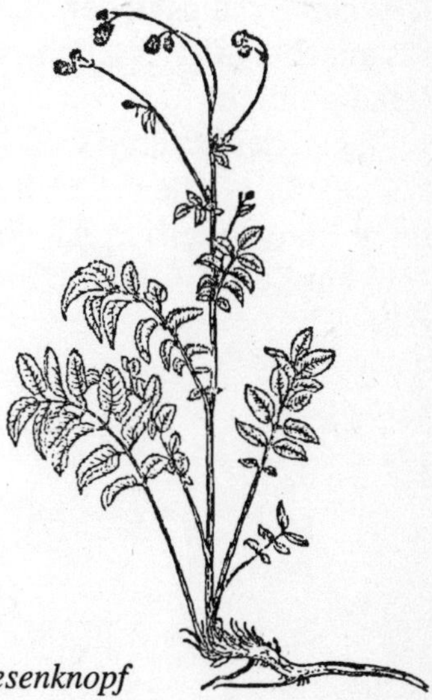

Großer Wiesenknopf

Wiesenknopf, Großer

Sanguisorba officinalis

Blutstillerin

Die Pflanze erreicht eine Höhe von einem Meter. Der kantige Stengel und die gefiederten Blätter sind sehr markant. Die Blüte gleicht einem Knopf, daher auch die deutsche Bezeichnung. Die Pflanze liebt feuchte Gegenden, am liebsten wächst sie an Ufern.

Die Heilkraft des Wiesenknopfes war schon den alten Griechen bekannt. In der roten Farbe der Blüten sah man die Wirksamkeit bei Blutungen. Wissenschaftlich wird dies durch den hohen Gerbstoffgehalt nachgewiesen.

Seinen guten Namen als Heilkraut hat sich der Wiesenknopf bei Lungenblutungen erworben. Sowohl Wurzeln als auch Blüten wurden bei dieser Krankheit als Tee verabreicht. Bei Nasenbluten kann man sich einen Büschel frischen Krautes in den Nacken legen; mit Wiesengeißbart vermischt, hilft er auch sehr gut bei alten Blutergüssen (Hämatomen).

Wegen des bitteren Geschmackes sollte der Tee mit Kandis gesüßt werden. Der Saft ist frisch zu genießen, er ist nicht konservierbar. Als Salatbeigabe verbreitet der Wiesenknopf eine dillähnliche Würze.

Vorkommen:	in feuchten Gegenden
Beschreibung:	*Stengel:* aufrecht, hohl, kaum beblättert; *Blätter:* 30 cm, gefiedert mit 10 rundlichen Blättchen; *Blüten:* dunkelrot; bitterer *Geschmack*; süßlicher *Geruch*
Offizinelle Teile:	Blüte, Wurzel
Wirkstoffe:	Gerb- und Schleimstoffe
Blütezeit:	Juni bis August
Sammelzeit:	*Blüte,* Juni bis August, *Wurzel* Spätherbst
Eigenschaften:	blutstillend, die Menstruation regulierend
Med. Anwendung:	*Tee* bei Blutungen aller Art, Durchfall, Verdauungsschwäche *Saft* bei unregelmäßiger Periode *Sitzbäder* bei Hämorrhoiden *frisches* Kraut bei Nasenbluten
Dosierung und Zubereitung:	*Tee:* 1 g auf 1 Tasse; kurz aufkochen; abseihen; täglich 2 Tassen *Bäder, Aufguß:* 30 g auf 1 l kochendes Wasser; 10 min ziehen lassen; abseihen; entsprechend verdünnen.

Ysop *Hyssopus officinalis*

Hyssop, Josefskraut

Der Ysop gehört zur Familie der Lippenblütler (Labiaten). Er ist ein naher Verwandter von stark duftenden Pflanzen wie Salbei, Thymian, Rosmarin und Lavendel. In Südeuropa und Asien wächst er wild, bei uns ist er nur kultiviert anzutreffen.

Der immergrüne Halbstrauch wird bis zu 50 cm hoch. Die stiellosen, lanzettförmigen Blätter sind in bestimmten Abständen regelmäßig in Rosettenform angeordnet. Als Gewürzpflanze verfeinert der Ysop Salate und Braten. Der Name *Hyssopus* taucht in vielen Schriften der Antike auf, so auch in der Bibel: „Besprenge mich mit dem Hysop und ich bin rein, wasche mich und ich bin weißer als Schnee."

Hauptanwendungsgebiet des Ysops sind Erkrankungen der Atemwege. Aufgrund der Inhaltsstoffe wirkt die Pflanze schleimlösend, entzündungsbekämpfend, auswurffördernd und krampflösend. Auch bei Rheuma, Nachtschweiß und allgemeiner Schwäche kann man den Aufguß trinken. Da sich aber beispielsweise hinter Nachtschweiß viele gefährliche Krankheiten verbergen können, ist unbedingt vorher der Arzt zu Rate zu ziehen. Gurgeln hilft bei Zahnschmerzen und Entzündungen im Mund-Rachenbereich. Umschläge kann man sich um entzündete Gelenke binden. Die Anwendung bei Wurmbefall und Menstruationsbeschwerden ist umstritten.

Blätter und blühende Sproßspitzen sollen langsam im Schatten getrocknet und in einem luftdicht abgeschlossenen Gefäß aufbewahrt werden. Die getrockneten Blätter haben einen angenehmen, aromatischen Geruch.

Vorkommen:	kalkreiche Böden bis 2000 m
Beschreibung:	*Blüten:* violett, in Scheinähren; runzelige, dunkelbraune Nüßchen; holziger *Wurzelstock;* bitterer *Geschmack*, aromatischer *Geruch*
Offizinelle Teile:	blühende Triebspitzen, Blätter
Wirkstoffe:	ätherische Öle, Flavone, Gerbstoffe, Cholin, Glykoside
Blütezeit:	Juni bis September
Sammelzeit:	Juni bis August
Eigenschaften:	spasmolytisch, die Verdauung fördernd, appetitanregend, blutstillend, den Schweißfluß hemmend
Med. Anwendung:	*Tee* und *Absud* bei Lungenleiden, Bronchitis, Asthma, Verdauungsschwäche, Rheuma, Nachtschweiß *Gurgeln* bei Zahnschmerzen, Angina *Bäder* bei Fußschweiß *Umschläge* bei Rheuma
Dosierung und Zubereitung:	*innerliche Anwendung:* 1 TL Droge pro Tasse; 15 min ziehen lassen; täglich höchstens 3 Tassen trinken *äußerliche Anwendung:* 2 EL Droge pro Tasse *Gurgeln* 5mal täglich *Teilbäder* 2mal täglich *Vollbäder* 3mal wöchentlich *Umschläge* 2mal täglich erneuern.

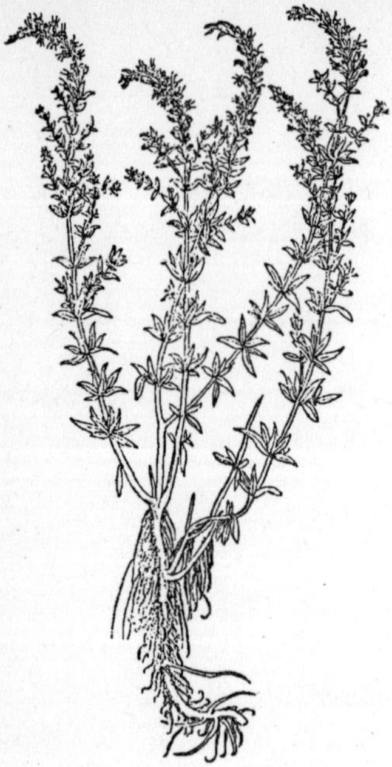

Ysop

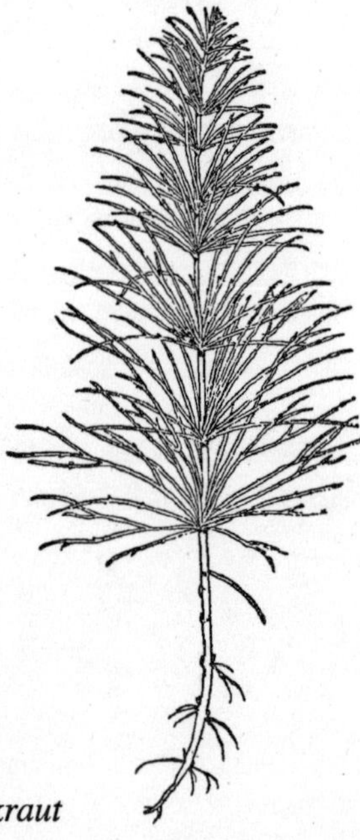

Zinnkraut

Zinnkraut *Equisetum arvense*

Ackerschachtelhalm, Kuhtod

Bekannt ist diese Pflanze durch den fruchttragenden Frühjahrswedel, der von ahnungslosen Wanderern oft mit Pilzen verwechselt wird. Der Sommerwedel, reich mit Astquirlen bestückt, gleicht einem Miniaturtannenbaum.

Der Landwirt sieht ihn nicht gern auf seinen Feldern, da er durch seine tiefen Wurzeln den Boden aussaugt. War das Zinnkraut lange Zeit in Vergessenheit geraten, so hat Pfarrer Kneipp es wiederentdeckt und als „einzig unersetzbar und unschätzbar" bezeichnet.

Ein Zinnkrautdampfbad bei Blasenleiden ist hoch angesehen. Für ein Bad bei Nierenkrankheiten benötigt man allerdings einen ganzen Eimer voller Kräuter.

Das Zinnkraut ruft wegen seines Kieselsäuregehaltes bei übermäßigem Verzehr bei Tieren Krankheitserscheinungen hervor; daher auch der Name „Kuhtod". In richtiger Dosierung beschleunigt die Kieselsäure aber die Heilung der Lungentuberkulose.

Da die Kieselsäure den Magen angreift, soll ein Zinnkrauttee mit Magenkräutern gemischt werden. Wegen des Kieselsäuregehaltes wurde das Kraut früher zum Reinigen von Geschirr und Zinn verwendet.

Vorsicht: Bei Ödemen aufgrund von Herz- oder Nierenschwäche nicht anwenden!

Vorkommen: Äcker, Feldränder, nasse Lehmböden

Beschreibung: *Höhe:* 15–55 cm; tiefer *Wurzelstock*; *Frühjahrswedel:* brauner Fruchtstengel, an der Spitze zapfenartiger Fruchtstand mit Sporen; *Sommerwedel:* gerippt, grün, kleine Äste; geruchlos

Offizinelle Teile: Sommertriebe

Wirkstoffe: Kieselsäure, Bitterstoffe, Saponine, Spurenelemente, Glykoside

Blütezeit: April/Mai

Sammelzeit: Mai bis Juli

Eigenschaften: blutstillend, harntreibend, mineralsalzzuführend

Med. Anwendung: *Tee* bei Nieren- und Blasenleiden, Lungentuberkulose, Arterienverkalkung
Waschung bei Hautausschlägen
Dunstbad bei Steinleiden

Dosierung und Zubereitung: *Tee:* 3 TL auf 1 Tasse Wasser; 20 min kochen; täglich 2 Tassen warm trinken
Bad: 2 l Kraut auf 1 Vollbad; vorher jeweils 100 g in heißem Wasser ziehen lassen; abseihen; dann dem entsprechenden Bad zufügen
Für *Waschungen:* Tee zubereiten.

Zwiebel *Allium cepa*

Zwiebel

Die Zwiebel gehört zur Familie der Liliengewächse. Von anderen Laucharten unterscheidet sie sich durch die Größe der Knolle und die rohrartigen Blätter. Bereits im Jahre 4000 v. Chr. wurde sie kultiviert. Auch die alten Römer schätzten sie als Delikatesse. Heutzutage ist sie für jeden Feinschmecker aus der Küche nicht mehr wegzudenken. Der stechende, tränentreibende Geruch kommt von einer speziellen Essenz. Nervöse und leicht erregbare Menschen sollten die Zwiebel deshalb meiden.

In frischem Zustand enthält die Zwiebel viele Kohlehydrate, Fette, Mineralsalze, Flavonoide und Vitamine (A, B1, B2, B5, C, E). Der Saft der Zwiebel tötet Bakterien ab; deshalb gibt man ihn auch bei infektiösen Darmerkrankungen. Außerdem fördert er die Verdauung und regt den Appetit an. Er beseitigt den Schleim in Luftwegen und in den Lungen. Der Blutzucker wird gesenkt; ein Ersatz für Insulin ist die Zwiebel aber deshalb nicht. Auch Diätsünden können nicht ausgeglichen und Blut- und Harnzuckerkontrollen müssen natürlich weiter gewissenhaft durchgeführt werden.

Der Sirup beugt Erkältungen vor. Umschläge helfen bei Verbrennung, Erfrierung und Insektenstichen. Gebratene Zwiebeln, in den Nacken gelegt, sollen Halsschmerzen vertreiben.

Vorkommen: angebaut in Gärten

Beschreibung: *Höhe:* bis zu 1 m; *Pflanze,* hohler *Stengel; Blätter:* drei bis sechs, rund, rohrartig; *Blüten:* weiß-blau; *Zwiebel:* rot-braun, von mehreren Schalen umgeben

Offizinelle Teile: Zwiebel, Stengel

Wirkstoffe: Säuren, ätherische Öle, Vitamine, Flavonoide

Blütezeit: Juni bis August

Sammelzeit: September

Eigenschaften: bakterizid, die Verdauung fördernd, appetitanregend, den Auswurf fördernd

Med. Anwendung: *Saft* bei Verdauungsschwäche, Appetitmangel, Verschleimung der Luftwege, hohem Blutdruck, Arteriosklerose
Auflagen bei Insektenstichen, Verbrennungen

Dosierung und Zubereitung: *Saft:* 3–4mal täglich 1 TL; bei Husten mit Honig mischen
Abkochung: 1 zerriebene Zwiebel auf 250 ml Wasser; auf die Hälfte einkochen; täglich 3–4 EL
Umschläge: frische Zwiebelscheiben verwenden; jede Stunde erneuern.

Anhang

Register der deutschen Pflanzennamen

Absinth 333
Ackerminze 222
Ackerschachtelhalm 331, 341
Alant 46
Allerweltsheil 108
Aloe 49 f.
Alpenbalsam 136
Alpengamander 136
Alpenschlüsselblume 279
Alraune 28 ff., 51
Anis 19, 46, 54 f., 123
Apfel 32, 57 f.
Arnika 14, 59 ff.
Augenkraut 62
Augentrost 62 ff.
Augustinuskraut 62

Bachkresse 98
Bachminze 222
Baldrian 18, 65 ff.
Bärentraube 267
Bärlauch 13, 316
Basilikum 13
Beerkraut 230
Beifuß 14, 24, 68 ff.
Beinwell 40 f., 71
Beinwurz 71 f.
Berberitze 73 ff.
Bergwegerich 323
Bergwohlverleih 59
Besenginster 76 f.
Besenkraut 68, 76
Betonie 156
Bibernelle 55, 78 ff.
Bienenkraut 299
Birke 26, 32, 81 ff.
Bitterklee 206
Bitterwurz 120
Blasentang 84 ff.
Blaubeere 153
Blutkraut 163, 274
Blutwurz 302
Bockshornklee 87 f.
Bockspetersilie 78
Bohnen 89 f.
Bohnenkraut 13
Brambusch 76
Breitwegerich 323
Brennessel 13, 17, 18, 22, 24, 34, 39 f., 92 ff., 238
Brombeere 95 ff.
Bruchwurz 230
Brunnenkresse 12, 98 f.
Brustwurz 117

Chinarinde 321

Dachwurz 17, 151
Dill 100 f., 122
Dornmyrte 203
Dost 238, 366, 368
Drosselbeere 103

Eberesche 32, 103 f.
Eberwurz 290
Echte Goldrute 146
Echte Kamille 183
Echter Engelwurz 117
Echter Salbei 264
Echter Sellerie 284
Echter Ziest 156
Edelsalbei 264

Efeu 105 ff.
Ehrenpreis 108 ff., 318
Eibisch 110, 113
Eiche 32 f., 108, 114 ff.
Eisenkraut 18, 23, 308, 310
Engelsüß 267
Engelwurz 117 ff.
Enzian 120, 297
Eppich 240, 284
Erdbeerblätter 318
Erle 26
Eselsfuß 171
Eselskraut 92
Essigdorn 73
Eßkastanie 261

Fallkraut 59
Faulbaum 287
Fenchel 19, 54, 65, 122 ff., 287
Feuerblume 59
Feuerkraut 328
Fichte 125 ff.
Fieberklee 206
Fieberkraut 297
Fingerhut 128 f., 208, 233
Flachs 131 f.
Flaumprimel 279
Fohlenfuß 171
Frauendistel 213
Frauenfenchel 122
Frauenlist 108
Frauenmantel 133 ff., 163

Gamander 136 f.
Gänseblümchen 12 f., 138 f.
Gartenangelika 117
Gewürzlorbeer 233
Gewürznelken 219
Gideonswurzel 292
Ginkgo 141 f.
Ginseng 143 f.
Ginster 312
Glockenwurzel 46
Glücksbeere 153
Glückszweig 225
Goldblume 255
Goldrute 146 f.
Griechisches Heu 87
Grundermann 17, 318
Gurken 100, 216

Habichtskraut 148 f.
Hagebutte 173 f.
Hagedorn 331
Hängebirke 81
Harnkraut 267
Hasel 17, 26
Haselnuß 321
Hasengeil 76
Hauslauch 151
Hauswurz 17, 151 f.
Heckenrose 173
Heidelbeere 105, 153 ff., 243
Heilwurz 110
Heilziest 156 f.
Helenenkraut 46
Helfkraut 51
Herbstzeitlose 158 f., 316 f.
Herrgottsblut 178
Herzelkraut 163
Herztrost 219
Hexenbesen 225
Hexenzwiebel 316
Himbeere 161 f.
Hirtentäschel 163 f.
Holunder 22 f., 33, 166 f., 277
Hopfen 168 ff.
Huflattich 36, 111, 171 f., 238, 318
Hundsgras 245
Hundsrose 173 ff.
Hundsveilchen 305

Isländisch Moos 176 f.

Johannesblut 178
Johanniskraut 14, 17, 24, 37, 178 ff.
Josefskraut 338

Kalmus 39, 49, 181
Kamille 10, 14, 16, 34, 36 f., 183 ff., 277
Kap-Aloe 49
Karbei 188
Käsepappel 211
Kassie 287
Kastanie 10, 262 f.
Katzenkraut 65
Kindbettblume 183
Kirsche 277
Kirschlorbeer 233
Klee 22

Klettenlabkraut 78, 186, 193
Knoblauch 39, 146 f., 186 f.
Knofel 186
Kokastrauch 24
Königskerze 20, 230
Korbweide 326
Kraftwurz 59
Krammetsbeerenbaum 313
Kransbeere 243
Krauseminze 222
Kren 216
Kreuzwurz 120
Krokus 12
Kuhblume 201
Kuhtod 341
Kümmel 10, 123, 181, 188 ff.
Kürbis 191 f.

Labkraut 193 f.
Lakritzenwurzel 294
Lavendel 20, 196 f., 388
Lebensbaum 9
Lein 131, 180
Liebstöckel 13, 18
Linde 26, 33, 198 ff.
Linsen 23
Löffelkraut 216
Lorbeer 42
Löwenzahn 13, 18, 23, 35, 148, 201 f.
Lungenblume 183

Mägdehülle 146
Magenklee 206 f.
Magenkraut 297
Magenwurz 181
Maiblume 208
Maiglöckchen 208 f.
Maikraut 282, 318
Mais 235
Majoran 13, 20, 117
Malve 211 f.
Mandragora 28 ff.
Männertreu 108
Margarite 9, 10
Mariendistel 213 ff.
Märzveilchen 305
Maßliebchen 138
Mäusedorn 203 ff.
Meereiche 84
Meerrettich 216 ff.
Mehlbeere 331
Melisse 41, 56, 219 ff., 318, 331
Milchdistel 213
Minze 23, 171, 222 f., 318
Mistel 33, 225 f., 331
Mittlerer Wegerich 323
Möhren 23, 55
Monatsblume 206
Monatsrettich 250
Mutterblume 59
Muttergottesmantel 133
Mutterkümmel 188
Myrte 228 f.

Nagelkraut 148
Nelkenwurzel 65

Ochsenauge 59
Odermennig 230 f.
Ölbaum 233 f.
Oleander 233 f.
Ölfeige 235
Olive 235 f.
Olivenöl 180
Orangen 65, 319
Oregano 238 f.

Peterlein 240
Petersilie 13, 16, 18 f., 240 ff., 316
Petersstab 146
Pfefferminze 65, 184, 186, 213, 222, 224
Pfefferwurzel 78
Pfriemenstrauch 76
Poleiminze 224
Preiselbeere 243 f.
Primel 279
Pusteblume 201

Quecke 245 ff.

Radieschen 250
Rettich 250 f.
Rhabarber 49, 253 f.
Rhizinusbaum 22
Ringelblume 14, 35 f., 255 ff.
Römische Kamille 183
Rose 305

Rosenlorbeer 233
Rosinen 46
Rosmarin 13, 196, 258 ff.
Roßhub 171
Roßkastanie 203
Roßkümmel 117
Roßminze 222
Roßpappel 211
Ruhrwurz 302

Salbei 78, 89, 95, 117, 146, 181, 206, 264 ff., 297, 338
Samtpappel 110
Sandbeere 267 f.
Sanddorn 269 f.
Sauerampfer 13, 272 f., 311
Sauerdorn 73
Säuerling 272
Schafgarbe 12, 23, 38 f.,181, 274 ff.
Scharfnessel 92
Schaumkraut 98
Schierling 117
Schlafmohn 282
Schlangenknöterich 311
Schlangenkraut 108
Schlehdorn 181, 277
Schlehe 277 f.
Schlüsselblume 24, 279 ff., 318
Schmale Sofie 264
Schneeglöckchen 12
Schnittlauch 13
Schnürgras 245
Schöllkraut 282 f.
Schwarzdorn 277
Schwarzrettich 250
Schwarzwurz 71
Seetang 84
Sellerie 21, 284 f.
Senna 287
Sennes 181, 287 f.
Sesam 36
Silberdistel 290 f.
Silbermantel 133
Silberweide 269, 326
Sommerlinde 198
Sonnenblume 235
Sonnentau 292 f.
Spitzwegerich 12, 24, 323
Stechdorn 269
Stechmyrte 203
Stielsellerie 284
Straßenbraut 323
Strophantus 233
Studentenblume 255
Süßholz 111, 181, 294 ff.

Tanne 125
Taumantel 133
Tausendgüldenkraut 46, 78, 146, 206, 255, 297 f.
Teufelsglocke 128
Thymel 299
Thymian 117, 186, 299 ff., 338
Thymian 13, 14, 20
Tormentill 302 ff.
Träne der Juno 308
Türkenkopf 191

Veilchen 111, 305 ff.
Venuskraut 308 ff.
Vergißmeinnicht 24
Veronica 108
Vogelbeere 103
Vogelgras 311
Vogelknöterich 71, 311 f.
Vogelkraut 318
Vogelmiere 105

Wachholder 9, 22, 33 f., 49, 146, 181, 313 f.
Waldengelwurz 117
Waldknoblauch 316 f.
Waldmeister 171, 318 ff.
Waldschelle 128
Waldveilchen 305
Walnuß 321 f.
Wasserkraut 282
Wasserpfeffer 311
Wassersenf 98
Wegerich 41 f., 323 ff.
Wegtritt 311, 323
Wegwarte 17, 38
Weide 20 f., 26, 326 f.
Weidenröschen 328 ff.
Weihrauchkraut 258
Weißdorn 34, 105, 331 f.
Weiße Pappel 110
Welsche Nuß 321
Wermut 46, 206, 333 ff.,
Wetterdiestel 290

Wiesengeißbart 267, 336
Wiesenknopf, Großer 336 f.
Winterlinde 198
Wundkraut 59, 274
Wurmkraut 248, 333
Wurzelsellerie 284

Ysop 38, 338 f.

Ziersalbei 264
Zimt 219
Zinnkraut 312, 341 f.
Zitronellgras 219
Zitronenkraut 219
Zitronenmelisse 38
Zwetschge 277
Zwiebel 21 f., 39, 42, 243 f.

Register der lateinischen Pflanzennamen

Achillea millefolium 274
Acorus calamus 181
Aesculus hippocastanum 261
Agrigomia eupatoria 230
Alchemilla vulgaris 133
Allium cepa 343
Allium sativum 186
Allium ursinum 316
Aloe ferox 110
Althaea officinalis 110
Anethum graveolens 100
Angelica archangelica 117
Apium graveolens 284
Artemisia absinthium 333
Artemisia vulgaris 68
Artotaphylos uva ursi 267

Bellis perennis 138
Berberis vulgaris 73
Betonica officinalis 156
Betula 81

Calendula officinalis 255
Capsella bursa pastoris 163
Carlina acaulis 289
Carum carvi 188
Carum cyminum 188
Cassia angustifolia 287
Cetrartia isladica 176
Chelidonium majus 282
Colchicum autumnale 158
Convallaria majalis 208
Crataegus oxyacantha 331
Cucurbita pepo 191
Cytrisus scoparius 76

Digitalis lanata 128
Digitalis lutea 128
Digitalis purpurea 128
Drosero rotundifolia 292

Epilobium augustifolium 328 f.
Epilobium montanum 328
Epilobium roseum 328
Equisetum arvense 341
Erythraea centaurium 297
Euphrasia officinalis 62

Foeniculum vulgare 122
Fucus vesicuosus 84

Galium aparine 193
Galium mollugo 193
Galium odoratum 318
Galium verum 193
Gentiana lutea 120
Ginkgo biloba 141
Glycyrrhiza glabra 294

Hedera helix 105
Hieracium pilosella 148
Hippophae rhamnoides 269

Humulus lupulus 168
Hypericum perforatum 178
Hyssopus officinalis 338

Inula helenium 46

Juglans regia 321
Juniperus communis 313

Lavandula officinalis 196
Linum usiatissimum 131

Malus 56
Malus communis 56
Malus pumila 56
Malva silvestris 211
Mandragora officinalis 28, 51
Marrubium vulgare 51
Matricaria chamomilla 183
Melissa officinalis 219
Mentha 222
Menyanthes trifoliata 206
Myrtus communis 228

Nasturtium officinale 98
Nerium oleander 223

Olea europaea 235
Origanum majoranum 238
Origanum vulgare 238

Panax ginseng 143
Petroselinum crispum 240
Phaseolus vulgaris 89
Picea 125
Pimpinella anisum 54, 78
Pimpinella saxifraga 78
Plantaginaceae 323
Plantago lanceolata 323
Plantago major 323
Plantago media 323
Polygonum aviculare 311
Potentilla erecta 302
Primula veris 279
Prunus spinosa 277

Quercus 114

Raphanus sativus 250
Rheum 253
Rheum officinale 253
Rheum palmatum 253
Rosa canina 173
Rosmarinus officinalis 258
Rubus fruticosus 95
Rubus idaeus 161
Rumex acetosa 272
Ruscus aculeatus 203

Salix 326
Salvia officinalis 264
Sambucus nigra 166
Sanguisorba officinalis 336
Sempervivum tectorum 151
Silybum marianum 213
Solidago aucuparia 103
Symphytum officinale 71

Tanacetum vulgare 248
Taraxacum officinale 201
Teucrium chamaedrys 136
Thymus vulgaris 299
Tilia 198
Tilia cordata 198
Tilia platyphyllus 198
Trigonella foenum graecum 87
Triticum repens 245
Tussilago farfara 171

Urtica dioica 92
Urtica urens 92

Vaccinium myrtillus 153
Vaccinium vitis-idea 243
Valeriana officinalis 65
Verbena officinalis 108
Viola odorata 305
Viscum album 225